POR QUE ENGORDAMOS
e o que fazer para evitar

GARY TAUBES

POR QUE ENGORDAMOS
e o que fazer para evitar

Tradução de JANAÍNA MARCOANTONIO

www.lpm.com.br

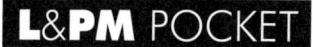

Coleção **L&PM** POCKET, vol. 1348

Texto de acordo com a nova ortografia
Título original: *Why We Get Fat – And What to Do About It*

Este livro foi publicado em formato 14x21cm pela L&PM Editores em 2014
Primeira edição na Coleção **L&PM** POCKET: outubro de 2022
Esta reimpressão: abril de 2025

Tradução: Janaína Marcoantonio
Capa: Ivan Pinheiro Machado. *Imagem*: Marcos Mesa Sam Wordley/ Shutterstock
Preparação: Elisângela Rosa dos Santos
Revisão: Jó Saldanha

CIP-Brasil. Catalogação na fonte
Sindicato Nacional dos Editores de Livros, RJ

T221p
Taubes, Gary, 1956-
　　Por que engordamos: e o que fazer para evitar / Gary Taubes; tradução Janaína Marcoantonio. – Porto Alegre, RS: L&PM, 2025.
　　352 p. : il. ; 18 cm. (Coleção L&PM POCKET; v. 1348)
　　Tradução de: *Why We Get Fat – And What to Do About It*
　　ISBN 978-65-5666-316-6

　　1. Nutrição. 2. Saúde - Aspectos nutricionais. 3. Hábitos alimentares. I. Título.

14-13458	CDD: 613.2
	CDU: 613.2

Copyright © 2010, 2011 by Gary Taubes
This translation published by arrangement with Alfred A. Knopf, an imprint of The Knopf Doubleday Group, a division of Random House, LLC

Todos os direitos desta edição reservados a L&PM Editores
Rua Comendador Coruja, 314, loja 9 – Floresta – 90.220-180
Porto Alegre – RS – Brasil / Fone: 51.3225.5777

Pedidos & Depto. comercial: **vendas@lpm.com.br**
Fale conosco: **info@lpm.com.br**
www.lpm.com.br

Impresso no Brasil
Outono de 2025

Para Nicholas Norman Taubes

Sumário

Nota do autor 9

Introdução: O pecado original 15

Livro I / Biologia, não física

Capítulo 1: Por que eles eram gordos? 31
Capítulo 2: Os benefícios ilusórios de comer
    pouco 54
Capítulo 3: Os benefícios ilusórios de praticar
    exercícios 63
Capítulo 4: O significado de vinte calorias
    por dia 85
Capítulo 5: Por que eu? Por que aqui?
    Por que agora? 91
Capítulo 6: Termodinâmica para leigos, parte 1 102
Capítulo 7: Termodinâmica para leigos, parte 2 109
Capítulo 8: Caso mental 113

Livro II / Princípios elementares da adiposidade

Capítulo 9: As leis da adiposidade 123
Capítulo 10: Uma digressão histórica sobre
    a "lipofilia" 146

Capítulo 11: Uma cartilha sobre a regulação
    de gordura 153
Capítulo 12: Por que eu engordo e você
    não (ou vice-versa).................................... 174
Capítulo 13: O que podemos fazer 183
Capítulo 14: Colhendo injustiças........................... 191
Capítulo 15: Por que as dietas funcionam
    ou não 196
Capítulo 16: Uma digressão histórica
    sobre o carboidrato engordante 201
Capítulo 17: Carne ou vegetais? 221
Capítulo 18: A natureza de uma dieta saudável ... 234
Capítulo 19: Seguindo em frente 271

Posfácio à edição americana: Por que
    engordamos?..293
Apêndice: A dieta sem açúcares nem amidos........ 306
Agradecimentos 315
Referências... 317
Créditos das ilustrações 339
Índice remissivo 341

NOTA DO AUTOR

Este livro vem sendo elaborado há mais de uma década. Começou com uma série de artigos investigativos que escrevi para a *Science* e então para a *New York Times Magazine* sobre o estado surpreendentemente deplorável das pesquisas sobre nutrição e doenças crônicas. É uma extensão e desdobramento dos cinco anos de novas pesquisas que se tornaram meu livro anterior, *Good Calories, Bad Calories* (2007). Seus argumentos foram lapidados em palestras em faculdades de medicina, universidades e institutos de pesquisa nos Estados Unidos e no Canadá.

O que tentei deixar claro em *Good Calories, Bad Calories* foi que as pesquisas sobre nutrição e obesidade perderam o rumo após a Segunda Guerra Mundial, com o desmantelamento da comunidade europeia de médicos e cientistas que fizeram o trabalho pioneiro nessas disciplinas. Desde então, vêm resistindo a toda e qualquer tentativa de correção. Em consequência, os indivíduos envolvidos nessas pesquisas não só desperdiçaram décadas de tempo, esforço e dinheiro, como também causaram danos incalculáveis ao longo do caminho. Suas crenças permanecem inabaláveis diante de um conjunto cada vez maior de evidências que as refutam, enquanto são abraçadas por autoridades em saúde pública e traduzidas precisamente em recomendações erradas sobre o que comer e, o que é mais importante, o que não comer se quisermos manter um peso adequado e viver uma vida longa e saudável.

Em grande medida, decidi escrever *Por que engordamos* devido a dois retornos frequentes que recebi sobre *Good Calories, Bad Calories*.

O primeiro vem dos pesquisadores que fizeram um esforço de entender os argumentos em *Good Calories, Bad Calories*, que leram o livro ou assistiram a uma de minhas palestras ou, ainda, discutiram ideias comigo diretamente. Muitas vezes, essas pessoas me dizem que o que estou afirmando sobre o porquê de engordarmos, e sobre as causas alimentares de doenças cardiovasculares, diabetes e outras enfermidades crônicas, faz muito sentido. É bem possível que isso esteja correto, dizem, com a implicação velada de que é bem possível que aquilo que nos disseram durante as últimas cinco décadas esteja errado. Todos concordamos que essas ideias concorrentes deveriam ser testadas.

Eu, no entanto, acredito que essa é uma questão urgente. Se tantas pessoas estão ficando obesas e diabéticas porque estamos recebendo recomendações erradas, não deveríamos estar perdendo tempo tentando determinar isso com certeza. A obesidade e a diabetes já são avassaladoras não só para centenas de milhões de indivíduos, como também para nossos sistemas de saúde.

Contudo, mesmo quando esses pesquisadores veem a necessidade de encarar o problema imediatamente, eles têm outras obrigações e interesses legítimos, e inclusive são financiados para realizar outras pesquisas. Com sorte, as ideias discutidas em *Good Calories, Bad Calories* podem vir a ser testadas de forma rigorosa nos próximos vinte anos. Se confirmadas, levará pelo menos mais uma década até que nossas autoridades em saúde pública mudem efetivamente sua explicação oficial acerca de por que engordamos, de que maneira isso nos faz adoecer e o que podemos fazer para evitar ou reverter esses fatos. Como me disse um professor de nutrição da Universidade de Nova York após uma de minhas palestras, poderia levar uma vida inteira para que o tipo de mudança que estou defendendo seja aceito.

Isso é simplesmente tempo demais para esperar pelas respostas certas a essas perguntas cruciais. Portanto, este livro foi escrito, em parte, para acelerar esse processo. Aqui, apresento argumentos contra a sabedoria convencional, esmiuçados até sua essência. Se é bem possível que estejam corretos, tratemos de verificá-los e façamos isso o quanto antes.

O outro retorno que recebo com frequência é de leitores leigos, bem como de um número alentador de médicos, nutricionistas, pesquisadores e administradores de saúde, que dizem que leram *Good Calories, Bad Calories* ou assistiram a minhas palestras, consideraram a lógica e as evidências convincentes e abraçaram a mensagem implícita. Eles me dizem que sua vida e sua saúde foram transformadas de maneira que não acreditavam ser possível. Emagreceram quase sem esforço e foram capazes de manter o novo peso. Seus fatores de risco para doenças cardiovasculares apresentaram uma melhora significativa. Alguns contam que já não precisam dos medicamentos para hipertensão e diabetes. Eles se sentem melhor e com mais energia. Em suma, eles se sentem saudáveis pela primeira vez há muito tempo. Você pode ver comentários desse tipo na página da Amazon para *Good Calories, Bad Calories*, em que representam uma grande proporção das várias centenas de avaliações pessoais no site.

Esses comentários, e-mails e cartas muitas vezes vêm acompanhados de uma solicitação. *Good Calories, Bad Calories* é um livro longo (quase quinhentas páginas), denso, com contexto histórico e científico, e repleto de notas, todas as quais acredito terem sido necessárias para iniciar um diálogo expressivo com os especialistas e garantir que eles (ou os leitores) não aceitassem cegamente nada do que digo. O livro exige que o leitor dedique tempo e atenção consideráveis para acompanhar os argumentos e as evidências. Por essa razão, muitos dos que o leram me pediram para escrever outro livro, um que seus maridos ou esposas, seus pais em idade avançada ou seus amigos e irmãos possam ler sem dificuldade. Muitos médicos me pediram para escrever um livro que eles possam entregar a seus pacientes ou mesmo a seus colegas de profissão, um livro que não requeira tanto investimento de tempo e esforço.

Portanto, essa é a outra razão pela qual escrevi *Por que engordamos*. Espero que, ao lê-lo, você compreenda, talvez pela primeira vez, por que engordamos e o que fazer a respeito.

Meu único pedido é que você reflita criticamente durante a leitura. Quero que, enquanto lê, pergunte a si mesmo se o que estou dizendo realmente faz sentido. Para usar um termo de Michael Pollan, a proposta deste livro é ser um manifesto do pensador. Seu objetivo é refutar alguns dos conceitos equivocados que se passam por recomendações médicas e de saúde pública nos Estados Unidos e em todo o mundo, e equipá-lo, caro leitor, com a lógica e as informações necessárias para tomar sua saúde e seu bem-estar nas próprias mãos.

Porém, quero fazer um alerta: se você aceitar meus argumentos como válidos e mudar sua alimentação conforme proponho, pode estar indo contra as recomendações do seu médico e, certamente, contra as recomendações dos órgãos governamentais e organizações de saúde que ditam a opinião consensual sobre o que constitui uma dieta saudável. Nesse sentido, você lê esse livro e age com base nele por sua conta e risco. Para, entretanto, retificar essa situação, você pode entregar este livro ao seu médico quando terminar de lê-lo para que ele também possa decidir em quem e no que acreditar. E também poderia entregá-lo a seus representantes no Congresso, porque a epidemia cada vez maior de obesidade e diabetes nos Estados Unidos e em todo o mundo é, com efeito, um grave problema de saúde pública, e não só um fardo a ser carregado individualmente. Ajudaria se nossos representantes eleitos entendessem de fato como chegamos a essa situação para que pudessem finalmente agir para resolvê-la, em vez de perpetuá-la.

G.T., setembro de 2010

Este livro não substitui orientações médicas. As informações aqui fornecidas têm por objetivo ajudar o leitor a tomar decisões embasadas sobre sua saúde. Entretanto, antes de começar a seguir as recomendações alimentares apresentadas neste livro ou qualquer outra dieta, você deve consultar seu médico.

Introdução

O pecado original

Em 1934, uma jovem pediatra alemã chamada Hilde Bruch mudou-se para os Estados Unidos, se instalou na cidade de Nova York e ficou "impressionada", como escreveu mais tarde, com o número de crianças obesas que viu – "realmente obesas, não só nas clínicas, mas nas ruas e nos metrôs, e nas escolas". Com efeito, as crianças obesas na cidade de Nova York chamavam tanto a atenção que outros imigrantes europeus costumavam perguntar a Bruch sobre isso, presumindo que ela teria uma resposta. Qual é o problema com as crianças norte-americanas?, perguntavam. Por que elas são tão gordas e barrigudas? Muitos diziam que nunca tinham visto tantas crianças em tal estado.

Hoje ouvimos essas perguntas o tempo todo, ou as fazemos nós mesmos, com os constantes lembretes de que estamos em meio a uma epidemia de obesidade (assim como todos os países desenvolvidos). Perguntas similares são feitas com relação a adultos obesos. Por que *eles* são tão gordos e barrigudos? Ou talvez você se pergunte: Por que *eu* sou?

Mas essa era a cidade de Nova York em meados dos anos 1930. Isso foi duas décadas antes das primeiras franquias de McDonald's e KFC, quando nasceu o fast-food tal como o conhecemos hoje. Isso foi meio século antes das porções extragrandes e do xarope de milho rico em frutose. Mais exatamente, 1934 era o pior momento da Grande Depressão, uma época de sopas comunitárias, filas para o pão e desemprego sem precedentes. Um em cada quatro trabalhadores nos Estados Unidos estava desempregado. Seis em cada dez norte-americanos estavam vivendo na pobreza. Na cidade de Nova York, onde Bruch e seus colegas imigrantes ficaram impressionados com a adiposidade das crianças locais, consta que uma em cada quatro crianças era desnutrida. Como isso é possível?

Um ano depois de chegar a Nova York, Bruch abriu uma clínica no Colégio de Médicos e Cirurgiões da Universidade de Columbia para tratar crianças obesas. Em 1939, ela publicou o primeiro de uma série de relatórios sobre seus estudos exaustivos das muitas crianças obesas que tratou, embora na maioria das vezes sem sucesso. Com base em entrevistas com os pacientes e seus familiares, ela descobriu que as crianças obesas realmente ingeriam quantidades excessivas de alimento – por mais que elas, ou seus pais, negassem esse fato no início. Dizer a elas para comer menos, no entanto, simplesmente não funcionava, e nenhuma instrução, compaixão, orientação ou exortação – dirigida às crianças ou aos pais – parecia ajudar.

Segundo Bruch, era difícil evitar o simples fato de que, afinal, essas crianças haviam passado a vida toda tentando comer com moderação e, desse modo, controlar seu peso, ou ao menos pensando em comer menos do que comiam, mas ainda assim continuavam obesas. Algumas dessas crianças, Bruch relatou, "faziam árduos esforços para perder peso, praticamente desistindo de viver para conseguir isso". Contudo, manter um peso mais baixo implicava "viver o tempo todo em dieta de fome", e elas simplesmente não conseguiam fazer isso, embora a obesidade as tornasse infelizes e excluídas.

Uma das pacientes de Bruch era uma adolescente de ossatura fina, que "literalmente desaparecia sob montes de banha". Essa jovem passara a vida lutando contra a balança e contra as tentativas de seus pais de ajudá-la a emagrecer. Ela sabia o que tinha de fazer, ou ao menos acreditava que sim, e seus pais também – ela precisava comer menos –, e o esforço para isso definia sua existência. "Eu sempre soube que a vida de uma pessoa dependia da sua imagem", ela disse a Bruch. "Eu sempre ficava infeliz e deprimida quando ganhava [peso]. Não havia motivo para viver [...]. Eu realmente me odiava. Eu não suportava. Não queria olhar para mim mesma. Odiava espelhos. Eles me mostravam o quanto eu era gorda [...] Comer e engordar nunca me fizeram sentir feliz – mas eu nunca consegui enxergar uma solução para isso e continuei engordando."

Como a adolescente de ossatura fina de Bruch, aqueles de nós que estamos acima do peso ou obesos passaremos grande parte da vida tentando comer menos, ou no mínimo não comer demais. Às vezes conseguimos, às vezes não, mas a luta continua. Para alguns, como a paciente de Bruch, a batalha começa na infância. Para outros, começa na faculdade, com aquela camada de gordura que aparece ao redor da cintura e dos quadris durante o primeiro ano longe de casa. Outros, ainda, começam a perceber aos trinta ou quarenta anos que ser magro já não é tão fácil quanto antes.

Se somos mais gordos do que as autoridades médicas gostariam, e formos a um médico por alguma razão, é provável que esse médico sugira de forma mais ou menos contundente que façamos algo a respeito. O sobrepeso e a obesidade, dirá, estão associados a um aumento no risco de praticamente todas as enfermidades crônicas que nos afligem – doenças cardiovasculares, AVC, diabetes, câncer, demência, asma. Seremos instruídos a praticar exercícios regularmente, fazer dieta, comer menos, como se a ideia de adotar essas práticas, o desejo de adotá-las, nunca tivesse passado por nossa cabeça. "Mais do que em qualquer outra enfermidade", como disse Bruch a respeito da obesidade, "só se requer que o médico realize um truque especial, que leve o paciente a fazer algo – parar de comer –, quando já se provou que ele não é capaz disso."

Os médicos da época de Bruch não eram imprudentes, e os médicos de hoje também não são. Eles apenas têm um sistema de crenças – um paradigma – falho, que estipula que o motivo pelo qual engordamos é claro e incontroverso, assim como a cura. Nós engordamos, segundo os médicos, porque comemos demais e/ou nos exercitamos de menos, e portanto a cura é fazer o contrário. No mínimo, devemos tentar "não comer demais", como Michael Pollan famosamente prescreve em seu best-seller *Em defesa da comida*, e isso bastará. Ao menos não ficaremos ainda mais gordos. Foi isso que Bruch descreveu em 1959 como "a postura norte-americana predominante de que o problema [da obesidade] é simplesmente de comer mais do que o corpo necessita" e que agora é a postura predominante no mundo inteiro.

Podemos chamar isso de paradigma do "balanço calórico" ou paradigma da "alimentação excessiva" – paradigma do "equilíbrio energético", para usar o termo preciso. "A causa fundamental da obesidade e do sobrepeso", como afirma a Organização Mundial da Saúde, "é um desequilíbrio energético entre as calorias consumidas, por um lado, e as calorias gastas, por outro."* Nós engordamos quando consumimos mais energia do que gastamos (um balanço energético positivo, na terminologia científica) e emagrecemos quando gastamos mais energia do que consumimos (um balanço energético negativo). Alimento é energia, e medimos essa energia na forma de calorias. Portanto, se consumimos mais calorias do que gastamos, engordamos. Se consumimos menos calorias, emagrecemos.

Esse modo de pensar sobre o nosso peso corporal é tão convincente e tão disseminado que, hoje em dia, é praticamente impossível *não* acreditar nele. Mesmo tendo um sem-número de evidências do contrário – não importa quanto de nossa vida passamos, sem sucesso, tentando comer menos e nos exercitar mais –, é mais provável questionarmos nosso próprio discernimento e nossa própria força de vontade do que questionarmos a noção de que a adiposidade é determinada pela quantidade de calorias que consumimos e gastamos.

---

* Tais pronunciamentos oficiais são efetivamente universais. Aqui estão mais alguns. Centro para Controle de Doenças dos Estados Unidos: "A gestão do peso é uma questão de equilíbrio – equilibrar o número de calorias que você consome com o número de calorias que o seu corpo usa ou 'queima'". Conselho de Pesquisa Médica do Reino Unido: "Embora o aumento da obesidade não possa ser atribuído a nenhum fator isolado, sua causa é o mero desequilíbrio entre a energia consumida (por meio das escolhas alimentares que fazemos) e a energia gasta (principalmente por meio de atividade física)". Instituto Nacional de Pesquisa Médica e Saúde da França (INSERM): "O sobrepeso e a obesidade sempre resultam de um desequilíbrio entre o consumo e o gasto de energia". Ministério de Saúde da Alemanha: "O sobrepeso é o resultado de um excesso de energia consumida em comparação com a energia gasta".

Meu exemplo favorito desse pensamento vem de um respeitado fisiologista do exercício, coautor de um conjunto de atividades físicas e diretrizes de saúde que foram publicadas em agosto de 2007 pela Associação Americana do Coração e pelo Colégio Americano de Medicina Esportiva. Esse colega me contou que ele próprio era "baixo, gordo e careca" quando começou a praticar corrida de longa distância nos anos 1970 e agora, com quase setenta anos, era "baixo, *mais gordo* e careca". Nesse meio-tempo, relatou, ele ganhou treze quilos e correu, talvez, 130 mil quilômetros – o equivalente mais ou menos a dar três voltas ao redor da Terra (na linha do Equador). Ele acreditava que a prática de exercícios físicos podia ajudá-lo a manter o peso somente até certo ponto, mas também acreditava que seria mais gordo se não praticasse corrida.

Quando lhe perguntei se ele pensava que poderia ser mais magro se tivesse corrido ainda mais, talvez quatro vezes ao redor do planeta em vez de três, ele respondeu: "Não vejo como poderia ter sido mais ativo. Eu não tinha tempo para praticar mais. Porém, se tivesse corrido de duas a três horas por dia durante as últimas duas décadas, talvez não tivesse ganhado esse peso". E o ponto é que talvez tivesse ganhado mesmo assim, mas ele simplesmente não conseguia enxergar essa possibilidade. Como diriam os sociólogos da ciência, ele estava preso em um paradigma.

Com o passar dos anos, esse paradigma do balanço calórico mostrou-se notadamente resistente a toda evidência contrária. Imagine um julgamento por assassinato em que testemunhas dignas de crédito prestam depoimento, uma após outra, declarando que o suspeito estava em outro lugar no momento do assassinato e, portanto, tinha um álibi incontestável, e mesmo assim os jurados continuam insistindo que o réu é culpado, porque é nisso que acreditavam quando o julgamento começou.

Considere a epidemia de obesidade. Cá estamos nós, uma população ficando cada vez mais gorda. Há cinquenta anos, um em cada oito ou nove norte-americanos teria sido considerado oficialmente obeso, e hoje é um em cada três. Dois em cada três são considerados acima do peso, o que significa que pesam mais do que as autoridades em saúde pública consideram saudável. As crianças são mais gordas, os adolescentes são mais gordos, até os recém-nascidos estão saindo do útero mais gordos. Ao longo de décadas dessa epidemia de obesidade, a noção de equilíbrio energético e relação entre consumo e gasto calórico manteve-se firme, e por isso os oficiais de saúde presumem que não estamos prestando atenção ao que nos vêm dizendo – para comer menos e praticar mais exercícios – ou que simplesmente não conseguimos evitar.

Malcom Gladwell discutiu esse paradoxo na *The New Yorker* em 1998. "Nos disseram que não devemos ingerir mais calorias do que queimamos, que não podemos perder peso se não praticarmos exercícios físicos regularmente", escreveu. "Que poucos de nós sejamos capazes de realmente seguir essa recomendação é ou nossa culpa, ou culpa da recomendação. A ortodoxia médica, naturalmente, tende à primeira posição. Os livros de dieta tendem à última. Considerando a frequência com que a ortodoxia médica esteve errada no passado, essa postura não é, à primeira vista, irracional. Vale a pena verificar se isso é verdade."

Após entrevistar o número necessário de autoridades, Gladwell concluiu que era nossa culpa, que nós simplesmente "carecemos da disciplina [...] ou dos meios necessários" para comer menos e praticar mais exercícios – embora para alguns de nós, segundo afirmou, nossa adiposidade se deva mais a fatores genéticos do que a fracassos morais.

Neste livro, argumentarei que a culpa é toda da ortodoxia médica – a crença de que o excesso de gordura é causado pelo consumo excessivo de calorias e a recomendação que decorre de tal crença. Argumentarei que esse paradigma do balanço calórico para explicar a adiposidade não faz sentido: que não engordamos porque comemos demais e nos exercitamos de menos e que não resolvemos o problema ou o prevenimos fazendo o oposto. Este é o pecado original, por assim dizer, e jamais resolveremos nossos próprios problemas de peso corporal, muito menos os problemas sociais de obesidade e diabetes e das doenças que os acompanham, enquanto não entendermos tal fato e o corrigirmos.

Não pretendo insinuar, entretanto, que existe uma receita mágica para perder peso, ou ao menos não uma que não inclua sacrifício. A questão é: o que deve ser sacrificado?

A primeira parte deste livro apresentará as evidências contra a hipótese do balanço calórico. Discutirá muitas das observações, dos fatos da vida, que esse conceito não consegue explicar, por que passamos a acreditar nele mesmo assim e que erros cometemos em consequência disso.

A segunda parte do livro apresentará o modo de pensar a obesidade e o excesso de gordura que os médicos-pesquisadores europeus vieram a aceitar pouco antes da Segunda Guerra Mundial. Eles argumentaram, como farei, que é absurdo conceber a obesidade como sendo *causada* por uma alimentação excessiva, porque qualquer coisa que faça as pessoas crescerem – seja em altura ou em peso, em músculo ou em gordura – as fará comer em excesso. As crianças, por exemplo, não ficam mais altas porque comem com voracidade e consomem mais calorias do que gastam. Elas comem tanto – em excesso – porque estão crescendo. Elas *precisam* consumir mais calorias do que gastam. A razão pela qual as crianças crescem é que elas estão secretando hormônios que as fazem crescer – nesse caso, o hormônio do crescimento. E há todas as razões para pensar que o crescimento de nosso tecido adiposo que leva ao sobrepeso e à obesidade também é conduzido e controlado por hormônios.

Portanto, em vez de definir a obesidade como um desequilíbrio energético ou consequência de uma alimentação excessiva, como têm feito os especialistas nos últimos cinquenta anos, esses pesquisadores europeus partiram da ideia de que a obesidade é, fundamentalmente, um distúrbio de acumulação excessiva de gordura. Isso é o que um filósofo chamaria de "princípios fundamentais". A verdade contida nessa afirmação é tão óbvia que parece quase sem sentido dizê-la. Contudo, uma vez dita, a pergunta natural a ser feita é: o que regula a acumulação de gordura? Porque, quaisquer que sejam os hormônios ou enzimas que agem para aumentar naturalmente nossa acumulação de gordura – assim como o hormônio do crescimento faz as crianças crescerem –, eles serão os principais suspeitos em que devemos nos centrar para determinar por que alguns de nós engordamos e outros não.

Lamentavelmente, a comunidade de pesquisa médica da Europa mal sobreviveu à Segunda Guerra

Mundial, e esses médicos e suas ideias sobre a obesidade não estavam por perto no fim dos anos 1950 e início dos anos 1960, quando essa pergunta sobre o que regula a acumulação de gordura foi respondida. Como se veio a saber, dois fatores determinam essencialmente a quantidade de gordura que acumulamos, e ambos têm relação com o hormônio insulina.

Primeiro, quando os níveis de insulina estão elevados, acumulamos gordura em nosso tecido adiposo; quando esses níveis caem, liberamos gordura do tecido adiposo e a queimamos para obter energia. Isso é sabido desde o início dos anos 1960 e nunca foi controverso. Segundo, nossos níveis de insulina são praticamente determinados pelos carboidratos que comemos – não totalmente, mas para todos os efeitos. Quanto mais carboidratos comemos, e quanto mais doces e fáceis de digerir eles são, mais insulina acabaremos secretando, o que significa que o nível de insulina em nossa corrente sanguínea é maior, assim como a gordura que retemos em nossas células adiposas. "O carboidrato estimula a insulina, que estimula a gordura", é como George Cahill, ex-professor de medicina da Faculdade de Medicina da Universidade de Harvard, recentemente descreveu para mim esse processo. Cahill conduziu parte das pesquisas iniciais sobre a regulação da acumulação de gordura nos anos 1950 e então coeditou um compêndio dessas pesquisas em 180 páginas para a Sociedade Americana de Fisiologia, que foi publicado em 1965.

Em outras palavras, a própria ciência deixa claro que hormônios, enzimas e fatores de crescimento regulam nosso tecido adiposo, assim como tudo mais em nosso corpo, e que não engordamos porque comemos demais; engordamos porque os carboidratos em nossa dieta nos fazem engordar. A ciência nos diz que a obesidade é, em definitivo, resultado de um desequilíbrio hormonal, e não calórico – especificamente, o estímulo de secreção de insulina causado pela ingestão de alimentos ricos em carboidratos de fácil digestão: carboidratos refinados, incluindo farinha e cereais em grãos, vegetais ricos em amido, como é o caso das batatas, e açúcares, como sacarose (açúcar refinado) e xarope de milho rico em frutose. Esses carboidratos literalmente nos fazem engordar e, levando-nos a acumular gordura, eles nos tornam mais famintos e sedentários.

Esta é a realidade fundamental de por que engordamos. Se quisermos ficar magros e continuar magros, precisamos compreender e aceitar tal fato – e, talvez o mais importante, nossos médicos também precisam.

Se seu objetivo ao ler este livro for simplesmente encontrar uma resposta para a pergunta "O que faço para continuar magro ou perder o excesso de gordura em meu corpo?", aqui está: fique longe de alimentos ricos em carboidratos e, quanto mais doce o alimento, ou quanto mais fácil de consumir e digerir – carboidratos líquidos como cerveja, suco de fruta e refrigerante são provavelmente os piores –, maior a probabilidade de que o façam engordar e mais você deve evitá-los.

Sem dúvida, esta não é uma mensagem nova. Até os anos 1960, como discutirei mais adiante, era a sabedoria convencional. Alimentos ricos em carboidratos – pães, massas, batatas, doces, cerveja – eram vistos como atipicamente engordantes, e quem quisesse evitar engordar não os consumia. Desde então, tem sido a mensagem de uma série interminável de livros de dieta que muitas vezes se tornam best-sellers. No entanto, esse fato essencial tem sido tão mal utilizado, e a ciência em questão tão distorcida ou mal interpretada, tanto por aqueles que propõem essas dietas com restrição de carboidratos quanto por aqueles que insistem que elas são uma moda perigosa (entre os quais a Associação Americana do Coração), que quero explicá-lo uma vez mais. Se o argumento for convincente o bastante para fazer você mudar sua dieta, tanto melhor. Darei alguns conselhos sobre como fazer isso, com base em lições que aprendi com médicos que têm anos de experiência usando essas dietas para tratar seus pacientes obesos e, com frequência, diabéticos.

Nas mais de seis décadas desde o fim da Segunda Guerra Mundial, quando essa pergunta sobre o que nos faz engordar – calorias ou carboidratos – era discutida, muitas vezes parecia mais uma questão religiosa do que científica. São tantos os sistemas de crença diferentes que interferem na questão do que constitui uma dieta saudável que a questão científica – por que engordamos? – foi esquecida no meio do caminho. Foi ofuscada por considerações éticas, morais e sociológicas que são válidas em si mesmas e certamente dignas de ser debatidas, mas que não têm nada a ver com a *ciência* propriamente dita e não têm lugar em uma investigação científica.

As dietas com restrição de carboidratos geralmente (embora não, talvez, idealmente) substituem os carboidratos na dieta por porções grandes ou, no mínimo, maiores de produtos de origem animal – a começar por ovos no café da manhã, passando para carnes, peixes ou aves no almoço e no jantar. As implicações disso merecem ser discutidas. Nossa dependência de produtos de origem animal já não é ruim para o meio ambiente, e não ficará ainda pior? A criação de animais não é um dos principais fatores de aquecimento global, escassez de água e poluição? Ao pensar em uma dieta saudável, não deveríamos pensar no que é bom para nós e também para o planeta? Temos o direito de matar animais para nos servir de alimento ou colocá-los para trabalhar em sua produção? O único estilo de vida moralmente ou eticamente defensável não seria o vegetariano ou mesmo vegano?

Essas são todas perguntas importantes que precisam ser abordadas, como indivíduos e como sociedade. Mas elas não têm vez na discussão médica e científica sobre por que engordamos. E é isso que estou tentando explorar aqui – assim como Hilde Bruch fez há mais de setenta anos. Por que somos gordos? Por que nossas crianças são gordas? O que podemos fazer a respeito?

Livro I
Biologia, não física

Capítulo 1

Por que eles eram gordos?

Imagine que você é parte de um júri. O réu é acusado de um crime atroz. O promotor tem provas que, segundo ele, implicam o acusado de forma decisiva. Ele afirma que as provas são claríssimas e que você deve votar a favor da condenação do réu. Esse criminoso deve ser posto atrás das grades, ele diz, porque é uma ameaça à sociedade.

O advogado de defesa está argumentando com igual veemência que as evidências não são assim tão inequívocas. O réu tem um álibi, embora não seja perfeito. Há impressões digitais na cena do crime que não correspondem às do réu. Ele afirma que a polícia pode ter manejado mal as provas forenses (as amostras de cabelo e o DNA). A defesa argumenta que o caso não é, nem de longe, tão definitivo quanto o promotor o levou a acreditar. Se você tem dúvidas cabíveis, como se espera que tenha, deve absolvê-lo, ele diz. Se colocar um homem inocente atrás das grades, você não só cometerá injustiças incalculáveis contra essa pessoa, como também deixará o culpado livre para atacar novamente.

Na sala de deliberações do júri, sua tarefa é avaliar as afirmações e contra-afirmações a fim de tomar uma decisão baseada unicamente nas evidências. Não importa quais possam ter sido suas inclinações quando o julgamento começou. Não importa se você achava que o réu parecia culpado ou que não parecia o tipo de pessoa que cometeria um ato tão horrível. Tudo o que importa são as evidências e se elas são convincentes ou não.

Um dado que sabemos sobre justiça criminal é que pessoas inocentes muitas vezes são condenadas por crimes que não cometeram, apesar de um sistema judiciário que é destinado a evitar exatamente isso. Um aspecto recorrente na longa sequência de erros da justiça é que aqueles que são condenados indevidamente costumam ser os suspeitos óbvios. Sua condenação parece correta; as evidências que poderiam isentá-los são descartadas com mais facilidade. Questões complicadas são deixadas de lado, assim como as provas que possivelmente os libertarão depois de condenados.

Seria bom pensar que a ciência e os cientistas não cometem erros desse tipo, mas eles acontecem o tempo todo. São parte da natureza humana. Supõe-se que os métodos científicos evitem a adoção de falsas convicções, mas esses métodos nem sempre são seguidos – e, mesmo quando são, inferir a verdade sobre a natureza e o universo é uma tarefa difícil. O senso comum pode ser um guia eficaz, porém, como assinalou Voltaire em seu *Dicionário filosófico*, o senso comum não é assim tão comum, mesmo entre cientistas, e muitas vezes o que a ciência nos diz é que as ideias que parecem ser senso comum não o são. O Sol não gira em torno da Terra, por exemplo, apesar de as aparências superficiais indicarem o contrário.

O que separa a ciência e o direito da religião é que, para a primeira, nada deve ser aceito com base na fé. Somos encorajados a perguntar se as evidências de fato corroboram aquilo em que querem que acreditemos – ou em que crescemos acreditando – e temos liberdade para perguntar se todas as evidências estão sendo levadas em consideração ou apenas uma parte tendenciosa delas. Se nossas crenças não são corroboradas pelas evidências, somos encorajados a modificar nossas crenças.

É supreendentemente fácil encontrar evidências que refutam a convicção de que engordamos porque consumimos mais calorias do que gastamos – isto é, porque comemos demais. Na maior parte das ciências, avaliar ceticamente as evidências é considerado um requisito fundamental para progredir. Em nutrição e saúde pública, entretanto, isso é visto por muitos como contraproducente, porque mina esforços de promover comportamentos que as autoridades acreditam, de maneira acertada ou não, serem bons para nós.

Contudo nossa saúde (e nosso peso corporal) estão em risco aqui, e por isso devemos analisar as evidências e ver aonde elas nos levam. Imagine que somos parte de um júri encarregado de decidir se comer demais – consumir mais calorias do que gastamos – é ou não responsável pelo "crime" de obesidade e sobrepeso.

Um ponto de partida conveniente é a epidemia de obesidade. Desde que os pesquisadores nos Centros de Controle e Prevenção de Doenças (CDC, na sigla em inglês) divulgaram, em meados dos anos 1990, que a epidemia havia se instalado, as autoridades colocaram a culpa na alimentação excessiva e no comportamento sedentário, atribuindo esses dois fatores à relativa abundância das sociedades modernas.

O "aumento da prosperidade" teria causado a epidemia, auxiliada e encorajada pelas indústrias alimentícia e do entretenimento, conforme explicou a nutricionista Marion Nestle na *Science* em 2003.

"[Essas indústrias] transformam os indivíduos com renda disponível em consumidores de alimentos propagandeados de forma agressiva, os quais são ricos em energia, mas pobres em valor nutricional, e de carros, aparelhos de TV e computadores que promovem o comportamento sedentário. Ganhar peso é bom para os negócios."

O psicólogo Kelly Brownell, da Universidade de Yale, cunhou o termo "ambiente tóxico" para descrever a mesma ideia. Assim como os residentes do Love Canal ou de Chernobyl viviam em ambientes tóxicos que propiciavam o desenvolvimento de câncer (substâncias químicas nos lençóis freáticos e radioatividade), o restante de nós, segundo Brownell, vive em um ambiente tóxico "que propicia a alimentação excessiva e a inatividade física". A obesidade é a consequência natural. "Cheeseburgueres e batatas fritas, drive-ins e porções extragrandes, doces e refrigerantes, chips de batata e salgadinhos de milho sabor queijo, todos eles um dia raros, hoje são parte de nossa paisagem tanto quanto árvores, grama e nuvens", diz. "Poucas crianças vão à escola caminhando ou de bicicleta; há pouca educação física; computadores, videogames e televisores mantêm as crianças dentro de casa e inativas; e os pais relutam em deixar os filhos livres para brincar."

Em outras palavras, dinheiro demais, comida demais, facilmente disponível, e incentivos demais para ser sedentários – ou pouca necessidade de ser fisicamente ativos – teriam causado a epidemia de obesidade. A Organização Mundial da Saúde usa um raciocínio idêntico para explicar a epidemia de obesidade no mundo, atribuindo-a a rendas mais altas, urbanização, "mudanças rumo a escolhas profissionais que exigem menos esforço físico [...] mudanças rumo a menos atividade física [...] e cultivo de atividades de lazer mais passivas". Os pesquisadores de obesidade hoje usam um termo aparentemente científico para descrever essa condição: eles se referem ao ambiente "obesogênico" em que vivemos nos dias de hoje, isto é, um ambiente propenso a transformar pessoas magras em gordas.

Uma evidência que precisa ser considerada nesse contexto, entretanto, é o fato bem documentado de que ser gordo está associado com pobreza, e não com prosperidade – certamente no caso das mulheres e com frequência no caso dos homens. Quanto mais pobres somos, mais gordos tendemos a ser. Isso foi relatado pela primeira vez em uma pesquisa com nova-iorquinos – habitantes de Midtown Manhattan – no início dos anos 1960: as mulheres obesas tinham seis vezes mais probabilidade de ser pobres do que ricas; os homens obesos, duas vezes mais. Isso se confirmou em praticamente todos os estudos desde então, tanto em adultos quanto em crianças, incluindo as citadas pesquisas do Centro de Controle e Prevenção de Doenças que revelaram a existência de uma epidemia de obesidade.*

Será possível que a epidemia de obesidade seja causada pela prosperidade, de modo que, quanto mais ricos

---

* Em 1968, George McGovern, um senador dos Estados Unidos, presidiu uma série de audiências no Congresso em que norte-americanos empobrecidos testemunharam sobre a dificuldade de fornecer refeições nutritivas a suas famílias de baixa renda. Contudo, a maioria daqueles que deram seu testemunho, como mais tarde rememorou McGovern, estavam "muitíssimo acima do peso". Isso levou um senador em seu comitê a dizer: "George, isso é ridículo. Essas pessoas não estão sofrendo de desnutrição. Estão todas acima do peso".

nos tornamos, mais magros ficamos, e que a obesidade esteja associada com a pobreza, de modo que, quanto mais pobres somos, maior a probabilidade de sermos gordos? Isso não é impossível. Talvez os pobres não sofram a pressão de seus pares que sofrem os ricos para se manter magros. Acredite ou não, esta tem sido uma das explicações aceitas para esse aparente paradoxo. Outra explicação comumente aceita para a associação entre obesidade e pobreza é que mulheres mais gordas se casam com homens de uma classe social inferior, ao passo que mulheres mais magras se casam com homens de uma classe social mais alta. Uma terceira é que as pessoas pobres não dispõem do tempo livre para praticar exercícios de que dispõem as pessoas ricas; elas não têm dinheiro para frequentar academias e moram em bairros sem parques nem calçadas, por isso seus filhos não têm oportunidades para se exercitar e caminhar. Essas explicações podem ser verdadeiras, mas exigem um esforço de imaginação, e a contradição torna-se ainda mais gritante à medida que nos aprofundamos.

Se observarmos a literatura médica – o que, nesse caso, os especialistas não fizeram –, podemos encontrar várias populações que registram níveis de obesidade similares aos dos Estados Unidos, da Europa e de outras regiões, mas sem prosperidade e com poucos, ou nenhum, dos ingredientes do ambiente tóxico de Brownell: sem cheeseburgueres, refrigerantes ou salgadinhos de milho sabor queijo, sem drive-ins, computadores ou aparelhos de TV (às vezes nem mesmo livros, com a exceção da Bíblia, talvez) e sem mães superprotetoras que impeçam os filhos de brincar livremente.

Nessas populações, as rendas não estavam aumentando; não havia mecanismos para poupar mão de obra, nem mudanças rumo a trabalhos que exigem menos esforço físico, e tampouco se cultivavam formas mais passivas de lazer. Ao contrário, algumas dessas populações eram mais pobres do que somos capazes de conceber. Paupérrimas. Essas são as populações que, segundo a hipótese do balanço calórico, deveriam ser tão magras quanto se pode ser, e ainda assim não o eram.

Lembra-se dos questionamentos de Hilde Bruch sobre todas aquelas crianças obesas em meio à Grande Depressão? Bem, esse tipo de observação não é tão atípico quanto poderíamos pensar. Considere uma tribo de índios norte-americanos no Arizona, conhecidos como pimas. Hoje os pimas possivelmente têm o maior índice de obesidade e diabetes dos Estados Unidos. Seu problema é muitas vezes evocado como um exemplo do que acontece quando uma cultura tradicional entra em choque com o ambiente tóxico da América moderna. Os pimas costumavam ser agricultores e caçadores, dizem, e hoje são assalariados sedentários, como o resto de nós, indo de carro até os mesmos restaurantes de fast-food, comendo os mesmos salgadinhos, assistindo aos mesmos programas de TV e ficando gordos e diabéticos tal como o restante de nós, só que um pouco mais. "À medida que a típica dieta norte-americana se tornou mais disponível na reserva [pima do rio Gila] após a [Segunda] Guerra [Mundial]", de acordo com os Institutos Nacionais de Saúde dos Estados Unidos, "as pessoas ficaram *mais* obesas."

O grifo na citação é meu, porque, como se vê, os pimas tinham um problema de peso bem antes da Segunda Guerra Mundial e mesmo antes da Primeira, uma época em que não havia nada particularmente tóxico em seu ambiente, ou ao menos não da forma como seria descrito hoje. Entre 1901 e 1905, dois antropólogos estudaram os pimas, e ambos comentaram sobre como eles eram gordos, em particular as mulheres.

O primeiro foi Frank Russell, um jovem antropólogo de Harvard, cujo relatório pioneiro sobre os pimas foi publicado em 1908. Russell observou que muitos dos pimas mais velhos "apresentavam um grau de obesidade que está em nítido contraste com o índio 'alto e musculoso' que se tornou convencional no pensamento popular". Ele também tirou a foto da pima [p. 31] que batizou de "Fat Louisa".

O segundo foi Ales Hrdlicka, que primeiro se formou médico e mais tarde veio a ser curador de antropologia física no Instituto Smithsonian. Hrdlicka visitou os pimas em 1902 e novamente em 1905 como parte de uma série de expedições que realizou para estudar a saúde e o bem-estar das tribos nativas da região. "Indivíduos especialmente bem-nutridos, mulheres e

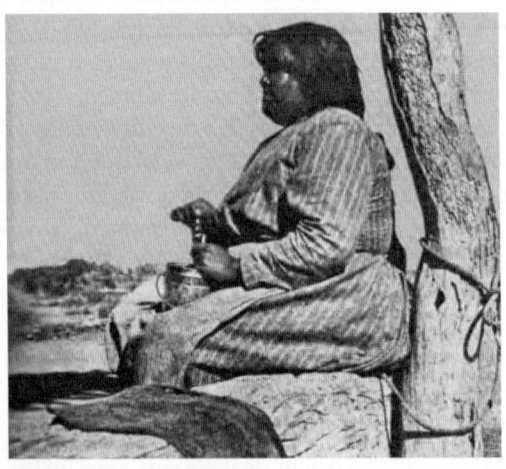

A pima obesa a quem Frank Russell chamou de "Fat Louisa" há mais de cem anos certamente não engordou porque comeu em restaurantes de fast-food e assistiu à televisão em excesso.

também homens, são encontrados em todas as tribos e em todas as idades", escreveu Hrdlicka sobre os pimas e os utes do sul, situados em uma região próxima, "mas a obesidade real é encontrada quase exclusivamente entre os índios nas reservas."

O que torna essa observação tão notável é que os pimas, na época, tinham deixado de estar entre as tribos mais abastadas dos Estados Unidos para estar entre as mais pobres. O que quer que os tenha tornado gordos, prosperidade e renda em ascensão não tiveram nada a ver com isso; com efeito, parecia ser exatamente o contrário.

Durante os anos 1850, os pimas foram excelentes caçadores e agricultores. Os animais de caça eram abundantes na região, e os pimas eram particularmente adeptos de capturá-los ou matá-los com arco e flecha. Eles também comiam peixe e moluscos do rio Gila, que corria por seu território. Cultivavam milho, feijão, trigo, melão e figo em campos irrigados com água do Gila, e também criavam gado e aves.

Em 1846, quando um batalhão do exército norte-americano passou pelas terras dos pimas, John Griffin, o cirurgião do batalhão, descreveu os pimas como "cheios de vida" e em "excelente estado de saúde", tendo observado que eles também tinham "verdadeira abundância de alimentos" – armazéns carregados.*
Tanto que, quando teve início a corrida do ouro três

---

* Griffin não foi o único a comentar sobre a boa forma e a saúde excelente dos pimas em meados do século XIX. Por exemplo, John Bartlett, comissário de fronteira dos Estados Unidos, escreveu, no verão de 1852, que as mulheres tinham "boa silhueta, com peito largo e braços e pernas bem-formados" e que os homens eram "geralmente magros e esbeltos, com pernas e braços finos e peito estreito".

anos depois, o governo dos Estados Unidos pediu que os pimas fornecessem comida, e eles forneceram, para as dezenas de milhares de viajantes que passaram por seu território na década seguinte, com destino à Califórnia no Caminho de Santa Fé.

Com a corrida pelo ouro na Califórnia, o paraíso relativo dos pimas chegou ao fim e, com ele, sua riqueza. Anglo-americanos e mexicanos começaram a se instalar na região em grande número. Esses recém-chegados – "alguns dos espécimes mais vis de humanidade que a raça branca já produziu", nas palavras de Russell – caçaram os animais da região até praticamente extingui-los e desviaram a água do rio Gila para irrigar seus próprios campos à custa dos cultivos dos pimas.

Na década de 1870, os pimas estavam passando pelo que chamaram de "anos de fome". "O incrível é que a fome, o desespero e a dissipação que daí resultaram não devastaram a tribo", escreveu Russell. Quando Russell e Hrdlicka apareceram, nos primeiros anos do século XX, a tribo ainda estava cultivando o que conseguisse, mas agora contava com rações do governo para a subsistência cotidiana.

Então, por que eles eram gordos? Supõe-se que anos de fome levam à perda de peso, e não ao ganho ou à manutenção, como talvez fosse o caso. E, se as rações do governo eram simplesmente excessivas, tornando a fome coisa do passado, por que os pimas engordariam com as rações abundantes e não com a comida abundante que tinham antes da época de fome? Talvez a resposta esteja no tipo de alimento consumido, uma questão de qualidade e não de quantidade. Isso é o que Russell estava propondo quando escreveu que "certos alimentos em sua dieta pareciam ser marcadamente engordantes".

Hrdlicka também considerou que os pimas deveriam ser magros, tendo em vista o estado precário de sua existência, e afirmou: "ao que parece, o papel desempenhado pelo alimento na produção de obesidade entre os índios é indireto". Isso o levou a supor que a causa era a inatividade física ou, no mínimo, a inatividade física *relativa*. Em outras palavras, os pimas talvez fossem mais ativos do que somos hoje, considerando os rigores da agricultura pré-industrial, mas eram sedentários em comparação ao que costumavam ser. Isso é o que Hrdlicka chamou de "mudança de sua vida ativa passada para o estado presente de não pouca indolência". Mas, então, ele não foi capaz de explicar por que as mulheres tendiam a ser mais gordas, embora elas realizassem praticamente todo o trabalho duro nos vilarejos – fazendo as colheitas, moendo os grãos e, inclusive, carregando os fardos pesados quando não havia animais de carga disponíveis. Hrdlicka também ficou intrigado com outra tribo local, os pueblos, que tinham "hábitos sedentários desde tempos remotos", mas não eram gordos.

Portanto, possivelmente o culpado era o *tipo* de comida. Os pimas já estavam comendo tudo o "que entra na dieta do homem branco", como afirmou Hrdlicka. Isso pode ter sido crucial. A dieta dos pimas em 1900 tinha características muito similares às dietas que muitos de nós estamos comendo um século depois, não em quantidade, mas em qualidade.

Ao que se revela, meia dúzia de postos comerciais haviam sido instalados na reserva dos pimas após 1850. Destes, como observou o antropólogo Henry Dobyns, os pimas compravam "açúcar, café e produtos enlatados para substituir os alimentos tradicionais perdidos desde que os brancos assentaram em seu território".

Além disso, a maior parte da ração que o governo distribuía às reservas era farinha refinada, bem como uma quantidade de açúcar que era significativa, ao menos para os pimas de um século atrás. Estes foram, muito provavelmente, os fatores cruciais, como argumentarei no decorrer deste livro.

Se os pimas fossem um exemplo isolado de uma população que era muito pobre e ao mesmo tempo afligida pela obesidade, poderíamos descartá-los como uma exceção à regra – a única testemunha ocular cujo depoimento diverge de inúmeros outros. Mas houve, como falei, muitas de tais populações que atestam a presença de níveis elevados de obesidade em populações extremamente pobres. Os pimas foram os porta-bandeiras em um desfile de testemunhas cujo depoimento nunca é ouvido e que demonstram que é possível engordar sendo pobre, trabalhador e até mesmo mal-alimentado. Antes de prosseguir, examinemos o que essas testemunhas têm a dizer.

Um quarto de século depois que Russell e Hrdlicka visitaram os pimas, dois pesquisadores da Universidade de Chicago estudaram outra tribo de índios norte-americanos, os sioux vivendo na reserva Crow Creek, em Dakota do Sul. Esses sioux moravam em cabanas "inapropriadas para ocupação", quase sempre de quatro a oito membros de uma família por habitação. Muitos não tinham encanamento nem água corrente. Quarenta por cento das crianças viviam em casas sem qualquer tipo de saneamento. Quinze famílias, com 32 crianças entre elas, alimentavam-se "essencialmente à base de pão e café". Isso era miséria em um nível quase inimaginável em nossos dias.

No entanto, seus índices de obesidade não eram muito diferentes dos que temos hoje em meio à nossa epidemia: 40% das mulheres adultas na reserva, mais de 25% dos homens e 10% das crianças, de acordo com o relatório da Universidade de Chicago, "seriam considerados nitidamente obesos". Seria possível argumentar que talvez sua vida na reserva, marcada pelo que Hrdlicka chamara de "uma não pouca indolência", estava causando obesidade, mas os pesquisadores observaram outro fato pertinente sobre esses sioux: 20% das mulheres adultas, 25% dos homens e 25% das crianças eram "extremamente magros".

As dietas na reserva, grande parte das quais, mais uma vez, vinham das rações do governo, eram deficientes em calorias, bem como em proteínas, vitaminas e sais minerais essenciais. Era difícil não perceber o impacto dessas deficiências alimentares: "Embora não se tenha feito um levantamento preciso, nem mesmo um observador casual poderia deixar de notar a grande prevalência de dentes cariados, pernas arqueadas, olhos inflamados e cegueira entre essas famílias".

Essa combinação de obesidade e má nutrição ou subnutrição (calorias insuficientes) existente nas mesmas populações é algo a que atualmente as autoridades se referem como se fosse um fenômeno novo, mas não é. Aqui temos má nutrição ou subnutrição coexistindo com obesidade em uma mesma população há oitenta anos. É uma observação importante, e voltaremos a ela. Vejamos mais alguns exemplos:

1951: Nápoles, Itália

Ancel Keys, nutricionista da Universidade de Minnesota e um dos principais responsáveis por nos convencer de que a gordura que comemos e o colesterol em nosso sangue são causadores de doenças cardiovasculares, visita Nápoles para estudar a dieta e a saúde dos napolitanos. "Não há como confundir o cenário geral" – ele escreve mais tarde –, "um pouco de carne magra uma ou duas vezes por semana era a regra, a manteiga era quase desconhecida, nunca se consumia leite, a não ser com café ou para as crianças, 'colazione' [café da manhã] no trabalho normalmente significava meio pãozinho recheado com alface ou espinafre assado. Comia-se massa todos os dias, normalmente acompanhada de pão (puro), e 25% das calorias eram fornecidas por azeite de oliva e vinho. Não havia evidências de deficiência nutricional, *mas as mulheres da classe trabalhadora eram gordas.*"

O que Keys não disse foi que a maioria das pessoas em Nápoles e, de fato, em todo o sul da Itália eram extremamente pobres na época. Os napolitanos haviam sido devastados pela Segunda Guerra Mundial, tanto que uma cena trágica durante os últimos anos da guerra eram fileiras de mães e esposas prostituindo-se para os soldados aliados para conseguir dinheiro para alimentar sua família. Um inquérito parlamentar após a guerra retratou a região como essencialmente uma nação de terceiro mundo. Havia pouca carne disponível, motivo pelo qual o consumo de carne era baixo, e a má nutrição era comum. Foi só no fim dos anos 1950, muito depois da visita de Keys, que os esforços de reconstrução começaram a mostrar algum progresso significativo.

Outro fato digno de nota é o quanto essa descrição da dieta napolitana assemelha-se à dieta mediterrânea, que é a última moda em nossos dias, até mesmo a quantidade generosa de azeite de oliva e o vinho tinto, ou às dietas das vovós que Michael Pollan recomenda em *Em defesa da comida*: "Coma comida, não em excesso, e sobretudo vegetais". Certamente essas pessoas não estavam comendo em excesso. Em uma pesquisa de 1951, a Itália e a Grécia figuravam como os países com a menor quantidade de alimento disponível per capita em todo o continente europeu – 2,4 mil calorias diárias em comparação a 3,8 mil calorias disponíveis per capita nos Estados Unidos na época. E, ainda assim, "as mulheres da classe trabalhadora eram gordas". Não as mulheres ricas, mas aquelas que precisavam trabalhar duro para ganhar a vida.

1954: Os pimas novamente

Pesquisadores do Bureau de Assuntos Indígenas dos Estados Unidos pesam e medem as crianças pimas e relatam que mais da metade, tanto dos meninos quanto das meninas, é obesa aos onze anos de idade. As condições de vida na reserva do rio Gila: "Pobreza disseminada".

1959: Charleston, Carolina do Sul

Entre os afro-americanos, 18% dos homens e 30% das mulheres são obesos. A renda dos chefes de família varia de nove a 53 dólares por semana, ou o equivalente a cerca de 65 a 390 dólares semanais nos dias de hoje.

1960: Durban, África do Sul

Entre os zulus, 40% das mulheres adultas são obesas. As mulheres na faixa dos quarenta anos pesam, em média, 79 quilos. As mulheres, em média, são nove quilos *mais pesadas* e dez centímetros *mais baixas* do que os homens, porém isso não significa que sejam mais bem-alimentadas – a adiposidade excessiva, segundo relatam os pesquisadores, é muitas vezes acompanhada de vários sinais de má nutrição.

1961: Nauru, Pacífico Sul

Um médico local descreve a situação em poucas palavras: "Para os padrões europeus, todos os que passaram da puberdade estão muitíssimo acima do peso".

1961-1963: Trinidad, Índias Ocidentais

Uma equipe de nutricionistas dos Estados Unidos relata que a má nutrição é um problema médico grave na ilha, mas a obesidade também. Aproximadamente um terço das mulheres com mais de 25 anos são obesas. Estima-se que, em média, a ingestão calórica dessas mulheres é inferior a 2 mil calorias por dia – *menos que o mínimo* recomendado na época pela Organização das Nações Unidas para a Alimentação e a Agricultura (FAO, na sigla em inglês) como necessário para uma dieta saudável.

1963: Chile

A obesidade é descrita como "o principal problema nutricional dos adultos chilenos". Cerca de 22% dos funcionários do exército e 32% dos funcionários administrativos são obesos. Entre os operários de fábricas, 35% dos homens e 39% das mulheres são obesos. Esses operários de fábricas são os mais interessantes, porque seu trabalho muito provavelmente envolve esforço físico considerável.

1964-1965: Johanesburgo, África do Sul

Pesquisadores do Instituto Sul-Africano de Pesquisas Médicas estudam os bantos urbanos "pensionistas" com mais de sessenta anos – "os mais indigentes dos bantos idosos", o que significa que são os indivíduos mais pobres de uma população extremamente pobre. As mulheres nessa população pesam, em média, 75 quilos e 30% delas estão "gravemente acima do peso". O peso médio das mulheres "brancas pobres", segundo os relatórios, também é 75 quilos.

1965: CAROLINA DO NORTE
Cerca de 29% dos cheroquis adultos na reserva Qualla são obesos.

1969: GANA
Entre a população, 25% das mulheres e 7% dos homens atendidos em ambulatórios médicos em Accra são obesos, incluindo metade de todas as mulheres na faixa dos quarenta anos. "Pode-se concluir, de modo razoável, que a obesidade grave é comum em mulheres entre trinta e sessenta anos", escreve um professor associado da Faculdade de Medicina da Universidade de Gana, e é "amplamente sabido que muitas mulheres feirantes nas cidades costeiras da África Ocidental são gordas."

1970: LAGOS, NIGÉRIA
Cerca de 5% dos homens são obesos, bem como aproximadamente 30% das mulheres. Das mulheres entre 55 e 65 anos, 40% são muito obesas.

1971: RAROTONGA, PACÍFICO SUL
Entre as mulheres adultas, 40% são obesas; 25% são "extremamente obesas".

1974: KINGSTON, JAMAICA
Rolf Richards, médico formado na Inglaterra e responsável por uma clínica especializada em diabetes na Universidade das Índias Ocidentais, relata que 10%

dos homens adultos em Kingston e 66% das mulheres são obesos.

1974: CHILE (NOVAMENTE)

Um nutricionista da Universidade Católica em Santiago relata, em um estudo de 3,3 mil operários de fábricas, a maioria envolvida em trabalho pesado: "Apenas" 11% dos homens e 9% das mulheres são "gravemente subnutridos"; "apenas" 14% dos homens e 15% das mulheres estão "gravemente acima do peso". Entre os indivíduos com 45 anos ou mais, cerca de 40% dos homens e 50% das mulheres são obesos. Ele também relata, com base em estudos dos anos 1960 no Chile, que "a incidência mais baixa [de obesidade] ocorre entre os trabalhadores agrícolas. Os funcionários administrativos apresentam os índices mais altos de obesidade, mas a condição também é *comum entre moradores de favelas*".

1978: OKLAHOMA

Kelly West, o principal epidemiologista da época especializado em diabetes, relata, acerca das tribos indígenas da região, que "os homens são muito gordos, e as mulheres são ainda mais gordas".

1981-1983: CONDADO DE STARR, TEXAS

Na fronteira com o México, a 320 quilômetros ao sul de San Antonio, William Mueller e seus colaboradores da Universidade do Texas pesam e medem mais de 1,1 mil mexicanos estadunidenses que residem na região. Quarenta por cento dos homens na faixa dos trinta anos são obesos, embora a maioria deles sejam "empregados em trabalho agrícola e/ou nos campos de petróleo". Mais de metade das mulheres na faixa dos cinquenta anos são obesas. Quanto às condições de vida, Mueller mais tarde as descreve como "muito simples [...] Havia apenas um restaurante [em toda a região], um restaurante mexicano, e não havia nada além disso".

Então, por que eles eram gordos? O que torna tão (suspeitosamente) convincente o argumento do balanço calórico é que ele sempre fornece uma resposta para essa pergunta. Se a população era tão pobre e malnutrida que até mesmo o mais adepto da ideia de que uma alimentação imoderada causa obesidade terá dificuldade em imaginar que eles tinham comida em excesso disponível – os pimas, por exemplo, nos anos 1900 ou 1950, os sioux nos anos 1920, os trinidadianos ou os habitantes de favelas no Chile nos anos 1960 e 1970 –, sempre é possível alegar que eles devem ter sido sedentários ou, no mínimo, sedentários *demais*. Se eram fisicamente ativos – as mulheres pimas, os operários nas fábricas chilenas, ou os mexicanos estadunidenses que trabalhavam na agricultura ou nos campos de petróleo –, pode-se alegar que comiam demais.

Os mesmos argumentos também podem ser – e são – apresentados para casos individuais. Se somos gordos e podemos provar que comemos com moderação – não comemos mais do que nossos amigos ou irmãos magros, por exemplo –, os especialistas presumem com segurança que somos fisicamente inativos. Se temos gordura em excesso, mas visivelmente praticamos muito exercício, então os especialistas concluem, com igual segurança, que comemos demais. Se não somos glutões, devemos ser culpados por preguiça. Se não somos preguiçosos, a gula é nosso pecado.

Essas afirmações podem ser feitas (e muitas vezes o são) sem que se conheça um único fato adicional pertinente sobre as populações ou os indivíduos em questão. Com efeito, elas frequentemente são feitas com pouco desejo ou disposição para aprender mais.

No início dos anos 1970, nutricionistas e médicos com espírito investigativo discutiam sobre os níveis elevados de obesidade observados nessas populações pobres e ocasionalmente o faziam com uma mente aberta com relação à causa. Eles eram curiosos (como deveríamos ser) e hesitantes em insistir que sabiam a resposta (como deveríamos ser).

Essa era uma época em que a obesidade ainda era considerada um problema de "má nutrição", e não um problema de "nutrição excessiva", como é hoje. Uma pesquisa de 1971 na Checoslováquia, por exemplo, revelou que aproximadamente 10% dos homens e 30% das mulheres eram obesos. Quando esses dados foram publicados em anais de congressos alguns anos depois, o pesquisador que os publicou começou com a seguinte afirmação: "Até mesmo uma breve visita à Checoslováquia revelaria que a obesidade é extremamente comum e que, como em outros países industriais, é provavelmente a forma mais disseminada de *má nutrição*".

A referência à obesidade como uma "forma de má nutrição" não é acompanhada de nenhum julgamento moral, nenhum sistema de crenças, nenhuma insinuação velada de gula e preguiça. Meramente afirma que algo está errado com a oferta de alimento, e seria importante descobrirmos o quê.

As declarações são de Rolf Richards, um médico jamaicano que se especializou em diabetes no Reino Unido, discutindo as evidências e os dilemas da obesidade e da pobreza em 1974, mas fazendo isso sem ideias preconcebidas: "É difícil explicar a frequência elevada de obesidade observada em uma sociedade relativamente sem recursos [muito pobre] tal como a que existe nas Índias Ocidentais, em comparação ao padrão de vida existente na maioria dos países desenvolvidos. A má nutrição e a subnutrição são distúrbios comuns nos dois primeiros anos de vida nessas regiões e representam quase 25% de todas as admissões nas enfermarias pediátricas na Jamaica. A subnutrição continua na primeira infância e vai até o início da adolescência. A obesidade começa a se manifestar na população feminina a partir dos 25 anos e atinge enormes proporções dos 30 anos em diante".

Quando Richards diz "subnutrição", ele quer dizer que não havia comida suficiente. Do nascimento aos primeiros anos da adolescência, as crianças das Índias Ocidentais eram excepcionalmente magras, e seu crescimento era prejudicado. Elas precisavam de mais comida, e não só mais comida nutritiva. Então se manifestava a obesidade, sobretudo entre as mulheres, e explodia nesses indivíduos quando eles atingiam a maturidade. É a combinação que ele observou nos sioux em 1928 e mais tarde no Chile – má nutrição e/ou subnutrição coexistindo com obesidade na mesma população, muitas vezes até mesmo nas mesmas famílias.

Aqui está essa mesma observação discutida mais recentemente, porém agora impregnada pelo paradigma de que comer demais é a causa da obesidade. Isto é de um artigo de 2005 do *New England Journal of Medicine*, "A Nutrition Paradox – Underweight and Obesity in Developing Countries" ["Um paradoxo nutricional – peso abaixo do normal e obesidade nos países em desenvolvimento"], escrito por Benjamin Caballero, diretor do Centro para Nutrição Humana da Universidade Johns Hopkins. Caballero descreve sua visita a uma clínica médica nas favelas de São Paulo. A sala de espera, ele escreve, estava "repleta de mães com crianças magras e atrofiadas, apresentando os típicos sinais de subnutrição crônica. Sua aparência, lamentavelmente, surpreenderia a poucos dos que visitam as áreas urbanas pobres dos países em desenvolvimento. O que poderia vir a ser uma surpresa é que muitas das mães segurando essas crianças subnutridas eram, elas próprias, obesas".

Caballero, então, descreve a dificuldade que, segundo acredita, esse fenômeno apresenta: "A coexistência de peso abaixo e acima do normal *apresenta um desafio aos programas de saúde pública*, já que os objetivos dos programas para reduzir a subnutrição obviamente entram em conflito com aqueles que visam a prevenir a obesidade". Ou seja, se queremos prevenir a obesidade, precisamos fazer que as pessoas comam menos; porém, se queremos prevenir a subnutrição, precisamos disponibilizar mais comida. O que fazer?

O grifo na citação de Caballero é meu, e não dele. A coexistência de crianças magras e atrofiadas apresentando os típicos sinais de subnutrição crônica com mães obesas não apresenta um desafio para os programas de saúde pública, como Caballero afirmou; apresenta um desafio para nossas crenças – nosso paradigma.

Se acreditamos que essas mães estavam acima do peso porque comiam demais, e sabemos que as crianças são magras e atrofiadas porque não estão recebendo comida suficiente, então estamos presumindo que as mães estavam ingerindo calorias supérfluas que poderiam ter dado a seus filhos para que eles pudessem prosperar. Em outras palavras, as mães estão dispostas a fazer os filhos passarem fome para que elas próprias possam comer demais. Isso vai contra tudo o que sabemos sobre comportamento materno.

Então, o que fazer? Descartamos todas as nossas crenças sobre comportamento materno para que possamos manter intactas nossas crenças sobre a causa da obesidade? Ou questionamos nossas crenças sobre a causa da obesidade e mantemos intactas nossas crenças sobre os sacrifícios que as mães fazem por seus filhos? Mais uma vez, a coexistência de magreza excessiva e sobrepeso nas mesmas populações e inclusive nas mesmas famílias não apresenta um desafio para os programas de saúde pública; apresenta um desafio para nossas crenças sobre a causa da obesidade e do sobrepeso. E não deveria ser a única razão para isso, como veremos nos capítulos a seguir.

Capítulo 2

Os benefícios ilusórios de comer pouco

No início dos anos 1990, os Institutos Nacionais de Saúde dos Estados Unidos começaram a investigar alguns problemas graves de saúde feminina. O resultado foi a Iniciativa para a Saúde da Mulher (WHI, na sigla em inglês), uma coleção de estudos que custaria aproximadamente um bilhão de dólares. Entre as perguntas que os pesquisadores esperavam responder, estava se as dietas com baixo teor de gordura de fato previnem doenças cardiovasculares ou câncer, ao menos em mulheres. Então, eles recrutaram cerca de 50 mil mulheres para um estudo e escolheram 20 mil de maneira aleatória, instruindo-as a ingerir uma dieta pobre em gorduras e rica em frutas, hortaliças e fibras. Essas mulheres receberam acompanhamento constante para ser motivadas a seguir a dieta.

Um dos efeitos desse acompanhamento, ou talvez da própria dieta, é que as mulheres também decidiram, de maneira consciente ou não, comer menos. De acordo com os pesquisadores da WHI, as mulheres consumiram durante a dieta, em média, 360 calorias diárias a menos do que costumavam consumir quando concordaram em participar do estudo. Se acreditamos que a obesidade é causada por uma alimentação excessiva, poderíamos dizer que essas mulheres estavam ingerindo 360 calorias diárias a menos do que o necessário.

Estavam consumindo quase 20% menos calorias do que o valor recomendado pelos órgãos de saúde pública.

O resultado? Após oito anos de tal alimentação insuficiente, essas mulheres perderam, em média, *um quilo* cada uma. E a circunferência média de sua cintura – uma medida de gordura abdominal – *aumentou*. Isso indica que o peso que essas mulheres perderam, se é que perderam, não era gordura, e sim tecido magro – músculo.*

Como isso é possível? Se nosso peso corporal é realmente determinado pela diferença entre as calorias que consumimos e as calorias que gastamos, essas mulheres deveriam ter emagrecido consideravelmente. Meio quilo de gordura contém energia equivalente a cerca de 3,5 mil calorias. Se essas mulheres estavam realmente ingerindo 360 calorias a menos por dia, elas deveriam ter perdido mais de um quilo de gordura (7 mil calorias) nas primeiras três semanas e mais de dezoito quilos no primeiro ano.** E essas mulheres tinham muita gordura para perder. Quase metade delas começou o estudo obesa; a maioria estava, no mínimo, acima do peso.

---

* Este não foi o único resultado desalentador no estudo. Os investigadores da WHI também relataram que a dieta com baixo teor de gordura não foi capaz de prevenir doenças cardiovasculares, câncer ou qualquer outra enfermidade.

** Esse cálculo foi simplificado para fins de clareza. Se for corrigido para a observação de que os indivíduos que perdem peso nos estudos sobre dieta gastam menos energia ao fazer isso, então a perda de peso esperada com esse déficit energético deveria ser menor: aproximadamente 725 gramas nas primeiras três semanas e dez quilos em um ano. Devo essa correção a Kevin Hall, biomédico do NIH, que assinala que os números corrigidos são "ainda muitíssimo distantes do valor observado!".

Uma possibilidade, sem dúvida, é que os pesquisadores tenham sido completamente incapazes de avaliar o quanto as mulheres comiam. Talvez elas enganassem os pesquisadores e inclusive a si próprias. Talvez não consumissem 360 calorias diárias a menos. "Nós não fazíamos ideia do que essas mulheres estavam comendo de fato, porque, como faz a maioria das pessoas quando indagadas sobre sua dieta, elas mentiam a respeito", afirmou Michael Pollan no *The New York Times*.

Outra possibilidade é que essa redução de calorias, essa prática de alimentação insuficiente ao longo de anos, simplesmente não tenha o resultado esperado.

De todas as razões para questionar a ideia de que comer demais causa obesidade, a mais óbvia sempre foi o fato de que comer de menos não a cura.

Sim, é verdade: se você for abandonado em uma ilha deserta e passar fome por meses a fio, vai desaparecer, independentemente de ser gordo ou magro. Mesmo que passe só um pouco de fome, sua gordura será consumida, assim como uma boa parte de seus músculos. No entanto, experimente a mesma receita no mundo real e tente segui-la por tempo indefinido – tente manter a perda de peso – e verá que funciona muito raramente, se é que funciona.

Isso não deveria ser uma surpresa. Como afirmei anteriormente, com o auxílio da sabedoria e experiência de Hilde Bruch, a maioria daqueles de nós que somos gordos passa grande parte da vida *tentando* comer menos. Se não funciona quando a motivação é simplesmente décadas do intenso reforço negativo que acompanha a obesidade – ostracismo social, limitação física, aumento na incidência de doenças –, podemos realmente esperar que funcione só porque uma autoridade usando jaleco branco insiste que devemos tentar? Rara é a pessoa obesa que nunca tentou comer menos. Se você continua acima do peso, como Bruch observou, há uma boa razão para concluir que reduzir a ingestão de alimentos não foi capaz de curá-lo dessa aflição em particular, mesmo que tenha dado algum resultado a curto prazo ao tratar o sintoma mais visível – a adiposidade excessiva.

A primeira vez que alguém publicou uma análise sobre a eficácia da alimentação insuficiente como tratamento para a obesidade – o psicólogo Albert Stunkard e seu colega Mavis McLaren-Hume em 1959 –, esta foi a conclusão. Pouca coisa mudou desde então. Stunkard afirmou que seu estudo foi motivado por aquilo que chamou de "paradoxo" entre sua própria tentativa fracassada, em sua clínica no Hospital de Nova York, de tratar pacientes obesos restringindo a quantidade que comiam e "o pressuposto difundido de que tal tratamento era fácil e eficaz".

Stunkard e McLaren-Hume examinaram minuciosamente a literatura médica e encontraram apenas oito artigos em que os médicos relatavam seus índices de sucesso ao tratar pacientes obesos e acima do peso em suas clínicas. Os resultados, segundo Stunkard, eram "consideravelmente similares e consideravelmente insatisfatórios". A maior parte dessas clínicas estava prescrevendo dietas que só permitiam o consumo de oitocentas ou mil calorias por dia – talvez metade do que as mulheres que participaram do estudo da WHI declararam que estavam ingerindo – e, ainda assim, apenas um em cada quatro pacientes perdeu em torno de nove quilos; apenas um em cada vinte pacientes conseguiu perder dezoito quilos. Stunkard também relatou sua própria experiência ao receitar "dietas balanceadas" de oitocentas a 1,5 mil calorias por dia a uma centena de pacientes obesos em sua própria clínica: apenas doze perderam em torno de nove quilos, e apenas um perdeu dezoito quilos. "Dois anos após o fim do tratamento", Stunkard escreveu, "apenas dois pacientes haviam mantido a perda de peso."*

As avaliações mais recentes beneficiam-se do uso de computadores e de elaboradas análises estatísticas, mas os resultados, como diria Stunkard, continuam sendo consideravelmente similares e consideravelmente insatisfatórios. Prescrever dietas de baixa caloria para pacientes obesos e acima do peso, de acordo com uma análise de 2007 da Universidade de Tufts, leva, quando muito, a "perdas de peso modestas", que são "transitórias" – isto é, temporárias. Em geral, perdem-se de quatro a cinco quilos nos primeiros seis meses. Depois de um ano, grande parte do que se perdeu é recuperada.

A análise da Universidade de Tufts levou em consideração todos os estudos relevantes sobre dieta divulgados em publicações médicas desde 1980. O maior estudo desse tipo já realizado chega exatamente à mesma conclusão.** Os pesquisadores eram da Universidade de Harvard e do Centro de Pesquisa Biomédica de Pennington, que fica em Baton Rouge, Louisiana, e é o mais influente instituto de pesquisa

---

* Embora a análise de Stunkard tenha sido amplamente percebida como uma condenação de todos os métodos de tratamento alimentar para a obesidade, os estudos que ele examinou incluíam apenas dietas com restrição de calorias.

** Eu não considero o estudo da WHI sobre dietas com baixo teor de gordura, porque seu objetivo era promover a prevenção de doenças cardiovasculares e câncer, e não a perda de peso.

acadêmica sobre obesidade nos Estados Unidos. Juntos, eles recrutaram mais de oitocentos indivíduos obesos e acima do peso e estipularam de maneira aleatória que eles deveriam seguir uma de quatro dietas. Essas dietas eram um pouco diferentes quanto aos nutrientes em sua composição (proporções de proteína, gordura e carboidratos), mas todas eram muito parecidas no sentido de que os indivíduos deveriam ingerir 750 calorias a menos por dia, uma quantia significativa. Os participantes também receberam "acompanhamento comportamental intensivo" para ajudá-los a seguir a dieta, o tipo de assistência profissional a que poucos de nós temos acesso quando tentamos perder peso. Eles receberam inclusive cardápios planejados a cada duas semanas para auxiliá-los com a difícil tarefa de preparar refeições saborosas que, ao mesmo tempo, fossem pouco calóricas.

Os indivíduos começaram o estudo, em média, 25 quilos acima do peso. Perderam, em média, apenas quatro quilos. E, mais uma vez, assim como teria previsto a análise da Universidade de Tufts, a maior parte desses quatro quilos foi perdida nos primeiros seis meses, e a maioria dos participantes voltou a ganhar peso após um ano. Não é de admirar que a obesidade raras vezes seja curada. Comer menos – isto é, ter uma alimentação insuficiente – simplesmente não funciona durante mais do que alguns poucos meses, quando muito.

A realidade, no entanto, não impediu as autoridades de recomendarem essa abordagem, o que faz que a leitura de tais recomendações seja um exercício daquilo que os psicólogos chamam de "dissonância cognitiva", a tensão que resulta de tentar sustentar duas crenças incompatíveis ao mesmo tempo.

Tome, por exemplo, o *Handbook of Obesity*, um manual de 1998 editado por três das maiores autoridades no assunto – George Bray, Claude Bouchard e W. P. T. James. "A terapia alimentar continua sendo o pilar do tratamento, e a redução do consumo de energia continua sendo a base dos programas bem-sucedidos de redução de peso", o livro afirma. Mas então destaca, alguns parágrafos depois, que os resultados de tais dietas restritas e com energia reduzida têm resultados "sabidamente insatisfatórios e não duradouros". Então, por que uma terapia tão ineficaz é o pilar do tratamento? O *Handbook of Obesity* se esquece de dizer.

A última edição (2005) de *Joslin: Diabetes Melito*, um manual muitíssimo respeitado para médicos e pesquisadores, é um exemplo mais recente dessa dissonância cognitiva. O capítulo sobre obesidade foi escrito por Jeffrey Flier, um pesquisador que é hoje reitor da Faculdade de Medicina da Universidade de Harvard, e sua esposa e colega de pesquisa, Terry Maratos-Flier. Os Flier também descrevem a "redução de consumo calórico" como "o pilar de todo e qualquer tratamento para obesidade". Contudo, em seguida, enumeram todas as formas pelas quais esse pilar fracassa. Após examinar abordagens que vão das reduções mais sutis de calorias (ingerir, por exemplo, cem calorias diárias a menos na esperança de perder menos de meio quilo a cada cinco semanas) à fome propriamente dita, passando por dietas de baixa caloria que propõem o consumo de oitocentas a mil calorias diárias e outras ainda menos calóricas (de duzentas a seiscentas calorias por dia), eles concluem que "nenhuma dessas abordagens mostrou mérito algum". Infelizmente.

Até os anos 1970, a literatura médica referia-se às dietas de baixa caloria como "dietas de fome". Afinal, o que se espera nessas dietas é que comamos metade ou até menos do que normalmente preferimos comer. Porém, não se pode esperar que passemos fome por mais do que alguns meses, muito menos por tempo indefinido, que é o que tais dietas exigem de maneira implícita se quisermos manter qualquer que seja a perda de peso que podemos experimentar no início. As dietas com pouquíssimas calorias são conhecidas como "jejuns" porque não permitem comer praticamente nada. Mais uma vez, é difícil imaginar jejuar por mais do que algumas semanas; talvez, com sorte, um mês ou dois, e certamente não podemos continuar para sempre depois de perder nosso excesso de gordura.

Os dois pesquisadores que possivelmente obtiveram os melhores registros históricos em todo o mundo ao tratar a obesidade em um ambiente acadêmico foram George Blackburn e Bruce Bistrian, da Faculdade de Medicina da Universidade de Harvard. Nos anos 1970, eles começaram a tratar pacientes obesos com uma dieta de seiscentas calorias diárias contendo apenas carne magra, peixe e aves. Segundo Bistrian, eles trataram milhares de pacientes. A metade deles perdeu mais de dezoito quilos. "Esta é uma maneira extraordinariamente eficaz e segura de perder peso em grande quantidade", Bistrian afirmou. Mas então Bistrian e Blackburn desistiram da terapia, porque não sabiam o que dizer aos pacientes depois que estes emagreciam. Não se podia esperar que os pacientes vivessem para sempre à base de seiscentas calorias diárias – e, se eles voltassem a comer normalmente, engordariam outra vez. A única alternativa aceitável do ponto de vista médico, de acordo com Bistrian, era prescrever aos pacientes medicamentos inibidores de apetite, e os pesquisadores não tinham intenção de fazer isso.

Então, mesmo que perca a maior parte de seu excesso de gordura com uma dessas dietas, você se depara com o seguinte problema: "o que acontece agora?". Se você perder peso ingerindo apenas seiscentas calorias por dia, ou mesmo 1,2 mil calorias, seria de surpreender que engordará novamente quando voltar a comer 2 mil calorias por dia ou mais? É por isso que os especialistas dizem que uma dieta precisa ser algo que sejamos capazes de seguir durante a vida inteira – um programa de estilo de vida. Mas como é possível passar fome ou jejuar por mais do que um breve período? Conforme Bistrian declarou quando eu o entrevistei há alguns anos, ecoando Bruch meio século antes, comer pouco não é tratamento ou cura para a obesidade; é uma maneira de reduzir temporariamente seu sintoma mais óbvio. E, se comer pouco não é tratamento ou cura, isso certamente sugere que comer muito não é a causa.

Capítulo 3

Os benefícios ilusórios de praticar exercícios

Imagine que você foi convidado para um jantar. O talento do chef é famoso, e no convite consta que esse jantar em particular será um banquete de proporções monumentais. Traga seu apetite, diz o convite – venha com fome. Como você faria isso?

Você pode tentar comer menos ao longo do dia – talvez até mesmo pular o almoço, ou o café da manhã e o almoço. Você pode ir para a academia e fazer exercícios mais puxados ou, quem sabe, correr ou nadar mais do que de costume para abrir o apetite. Pode inclusive decidir ir caminhando até o jantar, em vez de ir de carro, pela mesma razão.

Pensemos sobre isso por um instante. As instruções que constantemente recebemos para perder peso – comer menos (reduzir as calorias que ingerimos) e praticar mais exercícios (aumentar as calorias que gastamos) – são as mesmíssimas coisas que faremos se nosso propósito for sentir fome, estimular o apetite, para comer mais. A existência de uma epidemia de obesidade coincidente com meio século de recomendações para comer menos e se exercitar mais começa a não parecer tão paradoxal assim.*

---

* Chris Williams, blogueiro que escreve sob o pseudônimo Asclepius, teve essa percepção.

Já vimos os problemas de comer menos para perder peso. Agora, examinemos o outro lado da equação entre consumo e gasto de calorias. O que acontece quando aumentamos o gasto de energia intensificando nossa prática de atividade física?

É comum a crença de que o comportamento sedentário é tão culpado por nossos problemas de peso quanto o que comemos. E, visto que a probabilidade de padecermos de doenças cardiovasculares, diabetes e câncer aumenta à medida que engordamos, a natureza supostamente sedentária de nossa vida é hoje considerada também um fator causal dessas doenças. A prática regular de atividade física é vista como um meio essencial de prevenir todos os males crônicos de nossa época (exceto, é claro, os que afetam músculos e articulações, que são causados por exercícios em excesso).

Considerando a onipresença da mensagem, o domínio que tem sobre nossa vida e a simplicidade elegante da noção – queime calorias, perca peso, previna doenças –, não seria ótimo se fosse verdade? Nossa cultura certamente acredita que é. A fé nos benefícios da atividade física para a saúde está hoje tão profundamente arraigada em nossa consciência que muitas vezes este é considerado o único fato na controversa ciência da saúde e do estilo de vida que jamais deve ser questionado.

Há, de fato, excelentes razões para praticar exercícios regularmente. Ao fazer isso, podemos melhorar nossa resistência e aptidão; podemos viver por mais tempo, talvez, como afirmam os especialistas, reduzindo o risco de doenças cardiovasculares ou diabetes. (Embora isso ainda precise ser testado com rigor.) Podemos simplesmente nos sentir melhor com relação a nós mesmos, e está bastante claro que muitos de nós que nos exercitamos regularmente, como eu, tornam-

-se apaixonados pela atividade. Todavia a questão que quero explorar aqui não é se praticar exercícios é divertido ou bom para nós (o que quer que isso signifique), ou se é um complemento necessário de um estilo de vida saudável, como as autoridades estão sempre nos dizendo, mas se nos ajuda a manter o peso, se somos magros, ou a perdê-lo, se não somos.

A resposta parece ser não.

Observemos as evidências. Quero começar com a observação que fiz no Capítulo 1 de que a obesidade está associada à pobreza. Nos Estados Unidos, na Europa e em outras nações desenvolvidas, quanto mais pobres as pessoas são, mais gordas tendem a ser. Também é verdade que, quanto mais pobres somos, maior a probabilidade de trabalharmos em ocupações que exigem grande esforço físico; usar o corpo, mais do que o cérebro, para ganhar a vida.

São os pobres e destituídos que fazem o trabalho pesado das nações desenvolvidas, que ganham a vida com muito suor, não de maneira figurada, mas literal. Eles podem não frequentar academias esportivas ou passar o tempo livre (se é que têm) treinando para a próxima maratona, porém apresentam muito mais probabilidade do que os mais abastados de trabalhar nos campos e nas fábricas, como domésticas e jardineiros, nas minas e na construção. A conclusão de que, quanto mais pobres somos, mais gordos tendemos a ser é, justamente, uma das boas razões para duvidar da afirmação de que a quantidade de energia que gastamos diariamente tem alguma relação com o fato de engordarmos. Se, como afirmei antes, os operários das fábricas podem ser obesos, como também os trabalhadores dos campos de petróleo, é difícil imaginar que o gasto diário de energia faça grande diferença.

Outra boa razão para duvidar dessa afirmação é, mais uma vez, a própria epidemia de obesidade. Nós engordamos paulatinamente no decorrer das últimas décadas, e isso poderia sugerir, como fazem muitas autoridades – entre elas, a Organização Mundial da Saúde –, que estamos ficando mais sedentários. Mas as evidências indicam o contrário, certamente nos Estados Unidos, onde a epidemia de obesidade coincidiu com o que poderíamos chamar de epidemia de atividade física no tempo livre, de academias esportivas e meios inovadores de gastar energia (patinação, mountain bike, step e elíptico, spinning e aeróbica, capoeira – e a lista continua), praticamente todas as quais foram inventadas ou radicalmente redesenhadas desde que a epidemia de obesidade começou.*

Até os anos 1970, os norte-americanos não acreditavam na necessidade de passar seu tempo livre transpirando, não se pudessem evitar. Em meados dos anos 1970, como assinalaram William Bennett e

---

* Há muitas maneiras de quantificar essa epidemia de atividade física. As receitas do setor de academias esportivas, por exemplo, aumentaram de aproximadamente 200 milhões de dólares em 1972 para 16 bilhões de dólares em 2005 – um aumento de dezessete vezes considerando os ajustes da inflação. O primeiro ano que a Maratona de Boston teve mais de trezentos participantes foi 1964; em 2009, mais de 26 mil homens e mulheres correram. A primeira Maratona da Cidade de Nova York foi em 1970 com 137 participantes; em 1980, havia 16 mil corredores oficiais; e, em 2008, 39 mil, embora cerca de 60 mil tenham se inscrito. De acordo com o MarathonGuide.com, por volta de quatrocentas maratonas foram programadas nos Estados Unidos em 2009, sem mencionar incontáveis meias maratonas, mais de cinquenta ultramaratonas (160,9 quilômetros) e pelo menos outras 160 "ultra" maratonas (4.988 quilômetros).

Joel Gurin em seu livro de 1982 sobre obesidade, *The Dieter's Dilemma*, "ainda parecia um pouco estranho ver pessoas saindo para correr pelas ruas da cidade com o equivalente colorido de uma peça íntima". Mas este já não é o caso. De fato, *The New York Times* relatou em 1977 que os Estados Unidos encontravam-se, *na época*, em meio a uma "explosão de atividade física", e que isso só estava acontecendo porque a crença disseminada dos anos 1960 de que atividade física fazia "mal à saúde" havia se transformado na "nova sabedoria convencional – de que exercício vigoroso faz bem à saúde". Em 1980, *The Washington Post* relatou que 100 milhões de norte-americanos haviam se tornado membros ativos da "nova revolução do fitness" e que muitos desses teriam sido considerados "maníacos por saúde" apenas uma década antes. "O que estamos vendo", o *Post* informou, "é um dos fenômenos sociológicos mais importantes do fim do século XX."

No entanto, se o comportamento sedentário nos torna gordos e a prática de exercícios previne isso, a "explosão de atividade física" e a "nova revolução do fitness" não deveriam ter desencadeado uma epidemia de magreza, em vez de coincidir com uma epidemia de obesidade?

Como se vê, há poucas evidências para corroborar a crença de que o número de calorias que gastamos tem algum efeito sobre o nosso sobrepeso. Em agosto de 2007, a Associação Americana do Coração (AHA) e o Colégio Americano de Medicina Esportiva (ACSM) lidaram com essas evidências de uma maneira particularmente condenatória quando publicaram diretrizes conjuntas sobre saúde e atividade física. Entre os dez autores especialistas, estavam muitos dos maiores defensores do papel essencial da atividade física em um estilo de vida saudável. Ou seja, pessoas que realmente querem nos convencer a praticar exercícios e podem sentir-se tentadas a acumular evidências a favor de que o façamos. Segundo eles, são necessários trinta minutos de atividade física moderada, cinco dias por semana, para "manter e promover a saúde".

Porém, em se tratando da questão de como a prática de exercícios influencia nosso peso corporal, esses especialistas só foram capazes de dizer: "É razoável presumir que pessoas com gasto energético diário relativamente alto estariam menos inclinadas a ganhar peso com o passar do tempo em comparação àquelas que têm pouco gasto de energia. Até o momento, os dados para corroborar essa hipótese não são particularmente conclusivos".

As diretrizes da AHA e do ACSM foram o ponto de partida para as diretrizes recentes de outros organismos oficiais – o Departamento de Agricultura dos Estados Unidos (USDA, na sigla em inglês), a Associação Internacional para o Estudo da Obesidade e a Força-Tarefa Internacional da Obesidade –, todos os quais recomendaram a prática diária de uma hora de exercícios. Contudo, a razão pela qual essas autoridades defendem mais atividade física não é nos ajudar a perder peso – algo que eles tacitamente reconhecem que não pode ser alcançado apenas com exercícios –, e sim nos ajudar a evitar engordar ainda mais.

A lógica por trás das recomendações de uma hora de atividade física por dia baseia-se precisamente na escassez de evidências que corroborem a noção de que praticar exercícios por menos tempo do que isso tem algum efeito. Uma vez que existem poucos estudos que tentam explicar o que acontece quando as pessoas fazem atividade física por mais de sessenta minutos por dia, essas autoridades podem supor que essa quantidade de exercício *talvez* faça alguma diferença. As diretrizes do USDA afirmam que podem ser necessários até noventa minutos de exercício moderado por dia – uma hora e meia todos os dias! – apenas para *manter* a perda de peso, mas elas não dizem quanto peso é possível perder exercitando-se por mais de noventa minutos diários.

As evidências deixam pouco espaço para argumentação. Dizer que elas "não [são] particularmente conclusivas", como fizeram a AHA e o ACSM, é um pouco generoso demais. Um relatório a que essas diretrizes de especialistas costumam referir-se como base para suas avaliações foi publicado no ano 2000 por dois finlandeses especializados em fisiologia do exercício. Esses pesquisadores observaram os resultados de dúzias de estudos experimentais bem construídos que abordavam a manutenção de massa corporal – isto é, indivíduos que conseguiram emagrecer por meio de dietas e estavam tentando manter o novo peso. Eles constataram que todos os participantes desses estudos engordaram novamente. Dependendo do tipo de estudo, a prática de exercícios físicos ou reduzia o ritmo de ganho (em noventa gramas por mês) ou o aumentava (em cinquenta gramas por mês). Como os próprios investigadores concluíram, com eufemismo característico, a relação entre peso e atividade física era "mais complexa" do que eles poderiam ter imaginado.

Um estudo que os pesquisadores finlandeses não puderam considerar, porque foi publicado em 2006 – seis anos depois –, é particularmente revelador, tanto em suas conclusões quanto no modo como essas conclusões foram interpretadas. Os autores foram Paul

Williams, especialista em estatística do Laboratório Nacional Lawrence Berkeley, em Berkeley, Califórnia, e Peter Wood, pesquisador da Universidade de Stanford que vem estudando o efeito da atividade física sobre a saúde desde os anos 1970. Williams e Wood reuniram informações detalhadas sobre quase 13 mil corredores habituais (todos assinantes da revista *Runner's World*) e então compararam a quilometragem semanal desses corredores com o quanto eles pesavam a cada ano. Aqueles que corriam mais tendiam a pesar menos, mas *todos* esses corredores tenderam a ganhar peso com o passar dos anos, mesmo aqueles que corriam sessenta quilômetros por semana – digamos, doze quilômetros por dia, cinco dias por semana.

Essa observação levou Williams e Wood, ambos crentes na doutrina do balanço calórico, a afirmar que até mesmo os corredores mais dedicados precisariam aumentar em alguns quilômetros por semana a distância que corriam, ano após ano – gastar ainda mais energia à medida que ficavam mais velhos –, se quisessem continuar magros. Se os homens acrescentassem três quilômetros à distância semanal a cada ano e as mulheres cinco, de acordo com Williams e Wood, eles *talvez* conseguissem se manter magros, porque isso talvez significasse gastar na corrida as calorias que, do contrário, pareciam fadadas a se acumular em forma de gordura.

Vejamos aonde nos leva esse raciocínio. Imagine um homem na faixa dos vinte anos que corre trinta quilômetros por semana – digamos, seis quilômetros por dia, cinco dias por semana. Segundo Williams e Wood (e a lógica e matemática da equação entre consumo e gasto calórico), ele terá de dobrar essa quantidade quando chegar aos trinta anos (doze quilômetros por dia, cinco dias por semana) e triplicá-la aos quarenta (dezoito quilômetros por dia, cinco dias por semana) para evitar acumular gordura. Uma mulher na faixa dos vinte anos que corre cinco quilômetros por dia, cinco dias por semana – uma distância impressionante, mas não excessiva – teria de aumentar para 25 quilômetros a distância percorrida diariamente quando chegasse aos quarenta anos se quisesse manter o mesmo corpo de sua juventude. Se ela faz um quilômetro em cinco minutos, um bom ritmo para tal distância, é melhor que esteja preparada para passar mais de duas horas de seu dia correndo para manter o peso sob controle.

Se acreditamos na explicação do balanço calórico, e isso, por sua vez, leva-nos a concluir que temos de correr meias maratonas cinco vezes por semana (aos quarenta, e mais aos cinquenta, e mais aos sessenta...) para manter o peso, talvez seja hora de questionar nossas crenças fundamentais. Talvez seja outra razão, que não as calorias que consumimos e gastamos, o que determina se engordamos.

A fé onipresente na crença de que, quanto mais calorias gastamos, menos pesaremos baseia-se, afinal, em uma única observação e em um único pressuposto. A observação é de que as pessoas que são magras tendem a ser fisicamente mais ativas do que aquelas que não o são. Isso é incontestável. Maratonistas, via de regra, não são obesos nem estão acima do peso; os primeiros colocados nas maratonas muitas vezes parecem esqueléticos.

Contudo, essa observação não nos diz nada sobre se os corredores seriam mais gordos se não corressem, ou se a prática de corrida de longa distância como hobby transformará um indivíduo obeso em um maratonista magro.

Nossa crença na capacidade da atividade física para queimar gordura baseia-se no pressuposto de que podemos aumentar nosso gasto de energia sem sermos compelidos a elevar nosso consumo de energia. Queime 150 calorias extras todos os dias com exercícios físicos e mantenha esse ritmo por um mês, como calculou Gina Kolata, repórter do *New York Times*, em seu livro de 2004, *Ultimate Fitness*, e você talvez perca meio quilo "se não mudar sua dieta".

A questão principal, no entanto, é se essa é uma possibilidade razoável. Será verdade que podemos aumentar nosso gasto de calorias, queimar 150 calorias extras por dia, por exemplo, ou passar de sedentários a ativos ou de ativos a muito ativos, sem mudar nossa dieta – sem comer mais – e sem, talvez, reduzir a quantidade de energia que gastamos nas horas entre nossas sessões de exercício?

A resposta simples, mais uma vez, é não. Eu já apresentei o conceito que explica por que, um conceito que costumava parecer perfeitamente óbvio, mas que agora foi relegado ao cesto de lixo da história da nutrição e da atividade física. Trata-se da ideia de que, se intensificarmos nossa atividade física, estaremos "estimulando o apetite". Saindo para dar uma volta ou recolhendo folhas caídas, fazendo uma longa caminhada, jogando duas partidas de tênis ou dezoito tacadas de golfe, você estimula o apetite. Você fica com fome ou com mais fome. Aumente a energia que gasta, e você terá sólidas evidências de que aumentará as calorias que consome para compensar.

Que tenhamos chegado a esse ponto em nossa vida, e também na ciência da nutrição, atividade física e massa corporal, em que esse conceito de estimular o apetite – de aumentar o consumo de energia do corpo para compensar o aumento do gasto – foi esquecido é uma das situações mais estranhas na história da pesquisa médica, ou ao menos espero que seja.

Até os anos 1960, a maioria dos médicos que tratavam pacientes obesos considerava ingênua a noção de que poderíamos emagrecer por meio de atividade física ou engordar sendo sedentários. Quando Russell Wilder, especialista em obesidade e diabetes na Clínica Mayo, ministrou uma palestra sobre obesidade em 1932, ele disse que seus pacientes gordos perdiam mais peso em repouso, "ao passo que a prática de exercícios atipicamente vigorosos desacelera o ritmo de emagrecimento". "O paciente raciocina de maneira correta", afirmou Wilder, "que de quanto mais exercícios pratica, mais gordura deveria queimar e que essa perda de peso deveria ser proporcional, mas sente-se desestimulado ao constatar que a balança não revela progresso algum."

O raciocínio do paciente continha duas falhas, como os contemporâneos de Wilder apontariam. Primeiro, nós queimamos pouquíssimas calorias ao praticar atividade física moderada e, segundo, o esforço pode facilmente ser desfeito, e provavelmente será, em decorrência de mudanças desatentas na dieta. Um homem de 113 quilos queimará *três* calorias extras subindo um lance de escada, segundo calculou Louis Newburgh, da Universidade de Michigan, em 1942. "Ele terá de subir vinte lances de escada para se livrar da energia contida em uma fatia de pão!"

Então, por que não deixar a escada e o pão de lado e fim da história? Afinal, quais são as chances de um homem de 113 quilos subir vinte lances de escada por dia e não comer o equivalente a uma fatia extra de pão antes de o dia terminar?

Sim, atividades físicas mais vigorosas queimam mais calorias – "é realmente muito mais eficaz se exercitar o bastante para transpirar", afirma Kolata, "e essa é a única forma de queimar uma grande quantidade de calorias" –, mas, conforme esses médicos argumentaram, isso fará você sentir ainda mais fome.

"Exercícios vigorosos para os músculos normalmente resultam em demanda imediata por uma refeição farta", observou Hugo Rony, da Universidade do Noroeste, em Chicago, em 1940. "Gastos de energia consistentemente altos ou baixos resultam em níveis de apetite consistentemente altos ou baixos. Portanto, os homens que realizam trabalho pesado têm propensão a comer mais do que homens envolvidos em ocupações sedentárias. As estatísticas mostram que, em média, a ingestão diária de lenhadores é de mais de 5 mil calorias, enquanto a de alfaiates é de apenas 2,5 mil calorias. As pessoas que mudam de ocupação, passando de trabalho leve a pesado ou vice-versa, logo apresentam mudanças correspondentes em seu apetite." Portanto, se um alfaiate que se torna lenhador começa a comer como um, por que presumir que não aconteceria o mesmo, ainda que em menor grau, com um alfaiate acima do peso que escolhe exercitar-se como um lenhador durante uma hora por dia?*

O crédito dúbio por termos passado a acreditar no contrário vai quase exclusivamente para um único

---

* Hoje, quando os pesquisadores discutem a relação entre atividade física e ingestão de calorias em populações (e não em indivíduos), isso ainda é percebido como um dado: como Walter Willett e Meir Stampfer, de Harvard, observaram no livro de 1998, *Nutritional Epidemiology:* "Na maioria dos casos, o consumo de energia pode ser interpretado como uma medição grosseira do nível de atividade física".

homem, Jean Mayer, que iniciou sua carreira profissional em Harvard em 1950, tornando-se o nutricionista mais influente dos Estados Unidos, e então, durante dezesseis anos, presidente da Universidade de Tufts (onde há hoje o Centro de Pesquisa em Nutrição Humana no Envelhecimento Jean Mayer USDA). Aqueles que algum dia acreditaram que podem perder peso e assim se manter com atividade física podem agradecer a Jean Mayer.

Sendo uma autoridade no assunto da regulação de massa corporal em seres humanos, Mayer esteve entre os primeiríssimos de uma nova linhagem, um tipo que desde então passou a dominar a área. Seus predecessores – Bruch, Wilder, Rony, Newburg e outros – foram todos médicos que trabalharam em contato direto com pacientes obesos e acima do peso. Mayer não. Sua formação foi em química fisiológica; sua tese de doutorado na Universidade de Yale foi sobre a relação entre as vitaminas A e C em ratos. Ele viria a publicar centenas de artigos sobre nutrição, inclusive sobre por que engordamos, mas sua função, de fato, nunca demandou que ele levasse uma pessoa obesa a ter um peso saudável, e por isso suas ideias foram menos refreadas por experiências da vida real.

Foi Mayer o pioneiro na prática hoje disseminada de considerar um estilo de vida sedentário "o fator mais importante" entre os que levam à obesidade e às doenças crônicas que a acompanham. Os norte-americanos modernos, afirmou Mayer, eram inertes em comparação a seus "antepassados pioneiros", que estavam "constantemente envolvidos em trabalho físico pesado". Segundo essa lógica, cada conveniência moderna, do cortador de grama à escova de dentes elétrica, só serve para reduzir as calorias que gastamos.

"O desenvolvimento da obesidade", Mayer escreveu em 1968, "é, em grande medida, resultado da falta de presciência de uma civilização que gasta dezenas de milhões anualmente em carros, mas não está disposta a incluir uma piscina e quadras de tênis nos planos de toda escola de ensino médio."

Com efeito, Mayer começou a exaltar a prática de exercícios físicos como um meio de controle de peso no início dos anos 1950, alguns anos depois de se formar, após estudar uma linhagem de camundongos obesos que tinham pouquíssimo apetite. Isso parecia absolver a alimentação excessiva de ser a culpada pela obesidade, e Mayer naturalmente presumiu que o responsável devia ser o comportamento sedentário dos camundongos – e eles, sem dúvida, eram sedentários. Mal se moviam. Em 1959, o *The New York Times* dava crédito a Mayer por ter "desmascarado" as "teorias populares" de que a atividade física era de pouco valor no controle do peso, algo que ele não tinha feito.

Mayer reconheceu que o apetite tendia a aumentar com atividade física, mas o cerne de seu argumento era que esse não era "necessariamente" o caso. Ele acreditava que havia uma brecha na relação entre gastar mais energia e comer mais em consequência disso. "Se o exercício for reduzido abaixo de um certo ponto", Mayer explicou em 1961, "a ingestão de alimentos deixa de diminuir. Em outras palavras, caminhar meia hora por dia pode ser equivalente a apenas quatro fatias de pão*; porém, se você não caminhar essa meia hora, ainda desejará comer as quatro

---

* Mayer estava exagerando para se fazer entender. Ele fazia isso com frequência.

fatias". Portanto, se você for sedentário o bastante, comerá tanto quanto comeria se fosse um pouco ativo e gastasse mais energia.

Mayer baseou sua conclusão em dois (e apenas dois) de seus próprios estudos de meados dos anos 1950.

O primeiro foi sobre ratos de laboratório a fim de demonstrar que, quando esses ratos eram forçados a se exercitar durante algumas horas todos os dias, eles comiam menos do que os ratos que não praticavam exercício algum. Mayer não disse que eles pesavam menos, só disse que eles comiam menos. Conforme se verificou, os ratos nesses programas de exercícios comem mais nos dias em que não são forçados a correr e gastam menos energia quando não estão se exercitando. Seu peso, no entanto, permanece o mesmo que o dos ratos sedentários. E, quando os ratos são retirados dos programas de exercícios, eles comem mais do que nunca e ganham peso com a idade mais rapidamente do que os ratos que se mantiveram sedentários. Com hamsters e esquilos-da-mongólia, o exercício aumenta a massa corporal e o percentual de gordura no corpo. Portanto, os exercícios tornam esses roedores em particular mais gordos, e não mais magros.

O segundo estudo de Mayer foi uma avaliação de dieta, atividade física e massa corporal de trabalhadores e comerciantes em uma fábrica de juta na Bengala Ocidental, na Índia. Esse artigo é citado ainda hoje – pelo Instituto de Medicina, por exemplo – como talvez a única evidência existente de que atividade física e apetite não necessariamente andam de mãos dadas. No entanto, esse estudo também nunca foi repetido, apesar (ou talvez por causa) de meio século de melhorias nos métodos de avaliar dietas e gastos de energia em humanos.*

Ajudou o fato de que Mayer promoveu sua mensagem a favor da prática de exercícios com um fervor similar a uma cruzada religiosa. E, como a influência política de Mayer cresceu durante os anos 1960, isso contribuiu para causar a impressão de que sua fé nos benefícios emagrecedores da atividade física era partilhada por muitos. Em 1966, quando o Serviço de Saúde Pública dos Estados Unidos defendeu pela primeira vez a combinação de dieta e atividade física como fundamental para a perda de peso, Mayer escreveu o relatório. Três anos depois, ele presidiu na Casa Branca uma Conferência sobre Alimentos, Nutrição e Saúde. "O tratamento bem-sucedido da obesidade

---

* A pesquisa bengali é um estudo de caso sobre o quanto uma pesquisa supostamente original pode ser maléfica no campo da nutrição. As funções de homens trabalhando nessa fábrica de juta indiana, segundo Mayer, variavam de comerciantes "extraordinariamente inertes", que "passavam o dia todo em suas barracas", a forneiros que "removiam cinzas e carvão com uma pá" para ganhar a vida. As evidências relatadas no artigo de Mayer poderiam ter sido usadas para demonstrar *qualquer* argumento. Os trabalhadores mais ativos na fábrica, por exemplo, pesavam mais *e* comiam mais do que os trabalhadores menos ativos. Quanto aos trabalhadores sedentários, quanto mais sedentários eram, *mais* comiam e *menos* pesavam. Os funcionários administrativos que viviam no local e passavam o dia todo sentados pesavam de quatro a sete quilos *a menos* e, segundo o artigo, comiam, em média, quatrocentas calorias *a mais* do que os funcionários administrativos que tinham de andar de cinco a dez quilômetros até o trabalho – ou mesmo do que aqueles funcionários administrativos que caminhavam até o trabalho e também jogavam futebol todos os dias.

deve envolver grandes mudanças no estilo de vida", concluiu o relatório da conferência. "Essas mudanças incluem alterações nos padrões alimentares e atividade física." Em 1972, quando Mayer começou a escrever uma coluna sobre nutrição em um jornal, ele parecia um médico dietista tentando convencer seus pacientes. Atividade física, escreveu, ajudaria a "perder peso mais depressa" e, "ao contrário da crença popular, praticar exercícios não estimula o apetite".

Apesar disso, as evidências nunca corroboraram a hipótese de Mayer – não nos animais, como falei, e certamente não nos seres humanos. Um estudo notável acerca do efeito da atividade física sobre a perda de peso foi publicado em 1989 por uma equipe de pesquisadores dinamarqueses. Esses pesquisadores treinaram indivíduos sedentários para correr maratonas (42 quilômetros). Após dezoito meses de treinamento, e depois de efetivamente correrem uma maratona, os dezoito homens no estudo haviam perdido, em média, pouco mais de dois quilos de gordura corporal. Quanto às nove mulheres estudadas, segundo relataram os investigadores, "não se observou nenhuma mudança na composição corporal". Naquele mesmo ano, Xavier Pi-Sunyer, diretor do Centro de Pesquisa em Obesidade do Hospital São Lucas-Roosevelt, em Nova York, analisou os estudos existentes, testando a noção de que aumentar a prática de exercícios poderia levar à perda de peso. Sua conclusão foi idêntica à dos pesquisadores finlandeses em 2000: "Observaram-se reduções, aumentos e ausências de alteração na massa e na composição corporal dos indivíduos".

Nós compramos a ideia de que poderíamos praticar mais exercícios e não compensar isso comendo mais porque os repórteres de saúde a compraram e suas matérias na imprensa leiga foram lidas em toda parte. Porém, a literatura acadêmica não o foi.

Em 1977, por exemplo, em meio à explosão de atividade física, os Institutos Nacionais de Saúde realizaram sua segunda conferência sobre obesidade e controle de peso, e os especialistas reunidos concluíram que "a importância da atividade física para o controle do peso é menor do que se poderia imaginar, porque o aumento no gasto de energia em decorrência da prática de exercícios tende a levar a um aumento na ingestão de alimentos, e não é possível prever se o gasto calórico aumentado será superado pelo maior consumo de comida". Naquele mesmo ano, a *New York Times Magazine* relatou que havia, então, "sólidas evidências de que a prática regular de atividade física resulta em perda de peso significativa e – conquanto a prática seja contínua – permanente".*

Em 1983, Jane Brody, repórter de saúde pessoal para o *Times*, enumerava as várias maneiras pelas quais a atividade física era "o segredo" para a perda de peso. Em 1989, o mesmo ano em que Pi-Sunyer fez sua avaliação pessimista acerca das evidências, a *Newsweek* declarou que a prática de exercícios era um elemento "essencial" de qualquer programa de emagrecimento. De acordo com o *Times*, nas raras ocasiões em que "exercício não é suficiente" para levar à perda de peso necessária, "é importante que, além disso, você não coma demais".

Por que os pesquisadores de obesidade e as autoridades em saúde pública acabaram acreditando nessa história é uma outra questão. Umberto Eco oferece uma resposta provável em seu romance *O pêndulo de*

---

* Tais evidências vinham dos "experimentos cuidadosamente controlados" de Jean Mayer, mostrando que "quantidades moderadas de atividade física inibem um pouco o apetite".

Foucault. "Creio que não haja diferença, a partir de certo momento", escreve Eco, "entre habituar-se a fingir que se crê e habituar-se a crer."

Do fim da década de 1970 em diante, o principal fator que alimentava essa crença de que podemos perder peso ou mantê-lo por meio da prática de exercícios parecia ser o desejo dos pesquisadores de acreditar que isso era verdade e sua relutância em admitir o contrário publicamente. Embora fosse inevitável sentir "decepção" diante das evidências reais, conforme Judith Stern, ex-aluna de Mayer, escreveu em 1986, seria "imediatista" dizer que a atividade física era ineficaz, porque isso significava ignorar as *possíveis* contribuições da prática de exercícios à prevenção da obesidade e à manutenção do peso após uma dieta para emagrecimento. Estas, é claro, também nunca foram demonstradas.

Essa filosofia passou a dominar até mesmo as discussões científicas sobre exercícios e massa corporal, mas não podia ser conciliada com a simples noção de que é de se esperar que o nosso apetite e a quantidade de alimento que ingerimos aumentem à medida que intensificamos nossa atividade física. E, portanto, a ideia de estimular o apetite foi abandonada pelo caminho. Médicos, pesquisadores, fisiologistas do exercício e inclusive personal trainers nas academias de ginástica passaram a pensar na fome como se fosse algo que existe apenas no cérebro, uma questão de força de vontade (o que quer que isso signifique), e não consequência natural de um esforço do corpo para repor a energia que gastou.

Quanto aos pesquisadores, eles invariavelmente encontraram uma forma de escrever seus artigos e análises que lhes permitisse continuar promovendo a prática de exercícios, independentemente do que mostravam as evidências. Um método comum era (e ainda é) discutir apenas os resultados que parecem corroborar a crença de que a atividade física e o gasto de energia podem determinar o quanto pesamos, simplesmente ignorando as evidências que refutam essa noção, mesmo se estas últimas forem muito mais numerosas.

Dois especialistas no *Handbook of Obesity*, por exemplo, apresentaram como razão para praticar exercícios a tentativa dos pesquisadores dinamarqueses de transformar indivíduos sedentários em maratonistas, o que resultou em perda de dois quilos de gordura corporal nos homens; eles omitiram, no entanto, que teve influência nula sobre as mulheres estudadas, o que poderia ser tomado como um forte incentivo para não se exercitar. (Se seu objetivo é perder peso – mesmo se sua saúde e sua vida dependem disso, o que é bem possível –, você treinaria para correr uma maratona se lhe dissessem que *talvez* perdesse dois quilos de gordura depois de um ano e meio de dedicação?)

Outros especialistas passaram a argumentar que poderíamos perder massa corporal fazendo levantamento de peso ou exercícios de resistência em vez do tipo de atividade aeróbica, como corrida, que visava unicamente a aumentar nosso gasto de calorias. A ideia era de que poderíamos ganhar músculo e perder gordura, e desse modo estaríamos mais em forma, ainda que nosso peso permanecesse constante ao trocarmos uma atividade por outra. Então, a massa muscular adicional poderia contribuir para a manutenção da perda de peso, porque queimaria mais calorias – sendo os músculos metabolicamente mais ativos do que a gordura.

Para defender esse argumento, porém, esses especialistas invariavelmente ignoraram os números reais, porque eles também eram pouco alentadores. Se trocarmos dois quilos de gordura por dois quilos de músculo, o que é uma conquista importante para a maioria dos adultos, aumentaremos nosso gasto de energia em 24 calorias por dia. Mais uma vez, estamos falando do equivalente calórico a um quarto de fatia de pão, sem garantia alguma de que não sentiremos fome de 24 calorias a mais por dia por causa disso. E, mais uma vez, estamos de volta à noção de que poderia ser mais fácil simplesmente ignorar o pão e o levantamento de peso.

Antes de terminar essa discussão sobre atividade física e gasto de energia, quero voltar brevemente às diretrizes publicadas em agosto de 2007 pela AHA e pelo ACMS. "É razoável presumir que pessoas com gastos de energia relativamente elevados sejam menos propensas a ganhar peso com o tempo em comparação àquelas que têm baixo gasto de energia", os autores escreveram. "Até o momento, os dados para corroborar essa hipótese não são particularmente convincentes."

Por mais que isso pudesse prejudicar a noção de que podemos perder peso praticando exercícios, os autores não estavam dispostos a ser conclusivos. Eles cometeram um deslize ao fazer uma ressalva: as palavras "até o momento". Ao fazer isso, deixaram aberta a porta da possibilidade. Talvez alguém, algum dia, viesse a demonstrar cientificamente que aquilo que esses cientistas acreditavam ser verdade realmente era.

No entanto, com essa ressalva, eles perderam de vista a questão principal. Aqui está: essa ideia de que engordamos porque somos sedentários e de que podemos emagrecer ou evitar engordar mais aumentando nosso gasto de energia tem pelo menos um século. Uma das mais influentes autoridades europeias em obesidade e diabetes, Carl von Noorden, propôs isso em 1907. Podemos, de fato, situar a origem dessa noção nos anos

1860, quando o agente funerário britânico William Banting discutiu suas várias tentativas fracassadas de perder peso em seu best-seller *Carta sobre a corpulência*. Um amigo médico, escreveu Banting, sugeriu que ele emagrecesse "aumentando o esforço físico". Então, Banting começou a praticar remo "duas horas [por dia] no início da manhã". Ele ganhou vigor muscular, escreveu, "mas, com isso, um apetite voraz, ao qual fui impelido a ceder, e consequentemente ganhei mais peso, até que meu bom e velho amigo recomendou que eu abandonasse o exercício".

Os especialistas da AHA e do ACSM gostariam de pensar que, talvez, se nós simplesmente nos esforçarmos mais para estudar a relação entre atividade física e massa corporal – se realizarmos os experimentos da maneira correta – finalmente confirmaremos o que Von Noorden e o amigo médico de Banting – e, desde então, uma centena de médicos e pesquisadores e aficionados por atividade física – argumentaram e que, de alguma forma, deve ser verdade.

A história da ciência sugere outra interpretação: se as pessoas vêm pensando nessa ideia há mais de um século e tentando testá-la por décadas e ainda não conseguem gerar evidências convincentes de que seja verdade, provavelmente não é. Não podemos dizer que não com absoluta certeza, porque a ciência não funciona assim. Mas podemos dizer que, hoje, há boas chances de que isso simplesmente esteja errado, de que seja uma das muitas ideias aparentemente razoáveis na história da ciência que nunca deram certo. E se reduzir o consumo de calorias não nos faz emagrecer, e aumentar o gasto de calorias nem sequer evita que engordemos, talvez devamos repensar tudo isso e descobrir o que funciona.

Capítulo 4

O significado de
vinte calorias por dia

Vinte calorias.

Da próxima vez que alguém nos disser, como faz a Organização Mundial da Saúde no seu site, que a maneira de evitar "o fardo da obesidade" é "alcançar o equilíbrio energético e um peso saudável", este é o número que deveria vir à mente no mesmo instante. Da próxima vez que nos disserem, como faz o Departamento de Agricultura dos Estados Unidos (USDA), que "para evitar o ganho de peso gradativo ao longo do tempo" tudo o que precisamos fazer é "reduzir as calorias ingeridas nos alimentos e bebidas e aumentar a atividade física", lembre-se desse número.

Se alguma dessas declarações oficiais sobre o peso corporal fosse verdade, o problema da obesidade seria fruto de nossa imaginação coletiva, e não a questão de saúde pública mais premente de nossa era.

O ganho de peso é um processo gradual, como afirma o USDA. Assim que você observar que está ganhando peso, segundo a lógica do balanço calórico, basta fazer as pequenas reduções necessárias nas calorias consumidas e aumentar a atividade física, que tudo ficará bem outra vez. Você pode pular um lanchinho aqui e uma sobremesa ali; pode caminhar mais, passar alguns minutos extras na academia, e isso deve ser suficiente. Mesmo que engorde quatro ou cinco quilos antes de perceber a diferença, você já sabe o que é necessário para eliminá-los.

Então, por que isso não funciona? Por que existe a obesidade? E por que o índice de cura é tão desoladoramente baixo, se tudo o que é necessário para evitá-la é reverter o balanço calórico positivo, a alimentação excessiva, que supostamente a causa?

É aí que entram as vinte calorias. Meio quilo de gordura contém energia equivalente a 3,5 mil calorias. É por isso que os nutricionistas sempre nos dizem que, para perder meio quilo, é necessário criar um déficit de energia de, em média, quinhentas calorias por dia – quinhentas calorias multiplicadas por sete dias totalizam 3,5 mil calorias por semana.*

Agora analisemos a matemática da perspectiva do ganho de peso. Quantas calorias precisamos ingerir em excesso para acumular um quilo a mais de gordura por ano – 25 quilos em meio século? Quantas calorias precisamos consumir, mas não gastar, estocando-as em nosso tecido adiposo, para nos transformarmos, como acontece com tantos de nós, de magros aos 25 anos em obesos aos cinquenta?

Vinte calorias por dia.

Vinte calorias por dia multiplicadas pelos 365 dias do ano resulta em pouco mais de 7 mil calorias armazenadas na forma de gordura a cada ano – um quilo de gordura em excesso.

Se fosse verdade que nossa adiposidade é determinada pelo balanço calórico, só poderíamos deduzir o seguinte: você só precisa ingerir, em média, vinte

---

* Mais uma vez, esse cálculo é extremamente simplificado e não funciona na prática, mas a aritmética está correta, e é como as autoridades o percebem. Isso é tudo o que precisamos saber no momento.

calorias por dia a mais do que gasta para ganhar 25 quilos de gordura extra em vinte anos. E só precisa evitar essa quantidade – ingerir vinte calorias a menos por dia – para reverter esse processo.

Vinte calorias por dia é menos que uma mordida em um hambúrguer do McDonald's ou um croissant. É menos que sessenta mililitros de Coca-Cola ou Pepsi ou da típica cerveja. Menos que três batatas chips. Talvez três mordidinhas em uma maçã. Ou seja, é quase nada.

Vinte calorias é menos de 1% da ingestão calórica diária que a Academia Nacional de Ciências dos Estados Unidos recomenda para uma mulher de meia-idade cuja ideia de atividade física regular é cozinhar e costurar; é menos de 0,5% da cota diária de calorias recomendadas para um homem de meia-idade igualmente sedentário. É uma quantidade tão insignificante que é isso o que a torna tão reveladora sobre a noção de balanço calórico. Se o que é necessário para "manter o peso", como afirmam os Institutos Nacionais de Saúde dos Estados Unidos, é "equilibrar a energia que ingerimos com a energia que usamos", isso significa que consumir, em média, vinte calorias por dia a mais do que você gasta, de acordo com a lógica do balanço calórico, acabará por torná-lo obeso.

Pergunte a si mesmo: como é possível que alguém se mantenha magro, se tudo o que é preciso para se tornar gradativamente obeso é exceder esse ponto de equilíbrio energético em apenas vinte calorias diárias? Afinal, um bom número de pessoas continuam magras. E, de fato, mesmo as que estão obesas ou acima do peso conseguem manter o peso, por maior que seja, durante anos e décadas. Elas podem ser gordas, mas ainda estão equilibrando as calorias que ingerem com as calorias que gastam, aparentemente, com precisão maior do que essa média de vinte calorias diárias, pois não estão engordando ainda mais. Como fazem isso?

Uma ou duas mordidas ou goles a mais (dos cem ou duzentos que possivelmente damos ao consumir o sustento de um dia), e estamos condenados. Se a diferença entre não comer em excesso e comer em excesso é menos de um centésimo do total de calorias que consumimos, e se isso, por sua vez, precisa ser equiparado com o nosso gasto de energia, a respeito do qual estamos, a maior parte do tempo, totalmente no escuro, como alguém pode comer com tamanha precisão? Em outras palavras, a questão que deveríamos estar perguntando não é por que alguns de nós engordamos, mas como é que alguém consegue evitar essa sina.

Essa é uma pergunta que os pesquisadores fizeram na primeira metade do século XX com relação a essa aritmética, muito antes de o balanço calórico se tornar a sabedoria convencional. Em 1936, Eugene Du Bois, da Universidade de Cornell, então considerado a principal autoridade em nutrição e metabolismo, calculou que um homem de 75 quilos que consegue manter o peso durante duas décadas – engordar não mais de um quilo durante esses vinte anos – está equilibrando seu consumo e seu gasto calórico com uma diferença de um vigésimo de um por cento, "uma exatidão", escreveu Du Bois, "que só se equipara à de poucos dispositivos mecânicos".

"Ainda não sabemos por que certos indivíduos engordam", Du Bois escreveu. "Talvez seja mais acertado dizer que não sabemos por que motivo, nessa comunidade sobrenutrida, não são todos os indivíduos que engordam." Considerando a precisão requerida para manter um peso estável, acrescentou, "não há fenômeno mais estranho do que a manutenção de um peso corporal constante considerando-se a acentuada variação na atividade corporal e no consumo de alimentos".

O fato de que muitas pessoas se mantêm magras por décadas (embora seja menos comum hoje do que na época de Du Bois), e de que mesmo aquelas que são gordas não engordam continuamente, indica que a regulação de peso envolve outros processos que não podem ser explicados pela noção de que se tudo se resume a calorias.

Consideremos algumas possibilidades. Talvez mantenhamos o equilíbrio energético, por exemplo, observando a balança e prestando atenção a outros sinais de aumento da adiposidade e, então, adequando nossa alimentação. Essa foi uma ideia levada a sério pelos especialistas nos anos 1970: *Ih, o cinto está apertado demais, estou engordando outra vez, melhor comer menos.*

Os animais obviamente não fazem isso, e não há razão para pensar que o balanço calórico não se aplique a eles também. E, ainda assim, espécies que são magras no início da vida adulta (deixando de fora da discussão, por enquanto, aquelas que não o são, como morsas e hipopótamos) continuam magras com pouco esforço aparente. Como fazem isso?

Talvez a única forma de se manter magro seja sentir fome – não uma fome terrível, mas ao menos um pouco de fome. Se sempre deixarmos um pouco no prato, ficarmos um pouco insatisfeitos, podemos ter certeza de que nossos desvios acumulados serão por comer pouco, e não muito. Melhor ingerir algumas calorias a menos do que gostaríamos do que vinte calorias diárias a mais do que necessitamos. Então, ou vivemos em um mundo onde raras vezes temos comida suficiente disponível, ou conscientemente comemos com moderação, o que significa afastar-se da mesa (ou, no caso dos animais, abandonar a última caçada ou deixar um pouco do pasto) antes de estar satisfeitos.

Se comer com moderação significa que comemos de menos deliberadamente, por que não ficamos todos tão magros a ponto de parecer esqueléticos? A aritmética do balanço calórico não estabelece uma diferença entre ganhar e perder peso; só diz que devemos igualar as calorias consumidas com as calorias gastas.

Com certeza, algo mais está determinando se ganhamos ou perdemos gordura, e não apenas o ato consciente ou inconsciente de equiparar as calorias consumidas e gastas. Falarei sobre isso mais adiante. Primeiro, quero discutir o que o balanço calórico tem a dizer (ou não) sobre onde engordamos, quando engordamos e por que algumas pessoas e animais não engordam.

Capítulo 5

Por que eu? Por que aqui? Por que agora?

Costumamos falar sobre gordura corporal em termos excludentes: ou temos gordura em excesso, ou não temos. Contudo, essa é uma simplificação de um fenômeno muito mais complexo. Perguntas igualmente importantes são em que partes do corpo engordamos e, inclusive, quando isso acontece. Os especialistas admitem tal fato implicitamente quando nos dizem que a obesidade abdominal (gordura excessiva na barriga) é acompanhada de um maior risco de doenças cardiovasculares, mas a gordura nos quadris ou nas nádegas não. Que duas pessoas tenham comido demais e consumido mais calorias do que gastado, no entanto, não nos diz nada a respeito de por que a distribuição de gordura no corpo de cada uma delas pode ser tão diferente e, com isso, seu risco de sofrer uma morte prematura.

Por que alguns de nós têm queixo duplo e outros não? E quanto a tornozelos gordos? Pneuzinhos? Por que algumas mulheres têm acumulação voluptuosa de gordura nos seios e outras têm pouca? E quanto às nádegas? As mulheres africanas que têm um visível acúmulo de gordura na região do glúteo, conhecido como "esteatopigia" e considerado um sinal de beleza nessas populações, provavelmente não o desenvolveram comendo demais ou se exercitando de menos.

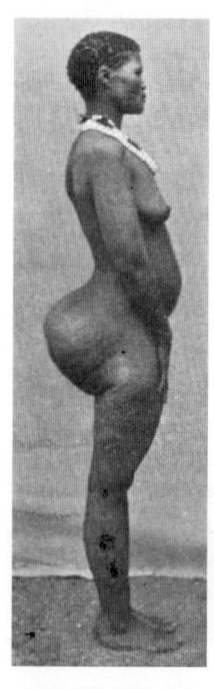

A esteatopigia, acúmulo exacerbado de gordura nas nádegas dessa mulher africana, é uma característica genética, e não produto de uma alimentação excessiva ou de um comportamento sedentário.

Sendo assim, por que presumir que essas são explicações aceitáveis para a gordura que podemos estar acumulando em nosso próprio traseiro?

Antes da Segunda Guerra Mundial, os médicos que estudaram a obesidade acreditavam que muitas questões poderiam ser explicadas observando-se o modo como a gordura era distribuída em seus pacientes obesos. Colocar fotos desses indivíduos nos manuais ajudava a comunicar aspectos importantes sobre a natureza do ganho de peso. Para ilustrar o que estou tentando explicar, incluirei algumas dessas fotos de aproximadamente setenta anos atrás. (Os livros de obesidade modernos, por razões que nunca entendi muito bem, raramente, se é que alguma vez, incluem fotos de humanos obesos.) Com efeito, grande parte do que vamos discutir vem direto dessas discussões anteriores à Segunda Guerra Mundial sobre o porquê de engordarmos – em particular, dos estudos de Gustav von Bergmann, a maior autoridade alemã em clínica médica na primeira metade do século XX, e Julius Bauer, pioneiro no estudo de hormônios e genética na Universidade de Viena, a quem o *The New York Times* referiu-se em 1930 como "a célebre autoridade vienense em doenças clínicas".

É sabido, desde os anos 1930, que a obesidade tem um importante componente genético. Se seus pais são gordos, é muito mais provável que você venha a ser gordo do que alguém cujos pais são magros. Outra maneira de dizer isso é que os tipos físicos são de família. As semelhanças entre os tipos físicos de pais e filhos e de irmãos, como afirmou Hilde Bruch, são muitas vezes "tão surpreendentes quanto as semelhanças faciais". Com certeza, esse nem sempre é o caso, assim como pais e filhos nem sempre se parecem. Mas é comum ao ponto de todos conhecermos famílias em que pais e filhos, mães e filhas têm, de fato, o mesmo corpo. Em gêmeos idênticos, não só o rosto é parecido; o corpo também.

A seguir, são apresentadas as fotos de dois pares de gêmeas idênticas. O primeiro [p. 76] é magro; o segundo [p. 77] é obeso.

No modelo do balanço calórico, a alimentação excessiva poderia nos dizer por que o primeiro par de gêmeas é magro e o segundo não. O par à esquerda comia com moderação, equilibrando o consumo e o gasto de calorias com a estranha precisão que hoje sabemos ser necessária; o segundo par não – elas comiam demais. E quanto às relações verticais nas fotos? Por que as gêmeas magras têm corpo idêntico? E as gêmeas obesas? Por que sua acumulação de gordura é tão similar? Devemos presumir que elas simplesmente ingeriram em excesso exatamente o mesmo número de calorias ao longo de sua vida porque seus genes determinaram de maneira precisa o tamanho e as porções que comiam em cada refeição e o quão sedentárias elas escolhiam

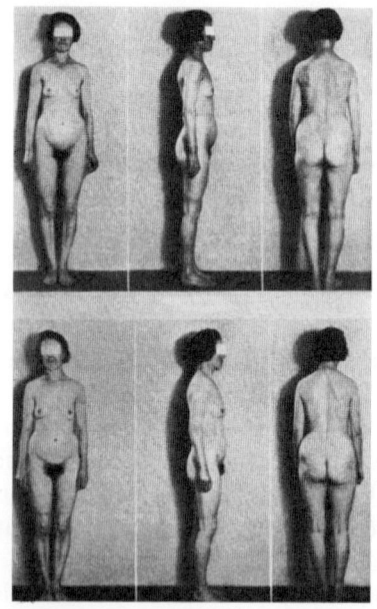

Dois pares de gêmeas idênticas, um magro, o outro obeso. Seus genes influenciaram o quanto elas comiam e se exercitavam ou a quantidade e distribuição de gordura em seu tipo físico?

ser – quantas horas passavam sentadas no sofá em vez de se levantar e cuidar do jardim ou caminhar?

Os criadores de animais sempre estiveram implicitamente cientes do componente genético da gordura. Aqueles que se dedicam à arte e ciência da pecuária passaram muitas décadas cruzando gado, porcos e ovelhas para serem mais ou menos gordos, assim como cruzam gado leiteiro para aumentar a produção de leite ou cachorros para serem bons caçadores ou pastores. É preciso um esforço de imaginação para acreditar que esses criadores de animais estão meramente manipulando características genéticas que determinam a vontade de comer com moderação e o desejo de se exercitar.

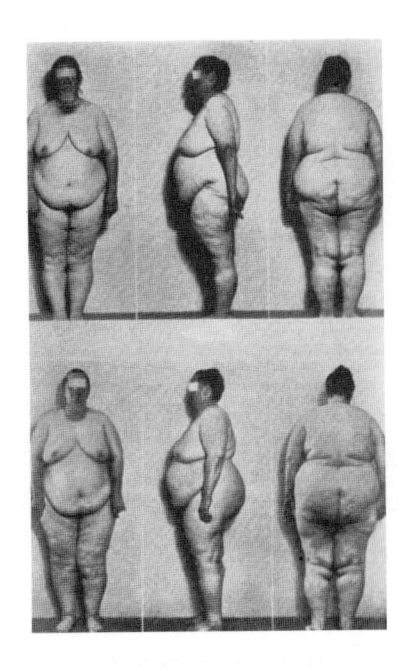

A vaca no topo da página 78 é uma Aberdeen Angus, que é criada por causa do alto teor de gordura em sua carne. Abaixo, há uma vaca Jersey. É uma raça magra; podemos ver as costelas pronunciando-se através da pele. O gado Jersey é formado por vacas leiteiras, produtoras de leite, por isso que o úbere nessa vaca em particular é mais dilatado.

Então, devemos presumir, mais uma vez, que essas Aberdeen Angus são carregadas do que se conhece no negócio como gordura "marmorizada", ou "intramuscular", porque pastam durante mais tempo ou de maneira mais eficiente do que as Jersey, que são magras? Que os genes das Aberdeen Angus as programem para

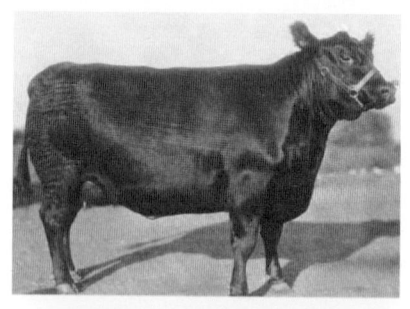

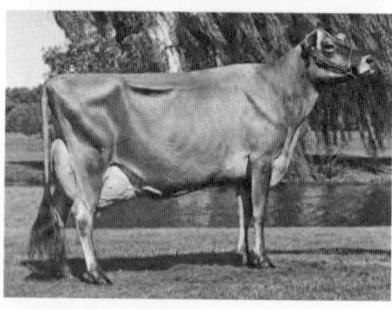

A vaca robusta no topo é uma Aberdeen Angus; a vaca magra abaixo é uma Jersey. Seus genes provavelmente determinam o modo como elas alocam as calorias que consomem – na forma de gordura, músculos ou leite –, não o modo como se alimentam ou se exercitam.

comer bocados maiores e, assim, obter mais calorias por hora de pasto? Talvez o gado Jersey faça um pouco mais de exercício. Quando as Aberdeen Angus estão pastando ou dormindo, talvez as Jersey estejam dando voltas pelos campos, imitando seus antigos ancestrais que precisavam correr para evitar predadores. Isso soa absurdo, é claro, mas tudo é possível.

Os úberes volumosos das vacas Jersey e a gordura intramuscular das Aberdeen Angus insinuam outra possibilidade. Afinal, o que queremos no gado leiteiro são animais que convertam em leite a máxima quantidade da energia que consomem. Essa é a sua utilidade. Não queremos que elas desperdicem energia acumulando gordura. Com as Aberdeen Angus, queremos um animal que seja eficaz para converter energia em proteína e gordura nos músculos. É para lá que a energia é destinada, e é onde se acumula.

Portanto, uma explicação provável é que os genes que determinam a adiposidade relativa dessas duas raças têm pouco ou nada a ver com o seu apetite ou atividade física, mas, em vez disso, com o modo como elas *distribuem* energia – se a transformam em proteína e gordura nos músculos ou em leite. Os genes não determinam quantas calorias esses animais consomem, enquanto sim o que fazem com essas calorias.

Outra evidência claramente contrária à doutrina do balanço calórico é que os homens e as mulheres engordam de modo diferente. Os homens costumam acumular gordura acima da cintura – a barriga de cerveja – e as mulheres, abaixo da cintura. Durante a puberdade, as mulheres acumulam gordura particularmente nos seios, nos quadris, nas nádegas e nas coxas, e os homens perdem gordura e ganham músculos.

Quando os rapazes se tornam adultos, eles ficam mais altos, mais musculosos e mais magros. As garotas entram na puberdade com pouca gordura corporal a mais do que os garotos (6% a mais, em média); porém, quando a puberdade termina, elas têm 50% a mais. "O conceito de energia certamente não pode ser aplicado a esse campo", afirmou o médico alemão Erich Grafe a respeito dessa distribuição de gordura e do modo como ela difere segundo o sexo, em seu livro *Metabolic Diseases and Their Treatment*, de 1933. Em outras palavras, quando uma garota entra na puberdade tão magra quanto um garoto e sai dessa fase com corpo de mulher, não é por causa de inatividade ou alimentação excessiva, embora seja principalmente a gordura que adquiriu o que lhe confere essa forma feminina, e ela tenha precisado ingerir mais calorias do que gastou para acomodar essa gordura.

Ainda mais evidências contra a sabedoria convencional são fornecidas por um distúrbio muito raro conhecido como "lipodistrofia progressiva". ("Lipo" significa "gordura"; "lipodistrofia" é um distúrbio na acumulação de gordura.)

Em meados dos anos 1950, foram relatados cerca de duzentos casos desse distúrbio, a maioria em mulheres. É caracterizado pela perda total de gordura subcutânea (a gordura imediatamente abaixo da pele) na parte superior do corpo e por um excesso de gordura abaixo da cintura. O distúrbio é chamado "progressivo" porque a perda de gordura da parte superior do corpo progride com o tempo. Começa no rosto e então avança lentamente para o pescoço, os ombros, os braços e o tronco. A foto da página 80 é de um caso relatado pela primeira vez em 1913.

Essa jovem começou a perder a gordura do rosto quando tinha dez anos de idade; a perda de gordura estacionou em sua cintura quando ela tinha treze. Dois anos depois, ela começou a engordar abaixo da cintura. A foto foi tirada quando ela tinha 24 anos; ela tinha 1 metro e 62 de altura e pesava 84 quilos. Pelos padrões de hoje, seria considerada clinicamente obesa – com um índice de massa corporal de quase 32.* No entanto, *toda*

---

* O índice de massa corporal é definido como o peso em quilogramas dividido pela altura em metros ao quadrado. A obesidade é definida por um índice de massa corporal de trinta ou mais.

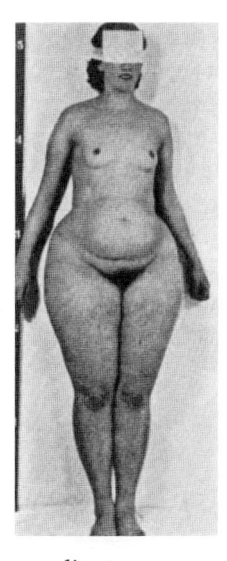

Um caso do raro distúrbio conhecido como "lipodistrofia progressiva". Aos 24 anos, essa jovem seria considerada obesa pela definição atual, embora praticamente toda a gordura de seu corpo estivesse localizada da cintura para baixo.

a gordura de seu corpo estava localizada abaixo da cintura. Ela era gorda como um lutador de sumô da cintura para baixo e magra como um maratonista olímpico da cintura para cima.

Sendo assim, o que isso tem que ver com balanço calórico? Se acreditamos que engordamos porque comemos demais e emagrecemos porque comemos de menos, devemos presumir que essas mulheres perdiam gordura na parte de cima do corpo porque comiam pouco? E ganhavam gordura na parte de baixo do corpo porque comiam muito?

Essa é obviamente uma ideia ridícula. Mas por que é que, quando a perda e o ganho de gordura são localizados dessa maneira – quando a obesidade ou a extrema magreza abrangem apenas metade do corpo, ou apenas uma parte, e não o corpo inteiro –, isso claramente não têm nada a ver com o quanto a pessoa come ou se exercita; porém, quando o corpo inteiro se torna obeso ou magro, a diferença entre calorias consumidas e gastas supostamente explica isso?

Se essa jovem tivesse alguns quilinhos a mais de gordura na parte de cima do corpo, apenas o suficiente para atenuar suas feições, arredondar suas curvas, e ela fosse a um médico hoje, seria diagnosticada como obesa e imediatamente orientada a comer menos e praticar mais exercícios. E isso pareceria perfeitamente razoável. Mas uma explicação válida para a obesidade e suas causas pode realmente depender de alguns quilinhos de gordura – a diferença entre lógica e absurdo? Com esses quilos extras, sua condição seria atribuída a uma alimentação excessiva, à diferença entre as calorias consumidas e gastas. Sem esses quilos extras, com a lipodistrofia plenamente revelada, essa explicação torna-se absurda.

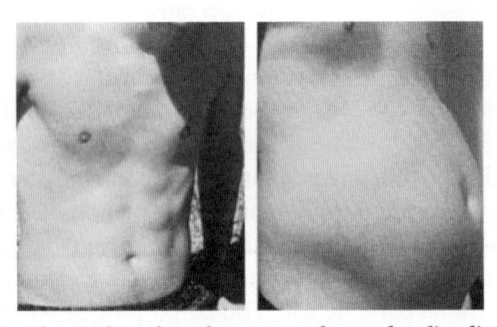

Antes e depois: fotos de um homem que desenvolveu lipodistrofia associada com HIV após começar a terapia antirretroviral.

Há um exemplo atual de lipodistrofia que não é tão incomum – a lipodistrofia associada com HIV, aparentemente causada pelos medicamentos antirretrovirais que as pessoas infectadas com HIV tomam para enfraquecer o vírus e evitar que a AIDS se desenvolva.

Essas pessoas também perdem gordura subcutânea no rosto, bem como nos braços e nas nádegas, mas acumulam gordura em outras áreas; o ganho e a perda de gordura normalmente acontecem em momentos diferentes. Eles têm queixo duplo e uma formação de gordura característica na parte superior das costas, conhecida como "corcova de camelo" ou de "búfalo". Suas glândulas mamárias aumentam, mesmo nos homens, e eles muitas vezes ganham uma barriga que parece indistinguível do tipo que poderíamos atribuir ao consumo excessivo de cerveja, como no caso acima. A foto da esquerda foi tirada antes de o paciente começar a terapia antirretroviral para HIV; a foto à direita foi tirada quatro meses depois.

É difícil imaginar, nesse caso, que comer demais e se exercitar de menos tivesse alguma relação com a gordura que ele adquiriu. E, se um balanço calórico positivo não pode explicar sua gordura abdominal, talvez também não possa explicar a nossa.

Capítulo 6

Termodinâmica para leigos, parte 1

> A FDA [Food and Drug Administration, agência de vigilância sanitária dos Estados Unidos] declarou que pretende iniciar uma campanha para educar consumidores, centrando-se em uma mensagem de "contagem de calorias". Depois de anos promovendo uma dieta com baixo teor de gordura, está pronta para enfatizar uma nova – mas, na verdade, antiquíssima e imutável – mensagem científica: quem consome mais calorias do que gasta acaba engordando. Não há como escapar às leis da termodinâmica.
> *The New York Times*, 1º de dezembro de 2004

Não há como escapar às leis da termodinâmica. Essa certamente é uma mensagem antiquíssima e imutável. Desde o início dos anos 1900, quando o alemão Carl von Noorden, especialista em diabetes, argumentou pela primeira vez que engordamos porque consumimos mais calorias do que gastamos, tanto especialistas quanto não especialistas vêm insistindo que as leis da termodinâmica, de certo modo, determinam que isso seja verdade.

Argumentar o contrário – ou seja, que poderíamos engordar por outras razões que não os pecados de uma alimentação excessiva e um comportamento sedentário, ou que poderíamos perder gordura sem deliberadamente comer menos e/ou praticar mais exercícios – sempre foi tratado como charlatanismo – "emotivo e infundado", como insistiu o médico John Taggard, da Universidade de Columbia, em sua introdução a um simpósio sobre obesidade nos anos 1950. "Temos uma fé implícita na validade da primeira lei da termodinâmica", acrescentou.

Tal fé não é descabida. Contudo, isso não significa que as leis da termodinâmica tenham algo mais a dizer sobre o ganho de peso do que qualquer outra lei da física. As leis do movimento de Newton, a da relatividade de Einstein, as leis da eletrostática, a mecânica quântica – todas elas descrevem propriedades do universo que já não questionamos. Mas não explicam por que engordamos. Não dizem nada a respeito disso, e as leis da termodinâmica também não.

É impressionante como tanta ciência ruim – e, por conseguinte, tantas recomendações ruins e um problema crescente de obesidade – tem sido resultado da incapacidade dos especialistas para entender esse simples fato. A própria noção de que engordamos porque consumimos mais calorias do que gastamos não existiria sem a crença equivocada de que as leis da termodinâmica a tornam verdadeira. Quando os especialistas escrevem que "a obesidade é um distúrbio de equilíbrio energético" – uma declaração que pode ser encontrada com pequenas variações em grande parte dos escritos técnicos sobre o assunto –, esta é uma forma abreviada de dizer que as leis da termodinâmica determinam que isso seja verdade. Mas não determinam.

A obesidade não é um distúrbio de equilíbrio energético ou de balanço calórico ou de alimentação excessiva, e a termodinâmica não tem nada a ver com isso. Se não formos capazes de entender esse fato, continuaremos presos ao pensamento convencional sobre o porquê de engordarmos, e essa é precisamente a armadilha, o atoleiro secular, que estamos tentando evitar.

Há três leis da termodinâmica, mas a que os especialistas acreditam que determina por que engordamos é a primeira. Esta é também conhecida como a lei de conservação de energia: tudo o que diz é que a energia não é criada nem destruída, apenas se transforma. Exploda um bastão de dinamite, por exemplo, e a energia potencial contida nas ligações químicas de nitroglicerina será transformada em calor e na energia cinética da explosão. Uma vez que toda massa – nosso tecido adiposo, nossos músculos, nossos ossos, nossos órgãos, um planeta ou uma estrela, até mesmo Oprah Winfrey – é composta de energia, outra maneira de dizer isso é que não podemos criar algo do nada ou o nada de alguma coisa.

Oprah, por exemplo, não pode tornar-se mais maciça – mais gorda e mais pesada – sem consumir mais energia do que gasta, porque a Oprah mais gorda e mais pesada contém mais energia do que a Oprah mais magra e mais leve.* Ela precisa consumir mais energia do que gasta para acomodar o aumento de massa. E não pode tornar-se mais magra e mais leve sem gastar mais energia do que consome. A energia é conservada. É o que nos diz a primeira lei da termodinâmica.

---

* É possível engordar sem ficar mais pesados se perdermos músculos e ganharmos gordura. Nesse caso, não precisamos consumir mais energia do que gastamos porque podemos estar transferindo energia dos músculos para a gordura. É por isso que digo mais gordos e mais pesados, em vez de simplesmente mais gordos.

Isso é tão simples que o problema de como os especialistas interpretam a lei começa a se tornar evidente. Tudo o que a primeira lei diz é que, se algo se torna mais ou menos maciço, mais ou menos energia precisa entrar do que sair. Não diz nada sobre por que isso acontece. Não diz nada sobre causa e efeito. Não diz nada sobre por que qualquer fato acontece. Um lógico diria que não contém nenhuma informação causal.

Os especialistas em saúde pensam que a primeira lei da termodinâmica é relevante para explicar por que engordamos porque dizem para si mesmos, e então para nós, como fez o *The New York Times*, que "quem consome mais calorias do que gasta engorda". Isso é verdade. Tem de ser. Para ficarmos mais gordos e mais pesados, nós *precisamos* comer em excesso. Precisamos consumir mais calorias do que gastamos. Isso é um fato. No entanto, a termodinâmica não diz nada sobre por que isso acontece, *por que* consumimos mais calorias do que gastamos. Só diz que, se fizermos isso, ficaremos mais pesados e, se ficamos mais pesados, fizemos isso.

Imagine que, em vez de discutir sobre por que engordamos, estejamos discutindo sobre por que uma sala fica lotada. Agora a energia que estamos discutindo está contida em todo o indivíduo, e não apenas em seu tecido adiposo. Dez pessoas contêm certa quantidade de energia, onze pessoas contêm mais, e assim por diante. Então, o que queremos saber é por que essa sala está lotada e tão abarrotada de energia – isto é, de pessoas.

Se você me fizesse essa pergunta, e eu dissesse *Bem, porque entraram mais pessoas na sala do que saíram*, você provavelmente pensaria que eu estava sendo um pedante ou um idiota. *É claro que entraram mais pessoas do que saíram*, você diria. *Isso é óbvio. Mas por quê?* E, de fato, dizer que uma sala fica lotada porque mais pessoas estão entrando do que saindo é redundante – é dizer a mesma coisa de duas maneiras diferentes – e, portanto, sem sentido.

Tomando emprestada a lógica da sabedoria convencional da obesidade, quero esclarecer esse ponto. Então eu digo: *Escutem, essas salas que têm mais pessoas entrando do que saindo ficarão mais lotadas. Não há como escapar às leis da termodinâmica*. Você ainda diria: *Sim, mas e daí?* Ou ao menos é o que eu esperaria que você dissesse, porque ainda não lhe dei nenhuma informação causal. Estou apenas repetindo o óbvio.

Isso é o que acontece quando a termodinâmica é usada para concluir que comer demais nos faz engordar. A termodinâmica nos diz que, se ficamos mais gordos e mais pesados, mais energia entra em nosso corpo do que sai. Uma alimentação excessiva significa que estamos consumindo mais energia do que gastando. Diz a mesma coisa de uma maneira diferente. Nenhuma das duas parece responder por quê. Por que consumimos mais energia do que gastamos? Por que comemos demais? Por que engordamos?*

Responder à pergunta "por que" é falar das causas reais. Os Institutos Nacionais de Saúde (NIH, na sigla

---

* Jean Mayer, que teve alguns acertos com relação à obesidade e à regulação de peso, mas errou nos aspectos mais importantes, formulou a questão da seguinte maneira em 1954: "A obesidade, segundo muitos acreditam, é *explicada* por uma alimentação excessiva; de fato, deve-se reconhecer que isso está simplesmente reafirmando o problema de uma maneira diferente e reafirmando (um tanto desnecessariamente...) sua fé na Primeira Lei da Termodinâmica. 'Explicar' a obesidade por meio da alimentação excessiva é tão revelador quanto 'explicar' o alcoolismo por meio do consumo excessivo e crônico de álcool".

em inglês) dos Estados Unidos afirmam em seu site: "A obesidade ocorre quando uma pessoa ingere mais calorias do que queima". Ao usar a palavra "ocorre", os especialistas dos NIH não estão realmente dizendo que comer demais é a causa, mas apenas que é uma condição necessária. Eles estão sendo tecnicamente corretos, mas agora cabe a nós indagar: *Tudo bem, mas e daí? Vocês não vão nos dizer por que a obesidade ocorre, em vez de dizer o que mais acontece quando ocorre?*

Os especialistas que afirmam que engordamos *porque* comemos demais ou que engordamos *em consequência* de uma alimentação excessiva – a maioria – estão cometendo o tipo de erro que os levaria (ou deveria levar) a ser reprovados em uma prova de ciências do ensino médio. Estão tomando uma lei da natureza que não diz absolutamente nada sobre por que engordamos e um fenômeno que precisa acontecer se engordamos – comer demais – e presumindo que isso diz tudo o que precisa ser dito. Esse foi um erro comum na primeira metade do século XX. Tornou-se onipresente desde então. Precisamos procurar respostas em outras fontes.

Um bom ponto de partida pode ser um relatório dos Institutos Nacionais de Saúde publicado em 1998. Na época, os especialistas dos NIH tinham uma postura um pouco mais aberta, e portanto um pouco mais científica, quanto aos fatores que poderiam causar a obesidade: "A obesidade é uma doença crônica complexa e multifatorial que se desenvolve a partir da interação entre genótipo e meio ambiente", explicaram. "Nossa compreensão acerca de como e por que a obesidade se desenvolve é incompleta, mas envolve a integração de fatores genéticos, metabólicos, fisiológicos, culturais e comportamentais."

Então, possivelmente, as respostas a serem encontradas residem nessa integração de fatores – começando pelos fisiológicos, metabólicos e genéticos e permitindo que eles nos levem aos desencadeadores ambientais. A única certeza que devemos ter é que as leis da termodinâmica, por mais que sejam verdadeiras, não nos dizem nada sobre por que engordamos ou por que consumimos mais calorias do que gastamos enquanto isso acontece.

Capítulo 7

Termodinâmica para leigos, parte 2

Antes de deixar para trás a termodinâmica, quero esclarecer mais uma forma equivocada pela qual essas leis são extrapoladas para o mundo da dieta e do peso. A própria noção de que gastar mais energia do que consumimos – comer menos e praticar mais exercícios – pode nos curar de nosso problema de peso, tornando-nos permanentemente mais magros e mais leves, é baseada em outro pressuposto incorreto sobre as leis da termodinâmica.

O pressuposto é de que a energia que consumimos e a energia que gastamos têm pouca influência recíproca, sendo possível alterar de maneira consciente um desses fatores sem que isso tenha consequências para o outro. O pensamento é de que podemos escolher comer menos, ou passar um pouco de fome (reduzir a ingestão de calorias), e isso não terá efeito algum sobre a quantidade de energia que gastamos ou, de fato, a fome que sentimos. Ficaremos igualmente cheios de energia se ingerirmos 2,5 mil calorias por dia ou se ingerirmos metade dessa quantia. E, de forma análoga, se aumentarmos nosso gasto de energia, isso não terá influência alguma sobre a fome que sentimos (nosso apetite não será estimulado) ou sobre a quantidade de energia que gastamos quando não estamos nos exercitando.

Intuitivamente, sabemos que isso não é verdade, e as pesquisas realizadas há um século com animais e humanos o confirmam. As pessoas que comem de menos, ou que passam fome durante períodos de guerra, escassez ou experimentos científicos, não só estão sempre com fome (sem contar que ficam irritadas e deprimidas), como ficam letárgicas e gastam menos energia. A temperatura corporal diminui; elas tendem a sentir frio o tempo todo. E aumentar a atividade física *realmente* aumenta a fome; a prática de exercícios estimula o apetite; lenhadores comem mais do que alfaiates. A atividade física também nos deixa cansados, exaustos. Gastamos menos energia quando a atividade termina.

Em suma, a energia que consumimos e a energia que gastamos dependem uma da outra. Os matemáticos diriam que são variáveis *dependentes*, e não *independentes*, como costumam ser tratadas. Basta alterar uma, e a outra se altera para compensar. Em grande medida, se não totalmente, a energia que gastamos dia a dia e semana a semana determinará o quanto consumimos, ao passo que a energia que consumimos e disponibilizamos para nossas células (um ponto essencial, que discutirei mais adiante) determinará o quanto gastamos. As duas estão intimamente relacionadas. Quem afirme outra coisa está tratando um organismo vivo extraordinariamente complexo como se fosse um simples dispositivo mecânico.

Em 2007, Jeffrey Flier, reitor da Faculdade de Medicina da Universidade de Harvard, e Terry Maratos-Flier, sua esposa e colega em pesquisas sobre obesidade, publicaram um artigo na *Scientific American* chamado "What Fuels Fat" ["O que abastece a gordura"]. Nesse artigo, descreveram a íntima relação entre apetite e gasto de energia, deixando claro que estas não são variáveis que um indivíduo pode decidir alterar deliberadamente com o único efeito de que seu tecido adiposo diminua ou aumente para compensar.

Um animal cujo alimento é restringido de uma hora para outra tende a reduzir seu gasto de energia, tornando-se menos ativo e desacelerando o uso de energia nas células, limitando, assim, a perda de peso. Também sente mais fome, de modo que, quando a restrição termina, comerá mais do que de costume até que o peso anterior seja alcançado.

O que os Flier conseguiram em apenas duas frases foi explicar por que cem anos de recomendações alimentares intuitivamente óbvias – coma menos – não funcionam com os animais. Se restringirmos a quantidade de alimento que um animal pode comer (não podemos simplesmente lhe dizer para que não coma; precisamos não lhe dar opção), ele não só fica com fome, como de fato gasta menos energia. Sua taxa metabólica desacelera. Suas células queimam menos energia (porque têm menos energia para queimar). E, quando ele tem a chance de comer o quanto quiser, ganha peso novamente.

O mesmo é válido para os humanos. Não sei por que os Flier disseram "animal" em vez de "pessoa", já que os mesmos efeitos observados nos estudos com animais foram demonstrados repetidas vezes com relação aos humanos. Uma resposta provável é que os Flier (ou os editores da revista) não queriam que a implicação fosse tão óbvia: a de que as recomendações alimentares que nossos médicos e autoridades em saúde pública estão dando são equivocadas; a de que comer menos e/ou fazer mais exercícios não é um tratamento viável para a obesidade ou o sobrepeso e não deve ser considerado como tal. Pode ter efeitos a curto prazo, porém nada que dure mais do que alguns meses ou um ano. Com o tempo, nosso corpo compensa.

Capítulo 8

Caso mental

De todas as ideias perigosas que as autoridades em saúde podem ter abraçado enquanto tentavam entender por que engordamos, dificilmente encontraram uma mais nociva do que a do balanço calórico. O fato de que reforça o que parece ser tão óbvio – a obesidade como uma punição por gula e preguiça – é o que a torna tão sedutora. Mas é, em tantos aspectos, enganosa e malconcebida, que é difícil imaginar como sobreviveu incólume e praticamente incontestada durante os últimos cinquenta anos.

Causou danos incalculáveis. Não só esse pensamento é, ao menos em parte, responsável pelo número cada vez maior de pessoas obesas e acima do peso no mundo – ao desviar a atenção das verdadeiras razões pelas quais engordamos –, como serve para reforçar a percepção de que elas são as únicas culpadas por seu estado clínico. O fato de que uma alimentação restrita invariavelmente fracassou como cura para a obesidade raras vezes é percebido como a razão mais importante para nos fazer questionar nossos pressupostos, como Hilde Bruch propôs há meio século. Em vez disso, é tido como mais uma evidência de que os gordos e obesos são incapazes de seguir uma dieta e comer com moderação. E atribui a culpa por sua condição física diretamente a seu comportamento, o que não poderia estar mais distante da verdade.

Tem de haver uma razão, é claro, para que alguém coma mais calorias do que gasta, em particular considerando-se que a punição por fazer isso é sofrer as crueldades físicas e emocionais da obesidade. Deve haver um defeito em alguma parte; a questão é onde.

A lógica do balanço calórico possibilita uma única resposta aceitável para essa pergunta. O defeito não pode estar no corpo – talvez, como o endocrinologista Edwin Astwood propôs há meio século, nas "dúzias de enzimas" e na "variedade de hormônios" que controlam o modo como nosso corpo "transforma o que ingerimos em gordura" – porque isso implicaria que alguma outra razão que não uma alimentação excessiva fosse fundamentalmente responsável por nos fazer engordar. Contudo, não se admite essa possibilidade. Então, o problema deve estar no cérebro. E, mais precisamente, no comportamento, o que o torna uma questão de caráter. Comer demais e se exercitar de menos, afinal, são comportamentos, e não estados fisiológicos, um fato que é ainda mais óbvio se usarmos a terminologia bíblica – gula e preguiça.

Toda a ciência da obesidade, de fato, ficou presa à lógica circular da hipótese do balanço calórico e nunca conseguiu escapar dela. Determinar como causa da obesidade algo que necessariamente tem de acontecer quando as pessoas engordam – consumir mais calorias do que gastam – impede qualquer resposta legítima à pergunta de por que alguém faria tal coisa. Ou, no mínimo, por que o faria se não fosse levado a isso por forças que estão fora de seu controle.

Temos o mesmo problema se perguntamos por que as dietas não funcionam. Por que a obesidade é curada tão raramente, se é que alguma vez, por meio do que deveria ser um simples ato de comer menos? Se propusermos como resposta que as pessoas reagem à restrição de alimentos exatamente como fazem os animais gordos – reduzem o gasto de energia e, ao mesmo tempo, sentem mais fome (como explicaram Jeff Flier e Terry Maratos-Flier na *Scientific American*) –, abriremos a possibilidade de que o mesmo mecanismo fisiológico que leva indivíduos obesos a poupar sua gordura diante de uma situação de fome talvez tenha sido a causa primordial de sua obesidade. Mais uma vez, não se admite essa possiblidade. Então, em vez disso, dizemos que a dieta não funciona porque a pessoa obesa não é capaz de segui-la. É por falta de determinação, por carecer da força de caráter necessária para fazer o que fazem as pessoas magras e comer de forma moderada.

Uma vez que uma alimentação excessiva é estabelecida como a causa fundamental da obesidade, culpar o comportamento – e, portanto, uma falta de caráter e de força de vontade – é a única explicação aceitável. É a única que não se presta a mais pesquisas significativas e, talvez, à identificação de um defeito ainda mais fundamental que explicaria por que as pessoas comeriam demais por vontade própria se tivessem escolha – isto é, por que elas realmente engordam.

Essa lógica insidiosa começou a permear as discussões científicas sobre obesidade no fim dos anos 1920, graças a Louis Newburgh, um professor de medicina da Universidade de Michigan que viria a se tornar a autoridade norte-americana mais importante no assunto. Antes de Newburgh, a maioria dos médicos que refletiam sobre a obesidade presumia que qualquer condição tão intratável provavelmente seja um distúrbio físico, e não produto de um estado mental. Newburgh argumentou o contrário, insistindo que aqueles que engordavam tinham um "apetite corrompido", o que era (para a época) uma forma técnica de dizer que esses indivíduos tinham um impulso de consumir mais calorias do que gastavam, ao passo que as pessoas magras não. Newburgh baseou sua conclusão no fato de que todas as pessoas obesas literalmente têm de comer demais para engordar – o que, sem dúvida, é verdadeiro, mas irrelevante.

Isso, como afirmei, deixou sem resposta as perguntas óbvias: por que as pessoas que engordam comem demais? Por que essas pessoas não controlam seus impulsos? Por que elas não comem com moderação e praticam exercícios como fazem as pessoas magras? Na época de Newburgh, as escolhas não eram diferentes das de hoje: os gordos não estão dispostos a fazer o esforço, eles carecem de força de vontade, ou simplesmente não percebem o que deveriam estar fazendo. Em suma, como Newburgh coloca, os gordos sofrem de "várias fraquezas humanas, tais como ignorância e excesso de indulgência". (Newburgh era magro.)

Se as declarações de Newburgh tivessem sido recebidas com o mínimo de ceticismo – como deveriam ser recebidas todas as declarações médicas até que sejam corroboradas por dados científicos rigorosos –, a obesidade poderia ser hoje muito menos comum do que é (e este livro poderia não ser necessário). Todavia, Newburgh estava discursando para um establishment médico que fora ensinado a reverenciar autoridades, e não a questionar o que dizem.

Ao menos nos Estados Unidos, nos anos imediatamente após a Segunda Guerra Mundial, as palavras de Newburgh foram tratadas como verdade absoluta por uma geração de médicos que deveriam ter sido mais prudentes. Eles escolheram acreditar no que Newburgh insistia que era verdade, que os indivíduos obesos e acima do peso pertencem a uma de duas categorias: aqueles educados por seus pais desde a infância para ingerir mais alimentos do que necessitavam (a explicação de Newburgh para a observação, tão evidente na época quanto hoje, de que a predisposição à obesidade é de família), e aqueles em que a culpada é "uma combinação de pouca força de vontade e busca do prazer como forma de encarar a vida". E essa tem sido a atitude predominante desde então, embora seja indesculpavelmente simplista e equivocada.

A única mudança com o passar dos anos é que, hoje, os especialistas expressam o conceito de maneiras que não parecem imediatamente ter tais implicações degradantes. Se nos referimos à obesidade como um distúrbio alimentar, por exemplo, como é comum desde os anos 1960, não estamos dizendo que os obesos não comem como os magros porque não têm força de vontade – só estamos dizendo que eles *não* comem como os magros.

Talvez aqueles que engordam sejam simplesmente suscetíveis demais aos sinais externos no que se refere à alimentação, uma explicação comum nos anos 1970, e pouco suscetíveis aos sinais internos, que lhes informam quando comeram o suficiente, mas não em excesso. Isso não afirma de maneira explícita que eles carecem de força de vontade; em vez disso, insinua que algo no cérebro dos obesos faz que seja mais difícil para eles do que para os magros resistir ao cheiro de um bolo ou à visão de um McDonald's. Ou que eles têm mais probabilidade de pedir uma porção maior ou de continuar comendo, ao passo que uma pessoa magra não a pediria, para começar, ou não se sentiria impelida a terminá-la.*

Nos anos 1970, havia surgido todo um campo do que tecnicamente se denomina "medicina comportamental" (nomenclatura um tanto reveladora) para tratar indivíduos por meio de terapias comportamentais, todas elas maneiras sutis ou não tão sutis de induzir os obesos a se comportar como os magros, isto é, a comer com moderação.** Nenhuma dessas terapias teve sua eficácia comprovada; e, mesmo assim, muitas são usadas ainda hoje. Desacelerar o ritmo da alimentação é um tratamento comportamental típico. Não comer em outro lugar que não a mesa da cozinha ou da sala de jantar é outro.

---

* Julius Bauer, professor da Universidade de Viena, tinha uma forma muito mais racional de pensar sobre a obesidade, que discutirei brevemente. "Aqueles que ainda acreditam que o problema da obesidade se esgota com a afirmação de que há um desequilíbrio entre o consumo e o gasto de energia", escreveu profeticamente em 1947, "presumem que apenas determinado comportamento – o desejo incontrolado por comida com base em razões emocionais – explica a alimentação excessiva e a subsequente obesidade. Esses autores desejam classificar a obesidade como um 'problema comportamental', uma doença psiquiátrica em vez de metabólica? Esta seria, no mínimo, a consequência lógica, embora absurda, de sua teoria."

** A moderação, é claro, teria de ser definida como comer pouco o suficiente para que de fato se perca peso, uma quantidade que poderia ser significativamente menor do que a consumida por uma pessoa magra de altura e estrutura óssea similares.

Ainda hoje, muitas das principais autoridades em obesidade – se não todas – são psicólogos e psiquiatras, pessoas cuja especialidade é destinada a adentrar os caminhos da mente, não do corpo. Imagine quantos diabéticos mais estariam mortos se as vítimas dessa doença fossem tratadas por psicólogos e não por clínicos. E a diabetes e a obesidade estão tão intimamente relacionadas – a maioria dos diabéticos tipo 2 são obesos, e muitas pessoas obesas tornam-se diabéticas – que algumas autoridades passaram a chamar os dois distúrbios de "diabesidade", como se fossem os dois lados da mesma moeda patológica, o que certamente são.

Grande parte dos discursos profissionais sobre obesidade dos últimos cinquenta anos pode ser percebida como tentativas de contornar o que poderíamos chamar de "caso mental" das implicações do balanço calórico: como culpar uma alimentação excessiva pela obesidade sem culpar o indivíduo obeso pela fraqueza humana da autoindulgência e/ou ignorância. Se a epidemia de obesidade tem como causa a "abundância", como discuti anteriormente, ou um "ambiente alimentar tóxico", podemos conceber que o caráter dos obesos não é responsável pela obesidade e, ao mesmo tempo, continuar afirmando que eles só ficaram desse jeito porque não conseguiram comer com moderação. Se a indústria alimentícia é culpada por disponibilizar demasiadas comidas saborosas e tentadoras, isso também transfere a culpa. É o ambiente em que vivemos que nos torna gordos, dizem, e não só nossa falta de vontade. Então, por que as pessoas magras não engordam nesse ambiente tóxico? A resposta é unicamente força de vontade?

Nos anos 1930, Russell Wilder, da Clínica Mayo, fez a pergunta pertinente acerca da ideia de apetite corrompido de Newburgh, e essa pergunta continua sendo a que deveríamos fazer hoje quando alguém tenta culpar a sociedade ou a indústria alimentícia pelo fato de engordarmos: "Deve haver outro mecanismo além do apetite para regular o peso, porque continuamos protegidos contra a obesidade, a maioria de nós", Wilder afirmou, "ainda que usemos vários truques para estimular o apetite, tais como coquetéis e vinhos junto com as refeições. Toda a arte da culinária, de fato, é desenvolvida com o objetivo primordial de nos induzir a comer mais do que deveríamos. Por que, então, não ficamos todos gordos?". Se alguns de nós não engordamos, por que não? Por que alguns de nós estamos protegidos contra a obesidade apesar de "toda a arte da culinária", e outros não?

Em 1978, Susan Sontag publicou um ensaio chamado *A doença como metáfora*, em que discutiu o câncer e a tuberculose e a mentalidade de "culpabilização da vítima" que acompanhava essas doenças em diferentes áreas. "As teorias de que as doenças são causadas por estados mentais e podem ser curadas com força de vontade", Sontag escreveu, "são sempre um indicador do quanto ainda não se compreende sobre o terreno físico da doença".

Enquanto acreditarmos que as pessoas engordam porque comem demais, porque consomem mais calorias do que gastam, estaremos, em última instância, colocando a culpa em um estado mental, uma fraqueza de caráter, e deixando a biologia humana totalmente de fora da equação. Sontag tinha razão: é um erro pensar dessa forma com relação a qualquer doença. E é desastroso quando se trata de explicar por que engordamos. Como *deveríamos* estar abordando o problema? Como devemos pensar sobre isso para conseguir avançar? Essas são perguntas que começo a responder no próximo capítulo.

Livro II
Princípios elementares da adiposidade

Capítulo 9

As leis da adiposidade

O destino dos ratos de laboratório raramente é invejável. A história que estou prestes a contar não é nenhuma exceção. Ainda assim, podemos aprender com a experiência, como fazem os cientistas.

No início dos anos 1970, um jovem pesquisador da Universidade de Massachusetts chamado George Wade começou a estudar a relação entre hormônios sexuais, peso e apetite, removendo os ovários de ratas e então monitorando seu peso e seu comportamento.* Os efeitos da cirurgia foram igualmente drásticos: as ratas começaram a comer com voracidade e logo se tornaram obesas. Se não refletíssemos a respeito, poderíamos presumir, com base nisso, que a remoção dos ovários de uma rata a transforma em glutona. A rata come demais, o excesso de calorias se acumula no tecido adiposo e o animal se torna obeso. Isso confirmaria nossa ideia preconcebida de que uma alimentação excessiva é responsável pela obesidade.

---

* A tendência na ciência popular e nos escritos médicos é fazer parecer que um único pesquisador fez todo o trabalho, de modo a não tumultuar a narrativa ao repetir o tempo todo frases como "Wade e seus alunos". Eu faço o mesmo aqui. Wade realizou esses experimentos com o auxílio de vários alunos de graduação e de pós-graduação. O trabalho foi colaborativo, como a ciência quase sempre o é.

Contudo, Wade fez um segundo experimento revelador, removendo os ovários das ratas e colocando-as em uma estrita dieta pós-cirúrgica. Mesmo que essas ratas ficassem extremamente famintas após a cirurgia, mesmo que quisessem desesperadamente ser glutonas, não poderiam satisfazer seu desejo. No jargão da ciência experimental, esse segundo experimento *controlava* a alimentação excessiva. As ratas, após a cirurgia, só podiam comer a mesma quantidade de alimento que teriam comido se nunca tivessem sido operadas.

O que aconteceu não é o que você provavelmente pensaria. As ratas engordaram da mesma forma e com igual rapidez. No entanto, essas ratas eram agora totalmente sedentárias. Elas só se moviam quando o movimento era necessário para obter comida.

Se soubéssemos apenas do segundo experimento, este também poderia confirmar nossas ideias preconcebidas. Então presumiríamos que a remoção dos ovários de uma rata a torna preguiçosa; ela gasta energia de menos, e é por isso que engorda. Nessa interpretação, mais uma vez, confirmamos nossa crença na primazia do balanço calórico como o fator determinante da obesidade.

Porém, preste atenção a ambos os experimentos, e a conclusão é radicalmente distinta. Remover os ovários de uma rata literalmente faz seu tecido adiposo absorver calorias da circulação e expandir-se com gordura. Se o animal puder comer mais para compensar as calorias que estão sendo acumuladas como gordura (o primeiro experimento), fará isso. Se não puder (o segundo), gastará menos energia, porque agora tem menos energia disponível para gastar.

Foi assim que Wade me explicou: o animal não engorda porque come demais, ele come demais porque

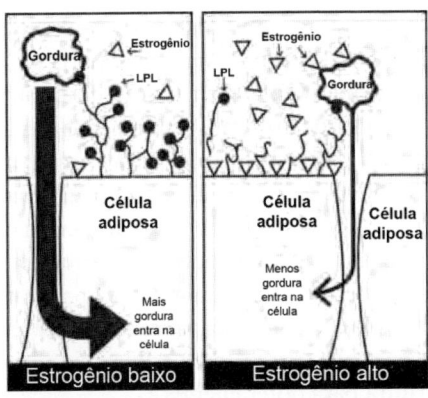

Quando os níveis de estrogênio estão baixos (à esquerda), a atividade da enzima LPL é estimulada nas células adiposas, então mais gordura é retirada da circulação e absorvida pela célula. Quando os níveis de estrogênio estão altos (à direita), a atividade da LPL é inibida, então as células adiposas acumulam menos gordura.

está engordando. A causa e o efeito estão invertidos. A gula e a preguiça são efeitos do processo de engordar. São causadas, fundamentalmente, por um defeito na regulação do tecido adiposo do animal. A remoção dos ovários literalmente faz as ratas armazenarem gordura corporal; o animal ou come mais, ou gasta menos energia, ou faz as duas coisas para compensar.

Para explicar por que isso acontece, precisarei ser técnico por um instante. Como se veio a saber, a remoção dos ovários das ratas serve à função de remover estrogênio, o hormônio sexual feminino que normalmente é secretado pelos ovários. (Quando se injetou estrogênio nas ratas após a cirurgia, elas não comeram com voracidade, não ficaram preguiçosas e não se tornaram obesas. Agiram como ratas perfeitamente normais.) E uma das coisas que o estrogênio faz em ratas (e também em humanos) é influenciar uma enzima chamada lipase lipoproteica – LPL, na sua sigla em inglês. O que a LPL faz, em termos muito simplistas, é tirar gordura da corrente sanguínea e armazená-la em qualquer célula que aconteça de "expressar" essa LPL. Se a LPL está associada a uma célula adiposa, ela tira gordura da circulação e então a armazena na célula adiposa. O animal (ou a pessoa) em que essa célula adiposa reside fica infinitesimalmente mais gordo. Se a LPL está associada a uma célula muscular, ela armazena gordura na célula muscular, e a célula muscular queima essa gordura para obter energia.*

O estrogênio suprime ou "inibe" a atividade da LPL nas células adiposas. Quanto mais estrogênio houver, menos a LPL extrairá gordura da corrente sanguínea para as células adiposas e menos gordura essas células acumularão. Livre-se do estrogênio (removendo os ovários), e as células adiposas ficam repletas de LPL. A LPL, então, faz o que sempre faz – armazena gordura nas células –, mas agora o animal fica mais gordo do que o normal, porque as células adiposas têm muito mais LPL fazendo esse trabalho.

O animal tem um desejo incontrolado de comer vorazmente porque agora está perdendo para suas células adiposas calorias que são necessárias em outras partes para o funcionamento do corpo. Quanto mais calorias suas células adiposas retêm, mais ele precisa comer para compensar. As células adiposas, com efeito,

---

* É assim que o *Williams Textbook of Endocrinology*, um respeitado manual sobre hormônios e doenças associadas a hormônios, descreve esse mesmo conceito: "A atividade da LPL em tecidos específicos é um fator fundamental na distribuição de triglicerídios [isto é, gordura] a diferentes tecidos do corpo".

estão devorando calorias, e não há suficientes para as outras células. Uma refeição que antes teria deixado o animal satisfeito já não é suficiente. E, uma vez que o animal está ficando mais gordo (e mais pesado), isso aumenta ainda mais sua necessidade de calorias. Então, o animal fica ávido por comida e, se não puder saciar sua fome, precisa aquietar-se para gastar menos energia.

A única maneira (com a exceção de mais cirurgia) de impedir esses animais de engordarem – a dieta não tem efeito algum, e podemos ter certeza de que tentar forçá-los a se exercitar seria inútil – é devolver-lhes o estrogênio. Quando isso é feito, as ratas ficam magras outra vez, assim como seu apetite e seu nível de energia voltam ao normal.

Portanto, remover os ovários de uma rata literalmente faz suas células adiposas engordarem. E é bem provável que seja isso o que acontece com muitas mulheres que engordam quando têm seus ovários removidos ou após a menopausa. Elas secretam menos estrogênio, e suas células de gordura expressam mais LPL.

A história das ratas que tiveram seus ovários removidos inverte nossa percepção de causa e efeito da obesidade. Explica que dois comportamentos – gula e preguiça – que parecem ser as razões pelas quais engordamos na verdade são consequências do ganho de peso. Mostra que, se prestarmos atenção aos hormônios e às enzimas que regulam o próprio tecido adiposo, poderemos entender precisamente por que isso acontece: não só por que as ratas engordam, como também por que apresentam os comportamentos que geralmente associamos a pessoas obesas.

Outro aspecto notável da discussão dos últimos cinquenta anos sobre obesidade e perda de peso é que os médicos especialistas não mostraram interesse algum pelo tecido adiposo e pelo modo como nosso corpo o regula. Com pouquíssimas exceções, eles simplesmente ignoraram o tecido adiposo, porque já concluíram que o problema é comportamental e reside no cérebro, não no corpo. Se estivéssemos discutindo distúrbios de crescimento – por que algumas pessoas crescem até mais do que dois metros e dez de altura e outras nunca chegam a um metro e vinte –, o único objeto de discussão seriam os hormônios e as enzimas que regulam o crescimento. E mesmo assim, quando estamos discutindo um distúrbio em que o sintoma que o define é o crescimento anormal de nosso tecido adiposo, os hormônios e as enzimas que regulam esse crescimento são considerados irrelevantes.*

Quando prestamos atenção à regulação de nosso tecido adiposo, chegamos a uma explicação de por que engordamos e o que fazer a respeito disso que difere radicalmente do pensamento convencional decorrente do foco no balanço calórico. Temos de concluir, como fez Wade com relação às ratas, que aqueles que engordam o fazem devido ao modo como a gordura é regulada, e que uma consequência visível dessa regulação é provocar o comportamento alimentar (gula) e a inatividade física (preguiça) que tão prontamente deduzimos que são as verdadeiras causas.

---

* O verbete da Wikipédia em inglês para "obesidade" em julho de 2009, quando escrevi este capítulo, não incluía discussão alguma sobre a regulação do tecido adiposo, embora tal discussão pudesse ser encontrada no verbete "tecido adiposo". O pressuposto implícito seria de que a regulação do tecido adiposo não é relevante para um distúrbio de acumulação excessiva de gordura.

Discutirei essa ideia primeiro como uma hipótese, uma maneira de pensar sobre por que engordamos que poderia estar correta, e em seguida explicarei por que é quase certo que esteja.* Porém, antes de chegar a isso, há vários pontos cruciais sobre a gordura e o próprio processo de engordar que você precisa compreender. Em homenagem às leis da termodinâmica que estão substituindo, nós as chamaremos de leis da adiposidade.

A PRIMEIRA LEI

A gordura corporal é regulada de maneira meticulosa, embora não perfeita.

Isso é fato, ainda que algumas pessoas engordem com tanta facilidade que é quase impossível imaginar. O que quero dizer com "regulada" é que nosso corpo, quando saudável, trabalha diligentemente para manter determinada quantidade de gordura no tecido adiposo – nem demais nem de menos – e que isso, por sua vez, é usado para garantir um fornecimento constante de energia para as células. A implicação (ou pressuposto provisório) é de que, se alguém engorda, é porque

---

* Quando uso a expressão "quase certo", o que quero dizer é que acredito nisso com tanta convicção que arriscaria minha reputação por isso. Contudo, venho escrevendo sobre ciência há tanto tempo e creio tão firmemente no processo da ciência, que considero que não posso omitir o "quase". Jamais podemos afirmar algo com certeza na ciência até que tenha sobrevivido a testes rigorosos, especialmente quando estamos desafiando crenças estabelecidas. Quando as pessoas fazem isso, é um bom motivo para não acreditar nelas, sejam autores de livros de dieta ou especialistas acadêmicos. Entretanto, se preferir ler "quase certo" como "certo", você quase certamente terá razão em fazê-lo.

essa regulação saiu dos trilhos, e não porque deixou de existir.

As evidências de que o tecido adiposo é regulado de maneira meticulosa, e não é simplesmente um depósito de lixo onde podemos jogar as calorias que não queimamos, são incontroversas. Podemos começar com todas as observações no Capítulo 5 sobre os ondes, os quandos e os porquês do ganho de peso. O fato de que homens e mulheres engordam em lugares diferentes mostra que os hormônios sexuais desempenham um papel na regulação da gordura corporal (como também mostram os experimentos de Wade e o que sabemos sobre o estrogênio e a LPL). O fato de que algumas partes de nosso corpo são relativamente livres de gordura – o dorso das mãos, por exemplo, e a testa – e outras não demonstra que fatores locais ajudam a determinar onde engordamos. Assim como fatores locais obviamente ajudam a determinar onde temos pelos – em alguns lugares, mas não em outros.

O fato de que existe uma predisposição genética para a obesidade (temos muito mais probabilidade de ser obesos se nossos pais são obesos) e de que a própria distribuição local de gordura pode ser um atributo genético (a esteatopigia em certas tribos africanas) indica que a gordura corporal é regulada, pois de que outra forma os genes transmitidos de geração em geração influenciariam nossa gordura e em que partes do corpo engordamos, se não por meio de hormônios e enzimas e outros fatores que os regulam?

O fato de que a quantidade (e até mesmo o tipo) de gordura que os animais carregam está submetida a uma regulação meticulosa também aponta para essa conclusão. Somos, afinal, apenas mais uma espécie animal. Os animais na natureza podem ser naturalmente gordos (os hipopótamos, por exemplo, e as baleias). Eles armazenam gordura sazonalmente, como isolamento térmico em preparação para o frio do inverno ou como combustível para migrações ou hibernações anuais. As fêmeas engordam em preparação para dar à luz; os machos engordam para obter vantagem ao lutar por fêmeas. Contudo, eles *nunca* ficam obesos, o que significa que não sofrem as consequências adversas de saúde em decorrência da gordura tal como os humanos. Eles não se tornam diabéticos, por exemplo.

Independentemente de quão abundante seja a oferta de alimentos, os animais selvagens manterão um peso estável – nem gordos demais, nem magros demais –, o que mostra que seu corpo está garantindo que a quantidade de gordura em seu tecido adiposo sempre funcione a seu favor e nunca se torne um empecilho à sobrevivência. Quando os animais acumulam gordura em quantidade significativa, essa gordura sempre está lá por uma boa razão.* Os animais serão tão saudáveis com ela quanto eram sem ela.

Excelentes exemplos da maneira meticulosa com que os animais (e, portanto, supostamente também os humanos) regulam sua acumulação de gordura são os roedores hibernantes – esquilos-terrestres, por

---

* A corcova do camelo é mais um exemplo de uma grande massa de gordura que existe com um propósito: a corcova fornece um reservatório de gordura para a sobrevivência no deserto, sem que o camelo tenha de manter a gordura em depósitos subcutâneos, como fazemos, onde o isolamento térmico apresentaria problemas no calor do deserto. O mesmo é válido para os ovinos de "garupa gorda" e de "cauda gorda", bem como para os ratos marsupiais de "cauda gorda", todos eles habitantes de desertos que carregam sua gordura quase exclusivamente nessas regiões do corpo.

exemplo, que dobram de peso e de gordura corporal em apenas algumas semanas no fim do verão. Dissecar esses esquilos quando seu peso corporal atinge o pico, segundo um pesquisador descreveu para mim, é como "abrir uma lata de gordura vegetal – montes enormes de gordura em toda parte".

Todavia, esses esquilos acumularão essa gordura independentemente do quanto comam, assim como as ratas sem ovários de Wade. Eles podem ser abrigados em um laboratório e mantidos em uma dieta estrita desde a primavera, quando despertam da hibernação, até o fim do verão, e terão tanta gordura quanto os esquilos que puderem comer à vontade. Eles queimarão a gordura durante o inverno e a perderão à mesma velocidade, quer permaneçam acordados em um laboratório aquecido com comida disponível, quer entrem em hibernação completa, sem comer absolutamente nada, sobrevivendo unicamente de suas reservas de gordura.

O fato é que há muito pouco que os pesquisadores possam fazer para evitar que esses animais ganhem e percam gordura conforme programado. Manipular a alimentação disponível, além de fazer com que eles praticamente morram de fome, não tem efeito algum. A quantidade de gordura nesses roedores em determinado momento do ano é totalmente regulada por fatores biológicos, e não pela oferta de alimento ou pela quantidade de energia necessária para obter esse alimento. E isso faz todo o sentido. Se um animal que requer montes enormes de gordura para obter energia no inverno necessitasse de quantidades excessivas de alimento para acumular essa gordura, bastaria um verão ruim para que a espécie inteira tivesse sido eliminada há muito tempo.

Talvez seja verdade que a evolução escolheu os seres humanos como a única espécie no planeta cujo corpo não funciona para regular meticulosamente os depósitos de gordura em resposta aos períodos de fartura e de fome, que algumas pessoas acumularão tanta gordura em excesso simplesmente porque há comida em abundância que se tornarão quase imóveis, mas para aceitar essa conclusão é necessário ignorar praticamente tudo o que sabemos sobre evolução.

Um último argumento a favor da regulação meticulosa da gordura corporal é o fato de que todo o resto em nosso corpo é meticulosamente regulado. Por que a gordura deveria ser uma exceção? Quando a regulação não funciona, como acontece com o câncer e as doenças cardiovasculares, o resultado, em geral, é fatalmente óbvio. Quando as pessoas acumulam gordura em excesso, isso nos diz que algo deu errado na regulação meticulosa de seu tecido adiposo. O que precisamos saber é que defeito é esse e o que fazer para saná-lo.

A SEGUNDA LEI

A obesidade pode ser causada por um defeito tão pequeno na regulação do tecido adiposo que seria indetectável por qualquer técnica já inventada.

Lembra-se do problema das vinte calorias que discuti anteriormente? Se comermos apenas vinte calorias em excesso por dia – acrescentando apenas 1% ou menos à nossa típica cota diária de calorias, sem um aumento compensatório no gasto –, isso é suficiente para nos transformar de magros aos vinte anos em obesos aos cinquenta. No contexto da lógica do balanço calórico, isso leva à pergunta óbvia: como é que alguns de nós continuam magros se para isso é necessário equilibrar deliberadamente as calorias que consumimos e as calorias que gastamos com uma margem de erro menor do que 1%? Isso parece impossível – e certamente é.

Bem, essas mesmas vinte calorias por dia são tudo o que esse sistema regulador tem de enviar por engano para nossas células adiposas para nos tornar obesos. A mesma aritmética se aplica. Se, por alguma combinação desafortunada de genes e meio ambiente, um erro nesse sistema fizer com que nossas células adiposas armazenem um excesso de apenas 1% das calorias que, do contrário, seriam usadas como fonte de energia, estamos destinados a ficar obesos.

Se essa apropriação indébita de calorias pelas células adiposas for só um pouco maior, alguém poderia acabar ficando absurdamente obeso. Mas isso ainda pareceria um erro relativamente pequeno no funcionamento do sistema regulador – apenas alguns pontos percentuais, algo extremamente difícil de se medir, mas não tão difícil de se imaginar.

A TERCEIRA LEI

O que quer que nos faça mais gordos e mais pesados também nos fará comer mais.

Essa foi a lição definitiva das ratas de Wade. Talvez pareça absurda, mas *tem* de ser válida para todas as espécies, para cada pessoa que ganha quilos de gordura. Podemos argumentar que é a única lição que nós (e nossos especialistas em saúde) temos de aprender a fim de compreender por que engordamos e o que fazer a respeito disso.

Essa lei é um fato com o qual podemos contar com base na primeira lei da termodinâmica, a lei de conservação de energia, que os especialistas em saúde estiveram tão determinados em aplicar de maneira equivocada. *Qualquer coisa* que aumente sua massa, por qualquer razão, consumirá mais energia do que gasta. Sendo assim, se um defeito no sistema regulador nos torna mais gordos e mais pesados, certamente nos fará consumir mais calorias (e, portanto, aumentará nosso apetite) e/ou gastar menos do que faríamos se essa regulação estivesse funcionando perfeitamente.

É aqui que as crianças em fase de crescimento são úteis como metáfora para compreender a relação de causa e efeito entre engordar e comer demais. Vou usar duas fotos do meu filho mais velho para ilustrar isso. A foto a seguir, à esquerda, foi tirada quando ele não tinha nem dois anos de idade e pesava quinze quilos e meio.

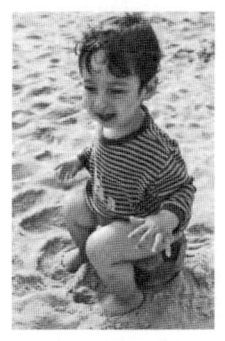

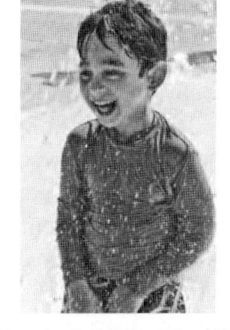

Agosto de 2007 – 15,5 quilos   **Agosto de 2010 – 23 quilos**

A foto à direita foi tirada três anos depois, quando ele havia ganhado 23 centímetros em altura e pesava 23 quilos.

Ele ganhou sete quilos e meio em três anos, e, portanto, certamente consumiu mais calorias do que gastou. Ele comeu demais. Essas calorias em excesso foram usadas para criar todos os tecidos e estruturas de que um corpo maior necessitava, inclusive, sim, ainda mais gordura. Contudo, ele não cresceu porque consumiu calorias em excesso. Ele consumiu essas calorias em excesso – comeu demais – porque estava crescendo.

O crescimento do meu filho, como o de toda criança, é causado fundamentalmente pela ação dos hormônios do crescimento. À medida que ele fica mais velho, ocasionalmente passará por fases de crescimento acelerado que serão acompanhadas de um apetite voraz e provavelmente de uma boa dose de preguiça, mas o apetite e a preguiça são impulsionados pelo crescimento, e não o contrário. Seu corpo requer calorias em excesso para satisfazer as demandas do crescimento – construir um corpo maior – e encontra uma forma de obtê-las aumentando o apetite ou diminuindo o gasto de energia, ou fazendo ambas as coisas. Durante a puberdade, ele perderá gordura e ganhará músculos; ainda estará consumindo mais calorias do que gasta, e isso também será impulsionado por mudanças hormonais.

Também com relação a nosso tecido adiposo, é quase certo que o crescimento é a causa e a alimentação excessiva, o efeito. Parafraseando o que o clínico alemão Gustav von Bergmann falou a respeito dessa ideia há mais de oitenta anos, nós sequer consideraríamos a possibilidade de que as crianças ficam mais altas porque comem demais e se exercitam de menos (ou que retardam seu crescimento praticando exercícios demais). Então, por que presumir que essas sejam explicações válidas para quando engordamos (ou nos mantemos magros)? "Aquilo de que necessita para crescer, o corpo sempre encontra", escreveu Bergmann, "e aquilo de que necessita para engordar, mesmo que seja dez vezes mais, o corpo economizará para si do balanço anual."

A única razão para pensar que isso não é verdade, que causa e efeito vão em uma direção quando ficamos mais altos (o crescimento causa a alimentação excessiva) e na outra quando engordamos (a alimentação excessiva causa o crescimento), é que crescemos acreditando nisso e nunca paramos para pensar se realmente faz sentido. O pressuposto muito mais razoável é que, em ambos os casos, o crescimento determina o apetite e até mesmo o gasto de energia – e não o contrário. Não engordamos porque comemos demais; comemos demais porque engordamos.

Tendo em vista que isso é tão contrário ao senso comum, mas tão crucial de se entender, quero retornar aos exemplos dos animais. Os elefantes-africanos são os maiores animais terrestres do mundo. Os machos costumam pesar por volta de cinco toneladas, embora surpreendentemente pouco disso seja gordura. As baleias-azuis são os maiores de todos os animais, terrestres ou não. Elas podem pesar 130 toneladas, e grande parte disso é gordura. Os elefantes-africanos comem centenas de quilos de alimento por dia, e as baleias-azuis, milhares de quilos,* quantidades imensas, mas nenhuma das espécies fica enorme por comer tanto. Comem quantidades imensas porque são animais enormes. Com ou sem grandes quantidades de gordura corporal, o tamanho do corpo determina o quanto comem.

Os filhotes dessas espécies também comem quantidades relativamente grandes. Eles o fazem porque, para começar, nasceram enormes e porque seus genes os predispõem a crescer milhares de quilos (no caso dos elefantes) ou centenas de milhares (no caso

---

* Isso só acontece no verão. Durante o resto do ano, as baleias aparentemente vivem de sua gordura armazenada, como fazem os roedores hibernantes.

das baleias-azuis). Nessa situação, tanto o crescimento quanto o tamanho do corpo estão impulsionando o apetite. Isso acontece quando esses animais estão usando as calorias para armazenar gordura ou para aumentar músculos e outros tecidos e órgãos. Quer tenham quantidades enormes de gordura, quer não tenham, a mesma relação entre causa e efeito continua válida.

Agora consideremos o que os pesquisadores chamam de modelos animais de obesidade – animais, como as ratas de Wade, que se tornam obesos no laboratório, mas não na natureza. Nos últimos oitenta anos, os pesquisadores descobriram que podem tornar ratos e camundongos obesos por meio de cruzamento, cirurgia (removendo os ovários, por exemplo), intervenção em suas dietas e uma série de manipulações genéticas. Os animais submetidos a tais danos realmente se tornam obesos, e não apenas funcionalmente gordos (como as baleias-azuis ou os esquilos-terrestres). Eles tendem a sofrer os mesmos distúrbios metabólicos que sofremos quando ficamos obesos, inclusive diabetes.

Entretanto, não importa que técnica é usada para tornar esses animais obesos; eles ficarão obesos, ou ao menos significativamente mais gordos (como ficaram as ratas de Wade), independentemente de poderem ou não consumir mais calorias do que consomem animais idênticos que se mantêm magros. Eles ficam obesos não porque comem demais, mas porque a cirurgia ou o cruzamento ou a manipulação genética ou mesmo a mudança na dieta alterou a regulação de seu tecido adiposo. Eles começam a armazenar calorias na forma de gordura, e seu corpo precisa compensar: se possível, eles comem mais; se não, gastam menos energia. Normalmente, fazem as duas coisas.*

Considere, por exemplo, o método preferido dos anos 1930 aos anos 1960 para fazer com que roedores de laboratório ficassem obesos. Trata-se de uma técnica cirúrgica que consistia em inserir uma agulha em uma parte do cérebro conhecida como hipotálamo, que controla (não por coincidência) a secreção de hormônios em todo o corpo. Após a cirurgia, alguns desses roedores comiam com voracidade e ficavam obesos; alguns se tornavam sedentários e ficavam obesos; alguns faziam ambas as coisas e ficavam obesos. A conclusão óbvia, proposta primeiro pelo neuroanatomista Stephen Ranson, cujo laboratório na Universidade do Noroeste, em Chicago, foi pioneiro nesses experimentos nos anos 1930, é que a cirurgia tem o efeito direto de aumentar a gordura corporal nesses roedores. Após a cirurgia, seu tecido adiposo absorve calorias para produzir mais gordura; com isso, não há combustível suficiente para o resto do corpo – uma disfunção celular que Ranson chamou de "fome oculta" –, o que "força o corpo a aumentar a ingestão de alimentos ou a diminuir o gasto calórico, ou as duas coisas".

A única forma de evitar que esses animais fiquem obesos é fazê-los passar fome – infligir o que um

---

* Para ser mais preciso, todos os modelos animais de obesidade que os pesquisadores estudam no laboratório (até onde sei) podem ser divididos em duas categorias: (1) aqueles em que essa mesma relação de causa e efeito continua válida e (2) aqueles em que os pesquisadores nunca pensaram em realizar os experimentos para descobrir (colocar os animais em uma dieta com restrição de calorias e ver se eles engordam mesmo assim), porque nunca imaginaram que esses animais poderiam engordar por outra razão que não comer demais.

psicólogo da Universidade Johns Hopkins nos anos 1940 chamou de restrição alimentar "severa e permanente". Se esses animais puderem ingerir até mesmo quantidades moderadas de comida, acabarão ficando obesos. Em outras palavras, eles ficam obesos não por comer *demais*, mas simplesmente por comer. Embora a cirurgia seja no cérebro, tem o efeito de alterar fundamentalmente a regulação de gordura corporal, e não o apetite.

O mesmo é válido para animais que são cruzados para serem obesos, nos quais a obesidade está nos genes. Nos anos 1950, Jean Mayer estudou uma de tais linhagens de camundongos obesos em seu laboratório na Universidade de Harvard. Conforme relatou, ele podia fazer com que o *peso* deles ficasse abaixo do peso dos camundongos magros se os fizesse passar fome o bastante, mas ainda assim eles "continham mais gordura corporal do que os camundongos normais, ao passo que seus músculos desapareciam". Mais uma vez, comer demais não era o problema; esses camundongos, como Mayer escreveu, "transformam seu alimento em gordura nas circunstâncias mais improváveis, mesmo passando um pouco de fome".

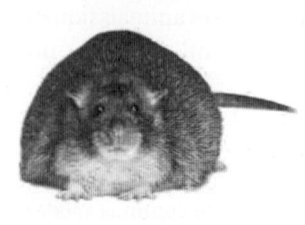

E há os ratos Zucker. Os pesquisadores começaram a estudar esses ratos nos anos 1960, e ainda hoje eles estão entre os favoritos para estudos sobre obesidade. Esta é uma foto de um rato Zucker devidamente corpulento.

Esses ratos, como os camundongos de Mayer, são geneticamente predispostos a engordar. Quando os ratos Zucker são colocados em uma dieta com restrição de calorias a partir do momento em que são desmamados do leite materno, não ficam mais magros do que outros da mesma ninhada que têm a chance de comer o quanto quiserem. Eles se tornam ainda mais gordos. Podem pesar um pouco menos, mas têm a mesma quantidade de gordura corporal ou até mais. Mesmo que queiram ser glutões, o que certamente querem, eles não podem, e mesmo assim ficam ainda mais gordos do que ficariam se jamais tivessem sido submetidos a uma dieta. Por outro lado, seus músculos e órgãos, incluindo cérebro e rins, são menores do que seriam do contrário. Assim como os músculos nos camundongos de Mayer "desapareceram" quando eles passaram fome, os músculos e órgãos nesses ratos Zucker famintos têm tamanho "significativamente reduzido" em comparação aos ratos da mesma ninhada que podem comer à vontade. "A fim de desenvolver essa composição corporal obesa diante da restrição de calorias", escreveu o pesquisador que relatou essa observação em 1981, "vários sistemas de órgãos em desenvolvimento nos ratos obesos [são] comprometidos."

Pensemos nisso por um instante. Se um filhote de rato geneticamente programado para se tornar obeso é colocado em uma dieta a partir do momento em que é desmamado, de modo que não possa comer mais do que um rato magro comeria, ou nem isso, e *jamais* possa comer tanto quanto gostaria, ele reage *comprometendo* seus órgãos e músculos para satisfazer seu impulso genético de engordar. Não só está usando a energia que normalmente gastaria nas atividades cotidianas para acumular gordura; está tirando os materiais e a energia que normalmente dedicaria à construção de músculos e órgãos, e inclusive do cérebro, e usando-os.

Quando esses roedores obesos são levados a passar fome até morrer – um experimento que, felizmente, não muitos pesquisadores realizaram –, um resultado comum relatado na literatura é que os animais morrem com grande parte de seu tecido adiposo intacta. De fato, eles geralmente morrem com mais gordura corporal do que têm os animais magros quando estes estão comendo à vontade. Quando os animais passam fome, e o mesmo é válido para os humanos, eles consomem os músculos como combustível, e isso inclui, finalmente, o músculo do coração. Quando adultos, esses animais obesos estão dispostos a comprometer seus órgãos, e inclusive seu coração e sua vida, para preservar sua gordura.

A mensagem de oitenta anos de pesquisas sobre animais obesos é simples e incondicional, e vale a pena reafirmá-la: a obesidade não surge em consequência de gula e preguiça; somente uma mudança na regulação do tecido adiposo faz com que um animal magro fique obeso.

A quantidade de gordura corporal nos animais obesos é determinada por um equilíbrio das várias forças que atuam sobre o tecido adiposo – sobre as células adiposas, conforme veremos –, seja para acumular ou para eliminar gordura. O que quer que se tenha feito a esses animais para torná-los obesos (cirurgia, manipulação genética), o efeito é literalmente alterar esse equilíbrio de forças de modo que os animais aumentem seu estoque de gordura. Nesse caso, "comer demais" é um conceito sem sentido, porque, do contrário, quantidades normais de alimento passam a ser "demais". O tecido adiposo não está reagindo a quanto esses animais estão comendo, mas apenas às forças que o levam a acumular gordura. E, uma vez que o aumento de gordura corporal requer energia e nutrientes que são necessários em outras partes de seu corpo, eles comerão mais se puderem. Se não puderem – se estiverem em uma dieta estrita –, gastarão menos energia, porque têm menos para gastar. Podem até mesmo comprometer o cérebro, os músculos e outros órgãos. Faça esses animais passarem fome, e eles encontrarão um meio de acumular calorias na forma de gordura, porque é isso o que seu tecido adiposo agora está programado para fazer.

Se isso se aplica aos humanos, e há poucas razões para pensar que não, é o que explica a observação do aparente paradoxo que mencionei antes: mães extremamente pobres mas acima do peso, com crianças magras e atrofiadas. Na verdade, tanto a mãe quanto o filho estão passando fome. As crianças esqueléticas, com seu crescimento atrofiado, reagem como seria de se esperar. As mães, no entanto, têm tecido adiposo que se desenvolveu segundo seu próprio programa (veremos brevemente como isso pode acontecer). O tecido adiposo acumula gordura em excesso, e faz isso, embora as mães, assim como seus filhos, mal tenham comida suficiente para sobreviver. Elas devem estar gastando menos energia para compensar.

Antes de deixar para trás as leis da adiposidade e essas pesquisas com animais, quero fazer mais uma pergunta: o que essas leis e pesquisas têm a dizer sobre as pessoas que habitualmente são magras? Ao longo dos anos, os pesquisadores também criaram o que poderíamos chamar de modelos animais da magreza – animais cujos genes foram manipulados para que eles sejam mais magros do que seriam naturalmente. Esses animais continuam magros mesmo quando os pesquisadores os forçam a consumir mais calorias do que gostariam – injetando nutrientes em seus intestinos, por exemplo, bombeando calorias diretamente. Em tais casos, os animais certamente terão de aumentar o gasto de energia para queimar as calorias.*

A implicação é tão paradoxal quanto tudo o que discutimos até agora. Assim como as pesquisas com animais nos dizem que a gula e a preguiça são efeitos colaterais de um impulso para acumular gordura corporal, também nos dizem que comer com moderação e ser fisicamente ativos (literalmente, ter energia para se exercitar) não são nenhum indício de retidão moral. São, em vez disso, benefícios metabólicos de um corpo que está programado para se manter magro. Se nosso tecido adiposo é regulado para *não* armazenar uma quantidade significativa de calorias na forma de gordura, ou se nosso tecido muscular é regulado para consumir mais do que sua cota justa de calorias para usar como combustível, comeremos menos do que aqueles de nós com predisposição para ser gordos (o primeiro caso), ou seremos fisicamente mais ativos (o segundo), ou ambas as coisas, em decorrência disso.

Tal fato implica que nossos maratonistas esqueléticos não são magros porque treinam religiosamente e queimam milhares de calorias ao fazer isso; ao contrário, eles são levados a gastar essas calorias – e por isso, talvez, a treinar por horas diárias e tornar-se maratonistas obsessivos – porque estão programados para queimar calorias e ser magros. De maneira similar, um galgo inglês será mais ativo fisicamente do que um basset, não por causa de um desejo consciente de se

---

* Esses pesquisadores não costumam medir o gasto de energia desses roedores; portanto, estou presumindo que isso seja verdade.

exercitar, mas porque seu corpo destina energia para o seu tecido magro, e não para o seu tecido gordo.

Pode ser mais fácil acreditar que nos mantemos magros porque somos virtuosos e que engordamos porque não somos, mas as evidências simplesmente mostram o contrário. Virtude tem pouco mais a ver com o nosso peso do que com a nossa altura. Quando ficamos mais altos, são os hormônios e as enzimas que estão promovendo o nosso crescimento e, em consequência, consumimos mais calorias do que gastamos. O crescimento é a causa – o aumento do apetite e a diminuição do gasto de energia (gula e preguiça) são os efeitos. Quando engordamos, o mesmo é verdadeiro.

Não engordamos porque comemos demais; comemos demais porque engordamos.

Capítulo 10

Uma digressão histórica sobre a "lipofilia"

Esse modo de pensar sobre o porquê de engordarmos, como afirmei, não é, de forma alguma, original. Remonta a 1908, quando o clínico alemão Gustav von Bergmann evocou o termo "lipofilia" – "amor à gordura" – para explicar por que as partes do corpo diferem em sua tendência a armazenar gordura. (Uma das maiores honras concedidas hoje pela Sociedade Alemã de Clínica Médica é em homenagem a Von Bergmann.) Neste livro, estou basicamente tomando as ideias de Von Bergmann e atualizando a ciência.

A maneira como Von Bergmann abordou a obesidade foi bastante precisa: ele a considerou um distúrbio de acumulação de gordura em excesso e tentou entender o máximo que pudesse a respeito da regulação de nosso tecido adiposo. Suas observações – muitas das quais eu citei anteriormente – o levaram à conclusão de que alguns tecidos são claramente "lipofílicos" e acumulam gordura com avidez, ao passo que outros não o são. Esse atributo, conforme observou, difere não só de tecido para tecido, como também de pessoa para pessoa. Assim como algumas partes do corpo têm uma tendência ao crescimento de pelos e outras não, e algumas pessoas são mais peludas que outras, algumas partes têm uma tendência a acumular gordura e outras não, e algumas pessoas são mais gordas que outras (seu corpo é mais lipofílico). Essas pessoas engordam com facilidade, e muitas vezes parece que não há nada que possam fazer a respeito. Outras, cujo corpo não é lipofílico, são magras; elas têm dificuldade para engordar, mesmo que façam um grande esforço.

No fim dos anos 1920, a ideia de lipofilia de Von Bergmann foi adotada e defendida por Julius Bauer, da Universidade de Viena. Bauer foi pioneiro na aplicação da genética e da endocrinologia à clínica médica numa época em que essas ciências estavam apenas começando.* Poucos médicos daquela época eram capazes de imaginar como os genes poderiam conferir às pessoas características para a vida toda e, com elas, uma predisposição para doenças. Bauer sabia mais do que qualquer um sobre essa relação entre genes e doenças e dedicou esforços consideráveis tentando fazer com que os médicos nos Estados Unidos enxergassem os erros na hipótese do "apetite corrompido" proposta por Louis Newburgh.

Enquanto Newburgh argumentava que os genes, se é que faziam alguma coisa (o que ele duvidava), *poderiam* conferir aos obesos um desejo incontrolável de comer demais, Bauer explicava que a única forma lógica pela qual os genes poderiam causar obesidade seria influenciando diretamente a regulação do próprio tecido adiposo. Eles "regulam a lipofilia", afirmou, e essa regulação, por sua vez, determina "as sensações gerais que controlam a ingestão de alimentos e o gasto de energia".

Bauer considerava o tecido adiposo na obesidade similar a tumores malignos. Ambos funcionam à sua própria maneira, explicou. Os tumores são levados a crescer e a se espalhar e farão isso sem muita relação

---

*"Suas palestras (em inglês) eram muito procuradas por médicos do Reino Unido e dos Estados Unidos", escreveu *The Lancet* quando Bauer morreu em 1979, aos 92 anos de idade.

com o quanto a pessoa afetada possa estar comendo ou se exercitando. Naqueles que são predispostos a se tornarem obesos, o tecido adiposo é levado a crescer, a se expandir com gordura, e realizará esse objetivo, assim como faz o tumor, pouco se importando com o que o resto do corpo possa estar fazendo. "O tecido lipofílico anormal se apodera dos alimentos, mesmo no caso de subnutrição", Bauer escreveu em 1929. "Mantém seu estoque e pode aumentá-lo independentemente dos requerimentos do organismo. Existe uma espécie de anarquia; o tecido adiposo vive à sua maneira e não se enquadra no funcionamento meticulosamente regulado do organismo como um todo."

No fim dos anos 1930, a hipótese da lipofilia de Von Bergmann e Bauer havia se tornado "quase que plenamente aceita" na Europa.* Também se disseminou nos Estados Unidos, onde Russell Wilder, da Clínica Mayo, escreveu em 1938: "Esse conceito merece consideração atenta".

Após uma década, entretanto, havia desaparecido. Os médicos e pesquisadores europeus que não morreram na Segunda Guerra Mundial ou fugiram do continente (como fez Bauer em 1938) precisavam lidar com questões muito mais urgentes do que a obesidade. Nos Estados Unidos, uma nova geração de médicos e nutricionistas surgiu após a guerra para preencher a lacuna, e eles se apaixonaram pela lógica do "apetite corrompido" de Newburgh, talvez porque ecoasse suas ideias preconcebidas acerca das punições por gula e preguiça.

O sentimento antigermânico na comunidade médica do pós-guerra, por mais compreensível que

---

* A citação é de *Obesity and Leanness*, um manual do endocrinologista Hugo Rony, da Faculdade de Medicina da Universidade do Noroeste, em Chicago, publicado em 1940.

seja, certamente não ajudou a questão. As autoridades que escreveram sobre obesidade nos Estados Unidos após a guerra trataram a literatura médica alemã como se não existisse, embora tenham sido os alemães e os austríacos que iniciaram e realizaram a maior parte das pesquisas significativas nos campos de nutrição, metabolismo, endocrinologia e genética, ou seja, todas as áreas relevantes para a obesidade. (A única exceção notável foi Hilde Bruch, ela própria alemã, que discutiu exaustivamente essa literatura do pré-guerra.) Quando os psicólogos assumiram o controle nos anos 1960 e a obesidade tornou-se oficialmente um distúrbio alimentar – um defeito de caráter, só que em palavras mais gentis –, qualquer esperança de que essas autoridades prestassem atenção ao modo como o tecido adiposo era regulado praticamente desapareceu.

Ainda assim, alguns poucos médicos inclinados para a pesquisa de tempos em tempos chegavam às mesmas conclusões após a guerra. Bruch, que se manteve a principal autoridade em obesidade infantil durante toda a década de 1960, continuou a afirmar que um defeito na regulação do tecido adiposo era a causa provável da obesidade e manifestou assombro diante do fato de que seus colegas não mostraram o menor interesse pela ideia. Até mesmo Jean Mayer, já em 1968, estava assinalando que "tipos físicos e conteúdos de gordura diferentes" estavam associados a "diferentes concentrações de hormônios no sangue" e propondo que pequenas diferenças em "concentrações absolutas ou relativas de hormônios" poderiam ser a razão pela qual alguns engordam e outros continuam magros sem esforço. Em outras palavras, como Von Bergmann e Bauer teriam dito, essas concentrações de hormônios poderiam estar determinando se o tecido adiposo é ou não lipofílico. (Mayer não prestou a menor atenção ao que Von Bergmann e Bauer haviam escrito, ou, se prestou, não lhes deu os devidos créditos.)

O especialista do pós-guerra que teve a concepção mais perspicaz da causa da obesidade foi aquele que mais tinha conhecimentos sobre hormônios e doenças relacionadas com hormônios – Edwin Astwood, da Universidade de Tufts. Em 1962, Astwood era presidente da Sociedade de Endocrinologia quando ministrou uma palestra intitulada "The Heritage of Corpulence" ["A herança da corpulência"] em seu encontro anual. Astwood atacou a noção de que a obesidade era causada por uma alimentação excessiva – "a primazia da gula", conforme descreveu esse modo de pensar –, e sua apresentação foi uma descrição tão boa quanto todas as que conheço a respeito de como podemos refletir sobre a obesidade simplesmente focando na gordura e no tecido adiposo, prestando atenção às evidências reais (sempre uma boa ideia) e fazendo isso sem preconceitos (também uma boa ideia).

O primeiro argumento que Astwood apresentou foi que uma predisposição para engordar com facilidade ou se manter magro é claramente determinada, em grande medida, por nossos genes – uma herança, algo transmitido de geração em geração. Se os genes determinam nossa altura, a cor de cabelo e o tamanho de nossos pés, afirmou, "por que a hereditariedade não pode ser responsável por determinar a forma do nosso corpo?".

Se os genes controlam a forma do nosso corpo, como fazem isso? Em 1962, bioquímicos e fisiologistas haviam avançado bastante no sentido de determinar exatamente de que maneira a gordura corporal é regulada, conforme discutirei brevemente, e Astwood considerou que essa é a resposta óbvia, assim como

Von Bergmann, Bauer e Bruch haviam feito antes dele. Já se haviam identificado dúzias de enzimas e vários hormônios que influenciam a acumulação de gordura, explicou Astwood. Alguns atuam para liberar a gordura do tecido adiposo; outros para acumulá-la. Em última instância, a quantidade de gordura armazenada em uma única pessoa ou em uma única parte do corpo humano seria determinada pelo equilíbrio dessas forças reguladoras concorrentes.

"Agora, suponhamos que algum desses [...] processos reguladores não funciona", Astwood falou.

> Suponhamos que a liberação de gordura ou sua combustão [isto é, sua queima para obtenção de energia] fosse de algum modo impedida, ou que a acumulação ou síntese de gordura fosse promovida; o que aconteceria? A escassez de alimento é o que causa a fome e, para a maior parte do corpo, [gordura] é o alimento; é fácil imaginar que um pequeno desarranjo poderia ser responsável por um apetite voraz. Parece provável que a fome nas pessoas obesas poderia ser tão voraz e devastadora que os médicos magros não a compreendem [...]*

---

* Em 1940, Hugo Rony descreveu sua concepção acerca da hipótese da lipofilia de uma maneira similar: "Devido a alguma anomalia nos [...] tecidos adiposos dos obesos, esses tecidos retiram a glicose e a gordura do sangue com mais rapidez e em limiares mais baixos do que normalmente e, quando as calorias são necessárias como fontes de energia [...], eles resistem mais à mobilização de gordura do que normalmente. Desse modo, a fome e o consumo de calorias aumentam, e grande parte dos alimentos ingeridos são novamente absorvidos pelos ávidos tecidos adiposos, e esse processo se repete até que o resultado é a obesidade generalizada".

Essa teoria explicaria por que as dietas raras vezes funcionam, e por que a maioria das pessoas obesas ficam deprimidas ao jejuar. Também se encarregaria de nossos amigos, os psiquiatras, que descobrem todo tipo de preocupação com comida invadindo os sonhos de pacientes obesos. Quem de nós não ficaria preocupado pensando em comida se estivesse padecendo uma privação interna? A fome é algo tão horrível que, tradicionalmente, é citada, ao lado da pestilência e da guerra, como um de nossos três piores fardos. Acrescente o desconforto físico e o estresse emocional de ser gordo, as provocações e zombarias dos magros, as críticas constantes, as acusações de gula e falta de "força de vontade", assim como os constantes sentimentos de culpa, e temos razões suficientes para as perturbações emocionais que inquietam os psiquiatras.

Para entender a obesidade e o porquê de engordarmos, precisamos compreender o que Astwood compreendeu e o que os especialistas em obesidade estavam começando a aceitar antes de a Segunda Guerra Mundial interromper os procedimentos. Tanto a gula (alimentação excessiva) quanto a preguiça (comportamento sedentário) serão efeitos colaterais de todo e qualquer desarranjo no sistema regulador, por menor que seja, desviando calorias em excesso para que sejam armazenadas no tecido adiposo. Aqueles de nós afligidos dessa maneira podem, de fato, ter o desejo ou a necessidade de consultar um psiquiatra o quanto antes. Porém, não são nossas perturbações emocionais que nos fazem engordar; é o ganho de peso inexorável (junto com a fome, as provocações e acusações de glutonia e de falta de "força de vontade") que nos deixa emocionalmente perturbados.

Capítulo 11

Uma cartilha sobre a regulação de gordura

É hora de arregaçar as mangas e pôr mãos à obra. O que precisamos saber é quais fatores biológicos regulam a quantidade de gordura em nosso tecido adiposo. E, especificamente, como isso é afetado por nossas dietas para que possamos saber o que estamos fazendo de errado e como mudar. Outra maneira de dizer isso é que precisamos saber o que é determinado pela natureza – por que somos predispostos a engordar ou a ser magros – e quais elementos culturais, de dieta e estilo de vida, podem ser alterados para influenciar essa predisposição ou combatê-la.

Discutirei algumas questões básicas da biologia e da endocrinologia, assuntos que, compreensivelmente, você talvez considere monótonos. Tudo o que posso prometer é que, se prestar atenção, você saberá quase tudo o que necessita saber sobre por que as pessoas engordam e o que precisa ser feito para combater isso.

A ciência que abordarei foi desenvolvida por pesquisadores entre os anos 1920 e os anos 1980. Em momento algum foi particularmente controversa. Aqueles que realizaram as pesquisas concordaram que era assim que funcionava – e ainda concordam. O problema, no entanto, e espero ter sido claro, é que as "autoridades" em obesidade, mesmo as que não eram da área de psicologia ou de psiquiatria, passaram a acreditar que sabiam o que faz as pessoas engordarem – uma alimentação excessiva e um comportamento sedentário. Em consequência, nada mais sobre o assunto importava para elas, nem mesmo a ciência de como o tecido adiposo é regulado. Elas a ignoraram por completo ou a rejeitaram deliberadamente porque não gostaram de suas implicações (que discutirei mais adiante). Apesar de sua atitude de fazer ouvidos surdos, a regulação de nosso tecido adiposo importa. O fato de engordarmos ou não depende disso.

O básico (Por que alguém engorda)

Pergunta simples: por que acumulamos gordura para começo de conversa? Qual é a razão? Muito bem, parte dessa gordura fornece isolamento térmico para nos manter aquecidos, e outra parte proporciona acolchoamento para proteger as estruturas mais frágeis do interior. E quanto ao resto? A gordura em volta da cintura, por exemplo?

O modo como os especialistas costumam entender essa questão é que o armazenamento de gordura funciona como uma espécie de poupança de longo prazo – como uma previdência à qual você só tem acesso em caso de extrema necessidade. A ideia é de que seu corpo recebe calorias em excesso, armazenando-as na forma de gordura, e elas permanecem no tecido adiposo até que um dia você se vê subalimentado (porque está de dieta ou praticando exercícios ou, talvez, perdido em uma ilha deserta) o bastante para que essa gordura seja mobilizada. Você, então, a usa como combustível.

Mas é sabido, desde os anos 1930, que esse conceito não é nem um pouco preciso. Na verdade, a gordura está continuamente saindo de nossas células adiposas e circulando pelo corpo para ser usada como combustível e, se não for usada, retorna às células adiposas. Isso acontece independentemente de se comemos ou praticamos exercícios há pouco tempo. Em 1948, depois que essa ciência foi esmiuçada, Ernst Wertheimer, um bioquímico alemão que emigrara de Israel e é considerado o pai do metabolismo da gordura, explica da seguinte forma: "A mobilização e o depósito de gordura acontecem o tempo todo, independentemente do estado nutricional do animal".*

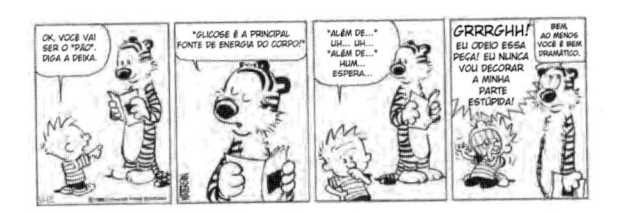

No decurso de um período de 24 horas, a gordura contida em suas células adiposas fornece uma porção

---

* "Independentemente do estado nutricional do animal" é uma frase que pode ser encontrada com frequência em discussões técnicas sobre a regulação do tecido adiposo. Significa que os seres humanos e outros animais armazenam calorias na forma de gordura mesmo quando não estão ingerindo mais calorias do que estão gastando – "mesmo quando estão passando fome", como afirmou Jean Mayer. Conforme observei anteriormente, essa frase, por si só, permite explicar a existência de mulheres obesas com crianças famintas nas sociedades empobrecidas. Em certo sentido, no entanto, Wertheimer estava exagerando ao fazer essa afirmação, porque o estado nutricional do animal, como bem sabia Wertheimer, na verdade influencia o equilíbrio de mobilização e acumulação – se mais gordura está entrando do que saindo ou vice-versa.

significativa do combustível que suas células queimam para obter energia. A razão pela qual os nutricionistas gostam de pensar (e de nos dizer) que os carboidratos são, de alguma forma, o combustível preferido para o corpo, o que é simplesmente errado, é que suas células queimam carboidratos antes de queimar gordura. Elas fazem isso porque é assim que o corpo mantém os níveis de açúcar no sangue sob controle após uma refeição. E, se você está comendo uma dieta rica em carboidrato, como faz a maioria das pessoas, suas células terão uma grande quantidade de carboidratos para queimar antes de recorrer à gordura.

Imagine que você está comendo uma refeição que contém carboidratos e gordura, como é o caso da maior parte das refeições. À medida que a gordura é digerida, é enviada diretamente para as células adiposas, onde é armazenada. Pense nela como sendo temporariamente deixada de lado enquanto o corpo lida com os carboidratos, que demandam ação mais imediata. Conforme esses carboidratos são digeridos, eles aparecem na corrente sanguínea na forma de glicose, que é o "açúcar no sangue". (Um carboidrato chamado "frutose" é um caso especial, e falarei sobre ele mais adiante.) As células em todo o corpo queimarão essa glicose e a utilizarão para reabastecer seus suprimentos reserva de combustível, mas elas não conseguem acompanhar esse afluxo cada vez maior de açúcar no sangue, a não ser que recebam ajuda para tanto.

É aí que entra o hormônio insulina. A insulina desempenha vários papéis no corpo humano, mas um papel crucial é manter o açúcar no sangue sob controle. Você começará a secretar insulina (pelo pâncreas) mesmo antes de começar a comer – de fato, a secreção é estimulada só de pensarmos em comer. Essa é uma resposta pavloviana.

Acontece sem nenhum pensamento consciente. De fato, essa insulina está preparando o seu corpo para a refeição que você está prestes a comer. Quando você dá as primeiras mordidas, mais insulina é secretada. E, à medida que a glicose da comida começa a inundar a circulação, o pâncreas secreta ainda mais insulina.

A insulina, então, avisa as células de todo o corpo para que aumentem a velocidade com que estão retirando a glicose da corrente sanguínea. As células, como eu disse antes, queimarão parte dessa glicose para obter energia imediata e armazenarão outra parte para usar mais tarde. As células musculares armazenam a glicose na forma de uma molécula chamada "glicogênio". As células hepáticas armazenam parte delas como glicogênio e convertem outra parte em gordura. E as células adiposas as armazenam como gordura.

Quando o açúcar em seu sangue começa a diminuir e, com isso, diminuem também os níveis de insulina, cada vez mais da gordura armazenada durante a refeição será liberada do tecido adiposo (ou, ao menos, deveria ser) para compensar a deficiência. Parte dessa gordura veio dos carboidratos, e outra parte veio da gordura ingerida por meio da alimentação; porém, depois de armazenadas nas células adiposas, ambas são indistinguíveis. Quanto mais tempo se passa após uma refeição, mais gordura você queimará e menos glicose. A razão pela qual você pode dormir a noite inteira sem se levantar a cada poucas horas para atacar a geladeira (ou a razão pela qual você deveria ser capaz de fazer isso) é que a gordura que está circulando fora do seu tecido adiposo mantém suas células bem-alimentadas até a manhã seguinte.

Portanto, a maneira correta de conceber o tecido adiposo é mais como uma carteira do que como uma previdência. Você sempre está guardando gordura nele e sempre está tirando. Você engorda um pouco (mais gordura entra em suas células adiposas do que sai) durante e após cada refeição; então emagrece um pouco novamente (o oposto acontece) depois que a refeição é digerida. E emagrece ainda mais enquanto está dormindo. Em um mundo ideal, onde você não está engordando nem um pouco, as calorias que você armazena como gordura imediatamente após as refeições durante o dia são compensadas, com o passar do tempo, pelas calorias que você queima como gordura após digerir essas refeições e durante a noite.

Outra maneira de conceber esse processo é que suas células adiposas funcionam como reservas temporárias de energia. Elas fornecem um lugar para você colocar as calorias que consumiu durante uma refeição e que não usará imediatamente, e então liberam as calorias na circulação quando você precisar delas – assim como sua carteira fornece um lugar para você colocar o dinheiro que sacou no caixa eletrônico e então o libera, por assim dizer, à medida que você precisar dele ao longo do dia. É só quando as reservas de gordura são reduzidas a uma quantidade mínima que você começa a sentir fome outra vez e é motivado a comer. (Assim como todos temos uma quantia mínima de dinheiro que gostamos de levar na carteira e, quando chegamos a esse ponto, vamos ao caixa eletrônico e fazemos um novo saque.) No início dos anos 1960, o fisiologista suíço Albert Renold, que seguiu Ernst Wertheimer como o cientista proeminente no campo do metabolismo de gordura, explica do seguinte modo: nosso tecido adiposo, escreveu, é "o principal lugar onde se dá a regulação ativa de armazenamento e mobilização de energia, um dos principais mecanismos de controle responsáveis pela sobrevivência de qualquer organismo".

O fato de que a gordura está entrando e saindo de nossas células adiposas o dia todo, entretanto, não explica como as células decidem qual gordura entra e sai, ou qual gordura não tem escolha e é trancada do lado de dentro. Essa decisão é tomada de maneira muito simples, baseada na *forma* da gordura. A gordura em nosso corpo existe em duas formas diferentes, que servem a propósitos totalmente distintos. A gordura entra e sai de nossas células na forma de moléculas chamadas "ácidos graxos"; essa também é a forma que *queimamos* como combustível. Nós *armazenamos* gordura na forma de moléculas chamadas "triglicerídios" (ou "triglicérides"), que são compostas de três ácidos graxos ("tri") unidos por uma molécula de glicerol ("glicerídios").

A razão para essa distribuição de papéis é, mais uma vez, surpreendentemente simples: os triglicerídios são grandes demais para atravessar as membranas que circundam cada célula adiposa, ao passo que os ácidos graxos são pequenos o bastante para atravessar as membranas celulares com relativa facilidade, e assim o fazem. Circulando de um lado para outro, para dentro e para fora das células adiposas o dia todo, eles podem ser usados como combustível sempre que necessário. Os triglicerídios são a forma em que a gordura é fixada dentro das células adiposas, armazenada para uso futuro. Por essa razão, os triglicerídios primeiro precisam ser construídos dentro de uma célula adiposa (o termo técnico é "esterificados") a partir de seus componentes de ácido graxo, que é o que acontece.

Quando um ácido graxo entra em uma célula adiposa (ou quando é formado no interior da célula adiposa a partir da glicose), será ligado com a molécula de glicerol e outras duas de ácido graxo, e o resultado é um triglicerídio, uma molécula agora grande demais para sair da célula adiposa. Esses três ácidos graxos estão presos agora na célula adiposa até que a molécula de triglicerídios seja desmontada ou quebrada, quando então poderão sair da célula novamente e retornar à circulação. Alguém que, após comprar um móvel, percebeu que é grande demais para passar pela porta do cômodo ao qual se destinava entende a rotina. Você desmonta o móvel (se possível), atravessa a porta com cada uma das peças e, então, monta o móvel novamente do lado de dentro. E, se você resolver se mudar, e quiser levar esse móvel específico para a sua nova casa, repetirá o processo na outra direção.

Em consequência, qualquer coisa que promova a entrada de ácidos graxos em suas células adiposas, onde eles podem ser unidos na forma de triglicerídios, leva à

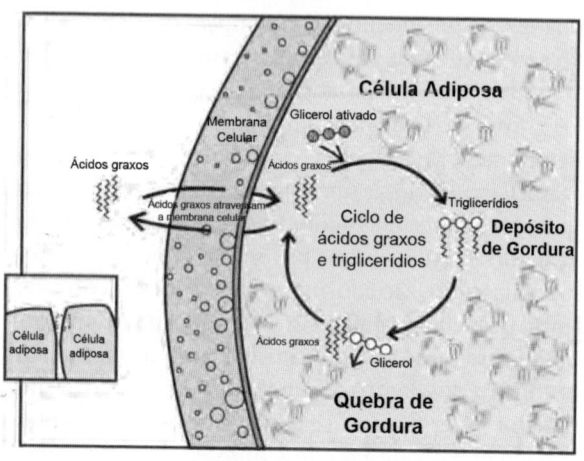

Os ácidos graxos são suficientemente pequenos para atravessar a membrana da célula adiposa e é o que fazem. Dentro da célula adiposa, os ácidos graxos unem-se para formar triglicerídios, moléculas grandes demais para atravessar a membrana celular. Essa é a forma em que armazenamos gordura.

acumulação de gordura e faz você engordar. Qualquer coisa que atue para decompor esses triglicerídios em ácidos graxos, de modo que os ácidos graxos possam escapar das células adiposas, faz você emagrecer. Como eu disse, é muito simples. E, conforme assinalou Edwin Astwood há meio século, há dúzias de hormônios e enzimas que estão envolvidos nesses processos, e é muito fácil imaginar como eles podem ser afetados de modo que muita gordura entre e pouca gordura saia.

No entanto, um único hormônio domina essa ação, e esse hormônio é a insulina. Astwood identificou isso há quase cinquenta anos, e tal questão jamais foi objeto de disputa. Como afirmei, secretamos insulina primordialmente em resposta aos carboidratos em nossa dieta e fazemos isso, em essência, para manter o açúcar no sangue sob controle.* Contudo, a insulina também atua simultaneamente para orquestrar o armazenamento e o uso de gordura e proteína. Ela garante, por exemplo, que nossas células musculares recebam proteína suficiente para realizar qualquer reconstrução e reparo que seja necessário, assim como garante que armazenemos combustível suficiente (glicogênio e também gordura e proteína) para funcionar de maneira adequada entre as refeições. E, uma vez que o lugar onde armazenamos combustível para uso posterior é em nosso tecido adiposo, a insulina é "o principal regulador do metabolismo da gordura", que é como foi descrita em 1965 por Salomon Berson e Rosalyn Yalow,

---

* A insulina também é secretada quando comemos alimentos ricos em proteínas, porém sua ação é muito mais controlada do que é para os carboidratos e depende, em grande parte, do conteúdo de carboidrato da refeição. Em consequência disso, são os carboidratos que efetivamente determinam a secreção de insulina.

os dois cientistas que inventaram a tecnologia necessária para medir os níveis hormonais em nosso sangue e realizaram grande parte das pesquisas sobre o assunto. (Yalow posteriormente ganhou o prêmio Nobel por esse estudo. Berson certamente o teria partilhado se não tivesse falecido antes de o prêmio ser concedido.)

A insulina realiza essa tarefa primordialmente por meio de duas enzimas. A primeira é a LPL, lipase lipoproteica, a enzima que mencionei anteriormente, quando estávamos falando sobre como as ratas ficam obesas quando seus ovários são removidos. A LPL é a enzima que se projeta da membrana de diferentes células e então retira a gordura da corrente sanguínea e a leva para o interior da célula. Se a LPL está na superfície de uma célula muscular, ela conduz a gordura para o músculo a fim de ser usada como combustível. Se está em uma célula adiposa, faz essa célula ficar mais gorda. (A LPL quebra as moléculas de triglicerídios na corrente sanguínea, fracionando-as nos ácidos graxos que as compõem, e então os ácidos graxos entram na célula.) Como falei anteriormente, o hormônio sexual feminino estrogênio inibe a atividade da LPL nas células adiposas e, desse modo, atua para reduzir a acumulação de gordura.

A LPL é a resposta simples para muitas das perguntas que levantei antes sobre os ondes e os porquês do ganho de peso. Por que homens e mulheres engordam de maneira diferente? Porque a distribuição de LPL é diferente, assim como a influência dos hormônios sexuais sobre a LPL.

Nos homens, a atividade da LPL é maior no tecido adiposo do intestino, e por isso é aí onde os homens tendem a engordar, ao passo que é menor no tecido adiposo abaixo da cintura. Uma razão pela qual os homens ficam mais gordos acima da cintura à medida que envelhecem é que eles secretam menos testosterona, um hormônio sexual masculino, e a testosterona inibe a atividade da LPL nas células adiposas abdominais. Menos testosterona significa mais atividade da LPL nas células adiposas do intestino e, portanto, mais gordura.

Nas mulheres, a atividade da LPL é elevada nas células adiposas abaixo da cintura, motivo pelo qual elas tendem a engordar nos quadris e nas nádegas, e baixa nas células adiposas do intestino. Após a menopausa, a atividade da LPL na gordura abdominal das mulheres se equipara à dos homens, e por isso elas também tendem a acumular gordura em excesso nessa região. Quando as mulheres ficam grávidas, a atividade da LPL aumenta nas nádegas e nos quadris; é aí que elas armazenam as calorias de que necessitarão mais tarde para alimentar o bebê. O acúmulo de gordura abaixo da cintura e na parte de trás também equilibra o peso do bebê crescendo no útero, na parte da frente. Depois que as mulheres dão à luz, a atividade da LPL abaixo da cintura diminui. Elas perdem o excesso de gordura que ganharam, ao menos em parte, mas a atividade da LPL aumenta em suas glândulas mamárias, de modo que elas possam usar essa gordura para produzir leite para o bebê.

A LPL também é uma excelente resposta para a pergunta de por que não perdemos gordura quando praticamos exercícios. Enquanto nos exercitamos, a atividade da LPL diminui em nossas células adiposas e aumenta em nossas células musculares. Isso impulsiona a liberação de gordura que se encontra em nosso tecido adiposo para que possamos queimá-la em nossas células musculares, que necessitam do combustível. Nós ficamos um pouco mais magros. Até aqui, tudo ótimo. Porém, quando paramos de nos exercitar, a situação se inverte. Agora a atividade da LPL sobre as células musculares cessa, tem início a atividade da LPL sobre as células adiposas, e estas voltam a armazenar a gordura que perderam durante o exercício. Nós engordamos novamente. (Isso também explica por que a prática de exercícios nos deixa famintos. Não só nossos músculos necessitam de proteína para se reabastecer e se reconstruir depois de um treinamento, como também nossa gordura é reabastecida ativamente. O resto do corpo tenta compensar essa perda de energia, e nosso apetite aumenta.)

Uma vez que a insulina é o principal regulador do metabolismo da gordura, não é de surpreender que seja o principal regulador da atividade da LPL. A insulina ativa a LPL nas células adiposas, em particular nas células de gordura do abdômen; ela "estimula" a LPL, como dizem os pesquisadores. Quanto mais insulina secretamos, mais ativa a LPL nas células adiposas e mais gordura é desviada da corrente sanguínea para ser armazenada nas células adiposas. A insulina também inibe a atividade da LPL nas células musculares, garantindo que elas não tenham ácidos graxos em excesso para queimar. (A insulina também diz às células musculares e a outras células do corpo para *não* queimarem ácidos graxos, mas, em vez disso, continuarem queimando o açúcar do sangue.) Isso significa que, quando ácidos graxos escapam de uma célula adiposa, se os níveis de insulina estiverem muito altos, esses ácidos graxos não serão absorvidos pelas células musculares e usados como combustível, mas acabarão retornando para o tecido adiposo.*

---

* Aqui está uma descrição técnica da edição de 2008 do *Williams Textbook of Endocrinology:* "A insulina influencia [o fracionamento dos triglicerídios em diferentes tecidos do corpo] por meio do estímulo da atividade da LPL no tecido adiposo".

A insulina também influencia uma enzima que não discutimos, a lipase sensível a hormônio ou HSL. E isso pode ser ainda mais crucial para o modo como a insulina regula a quantidade de gordura que armazenamos. Assim como a LPL atua para tornar as células adiposas mais gordas (e a nós também), a HSL atua para tornar as células adiposas mais magras (e a nós). Ela faz isso atuando no interior das células adiposas para decompor as moléculas de triglicerídios em ácidos graxos, de modo que esses ácidos graxos possam escapar para a circulação. Quanto mais ativa a HSL, mais gordura liberamos e podemos usar como combustível, e menos, obviamente, armazenamos. A insulina também inibe essa enzima HSL, impedindo o fracionamento dos triglicerídios no interior das células adiposas, mantendo em um nível mínimo o fluxo de ácidos graxos para fora das células de gordura. E é preciso apenas um pouco de insulina para realizar essa proeza de desligar a HSL e aprisionar a gordura em nossas células adiposas. Quando os níveis de insulina estão elevados, mesmo que só um pouco, a gordura então se acumula nas células adiposas.

A insulina também aciona um mecanismo nas células adiposas para que estas absorvam glicose – assim como faz nas células musculares –, o que aumenta a quantidade de glicose que as células adiposas metabolizam. Isso, por sua vez, aumenta a quantidade de moléculas de glicerol (um subproduto do metabolismo da glicose) nas células adiposas, e essas moléculas de glicerol podem agora se unir a ácidos graxos para formar triglicerídios, e assim mais gordura pode ser armazenada. Para garantir que teremos espaço para armazenar toda essa gordura, a insulina também atua para criar novas células adiposas, para o caso de aquelas que já temos estarem ficando cheias. E a insulina avisa as células hepáticas para não queimarem ácido graxo, mas, em vez disso, transformá-los novamente em triglicerídios e enviá-los de volta para o tecido adiposo. Desencadeia até mesmo a conversão de carboidratos diretamente em ácidos graxos no fígado e no tecido adiposo, embora o quanto isso de fato acontece em humanos (e não só em ratos de laboratório) ainda seja objeto de debate.

Em suma, tudo o que a insulina faz nesse contexto atua para aumentar a gordura que acumulamos e diminuir a gordura que queimamos. A insulina atua para nos fazer engordar.

A foto a seguir mostra um exemplo particularmente ilustrativo desse efeito da insulina sobre a acumulação de gordura, cortesia do manual *Endocrinology: An Integrated Approach*, de Stephen Nussly e Saffron Whitehead, que a Biblioteca Nacional de Medicina dos Estados Unidos disponibiliza on-line (http://www.ncbi.nlm.nih.gov/bookshelf/br.fcgi?book=endocrin). A legenda dessa foto é "Os efeitos da insulina sobre o tecido adiposo".

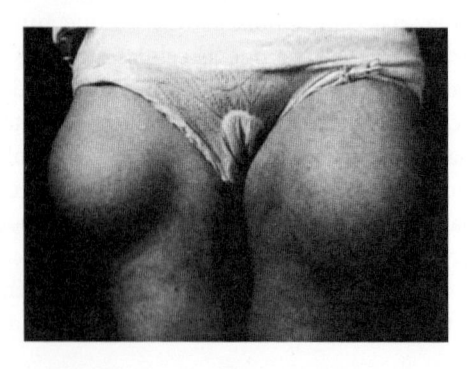

A mulher retratada desenvolveu diabetes tipo 1 quando tinha dezessete anos. A foto foi tirada 47 anos depois. Durante todos esses anos, ela fielmente injetou em si mesma suas doses diárias de insulina, sempre no mesmo lugar em ambas as coxas. O resultado: uma massa de gordura do tamanho de um melão em cada coxa. E isso obviamente não tem nada a ver com o quanto ela comeu; é apenas o efeito engordante ou "lipogênico" da insulina. Tenha em mente que levou décadas para que essa mulher acumulasse esses depósitos de gordura nada atraentes. Para ela, é provável que tenha sido quase imperceptível ano após ano, como é para muitos de nós quando engordamos.

Quando elevamos os níveis de insulina em nosso corpo, isso é o que acontece. É por isso que os diabéticos muitas vezes engordam quando são submetidos à terapia com insulina. (Resulta do "efeito lipogênico direto da insulina sobre o tecido adiposo, independentemente da ingestão de alimento", conforme explica o livro pioneiro no assunto, *Joslin: Diabetes Melito*.) Em um estudo publicado no *The New English Journal of Medicine* em 2008, diabéticos do tipo 2 em terapia intensiva com insulina ganharam, em média, 3,6 quilos, e quase um em cada três desses diabéticos ganhou mais de dez quilos em três anos e meio.

Uma vez que o nível de insulina na corrente sanguínea é determinado primordialmente pelos carboidratos que consumimos – sua quantidade e qualidade, conforme discutirei –, *são esses carboidratos que, em última instância, determinam quanta gordura acumulamos.* Aqui está a cadeia de acontecimentos:

1. Você pensa em comer uma refeição que contenha carboidratos.

2. Você começa a secretar insulina.
3. A insulina avisa as células adiposas para interromperem a liberação de ácidos graxos (inibindo a HSL) e absorverem mais ácidos graxos (via LPL) da circulação.
4. Você começa a sentir fome ou mais fome.
5. Você começa a comer.
6. Você secreta mais insulina.
7. Os carboidratos são digeridos e entram na circulação como glicose, elevando os níveis de açúcar no sangue.*
8. Você secreta ainda mais insulina.
9. A gordura ingerida por meio da alimentação é armazenada como triglicerídios nas células adiposas, assim como alguns dos carboidratos que são convertidos em gordura no fígado.
10. As células adiposas ficam mais gordas, e você também.
11. A gordura permanece nas células adiposas até que o nível de insulina cai.

Se você está se perguntando se algum outro hormônio nos faz engordar, a resposta é efetivamente não, com uma exceção importante.**

Uma maneira de conceber o que os hormônios fazem é que eles instruem o corpo a fazer alguma coisa – crescer e se desenvolver (hormônios do crescimento),

---

* Mais uma vez, isso não inclui a frutose, um caso especial, que discutirei a seguir.

** Um hormônio descoberto no fim dos anos 1980, conhecido como proteína estimulante de acilação, é, quase certamente, uma exceção insignificante. É secretado pelo próprio tecido adiposo, um processo que é regulado ao menos em parte pela insulina.

se reproduzir (hormônios sexuais), fugir ou lutar (adrenalina). Eles também disponibilizam o combustível para essas várias ações. Entre outras ações, eles avisam nosso tecido adiposo para que mobilize ácidos graxos e os torne disponíveis como fontes de energia.

Por exemplo, nós secretamos adrenalina em resposta a ameaças percebidas. Ela nos prepara para fugir ou lutar, se a necessidade surgir. Porém, se tivesse de fugir de um leão atacando, por exemplo, e não tivesse o combustível imediatamente disponível para correr mais ou mais depressa (e talvez as duas coisas) que o leão, você seria pego. Então, ao ver o leão, você secreta adrenalina, e a adrenalina, entre outras ações, avisa seu tecido adiposo para liberar ácidos graxos na circulação. Esses ácidos graxos, idealmente, fornecerão todo o combustível de que você necessita para fugir. Nesse sentido, todo hormônio – exceto a insulina – atua para liberar a gordura de nosso tecido adiposo. Eles nos tornam mais magros, ao menos temporariamente.

Esses outros hormônios, no entanto, têm de se esforçar muito mais para fazer com que a gordura seja liberada do tecido adiposo se o nível de insulina na circulação estiver elevado. A insulina sobrepuja o efeito de outros hormônios. É tudo muito racional. Se há muita insulina por perto, isso *deveria* significar que também há uma porção de carboidratos por perto para queimar – que o nível de açúcar no sangue está elevado – e que, por isso, não precisamos ou não queremos ácidos graxos no caminho. Em consequência, esses outros hormônios só liberam gordura do tecido adiposo quando os níveis de insulina estão baixos. (Os outros hormônios atuam estimulando a HSL a decompor as moléculas de triglicerídios, mas a HSL é tão sensível à insulina que os outros hormônios não conseguem superar sua ação.)

A única exceção importante é o cortisol. Esse é o hormônio que secretamos em resposta ao estresse ou à ansiedade. O cortisol, de fato, atua para colocar gordura em nosso tecido adiposo *e* para liberá-la. Coloca gordura estimulando a enzima LPL, tal como faz a insulina, e causando ou exacerbando uma condição conhecida como "resistência à insulina", que discutirei no próximo capítulo. Quando você é resistente à insulina, secreta mais insulina e armazena mais gordura.

Desse modo, o cortisol nos faz armazenar gordura tanto diretamente (por meio da LPL) quanto indiretamente (por meio da insulina). Mas, então, atua para liberar gordura de nossas células adiposas, basicamente estimulando a HSL, tal como fazem outros hormônios. Portanto, o cortisol pode nos fazer engordar ainda mais quando a insulina está elevada, mas também pode nos fazer emagrecer, como qualquer outro hormônio, quando os níveis de insulina estão baixos. E isso pode explicar por que algumas pessoas engordam quando ficam estressadas, ansiosas ou deprimidas e comem mais, enquanto outras pessoas fazem o oposto.

A conclusão é algo sabido (e quase sempre ignorado) há mais de quarenta anos. A única coisa que realmente precisamos fazer se queremos emagrecer – e se queremos eliminar gordura de nosso tecido adiposo e queimá-la – é diminuir nossos níveis de insulina e secretar menos insulina para começar. Essa foi a explicação de Yalow e Berson em 1965: liberar gordura de nosso tecido adiposo e então queimá-la para obter energia, escreveram, "só requer o estímulo negativo da deficiência de insulina". Se conseguirmos fazer que nossos níveis de insulina sejam suficientemente baixos (o estímulo negativo da deficiência de insulina), conseguiremos queimar gordura. Do contrário, não. Quando secretamos insulina, ou quando o nível de insulina em nosso sangue é atipicamente elevado, acumulamos gordura no tecido adiposo. É isso o que a ciência nos diz.

As implicações

Antes falei sobre o ciclo de 24 horas de armazenamento e queima de gordura. Ganhamos peso durante o dia, quando estamos digerindo as refeições (por causa dos efeitos dos carboidratos sobre a insulina), e perdemos peso nas horas até a nossa próxima refeição e durante a noite, enquanto estamos dormindo. Idealmente, a gordura que ganhamos durante as fases de armazenamento de gordura é contrabalançada pela gordura que perdemos durante as fases de queima de gordura. O que ganhamos durante o dia é queimado durante a noite, e é a insulina que, em última instância, controla esse ciclo. Como já disse antes, quando os níveis de insulina aumentam, armazenamos gordura. Quando diminuem, mobilizamos a gordura e a usamos como combustível.

Isso indica que qualquer coisa que nos faça secretar mais insulina do que a natureza pretendia, ou que mantenha os níveis de insulina elevados por mais tempo do que a natureza pretendia, prolongará os períodos durante os quais armazenamos gordura e encurtará os períodos em que a queimamos. Como sabemos, o desequilíbrio resultante – mais gordura armazenada, menos gordura queimada – pode beirar a quantia ínfima de vinte calorias por dia e pode nos levar à obesidade em um par de décadas.*

Ao prolongar os períodos em que estamos armazenando gordura em vez de queimando, a insulina, indiretamente, tem outro efeito. Lembre-se: dependemos de ácidos graxos para obter energia nas horas após uma refeição, à medida que o nível de açúcar no sangue cai para o nível em que se encontrava antes da refeição. Contudo, a insulina inibe a liberação de ácidos graxos pelas células adiposas e diz às outras células no corpo para queimarem carboidratos. Então, conforme o açúcar no sangue retorna a um nível saudável, precisamos de uma fonte de energia substituta.

Se a insulina continua elevada, a gordura não está disponível. E tampouco a proteína, que nossas células também podem usar como combustível se necessário: a insulina também atua para manter as proteínas armazenadas nos músculos. Assim, não podemos usar os carboidratos que armazenamos no fígado e no tecido muscular, porque a insulina mantém essas reservas igualmente indisponíveis.

Em consequência, as células ficam famintas por combustível, e podemos literalmente sentir a fome *delas*. Ou comemos mais cedo, ou comemos mais do que comeríamos, ou as duas coisas. Como expliquei, tudo o que nos faça engordar nos fará comer em excesso. É isso o que a insulina faz.

Enquanto isso, nosso corpo está crescendo porque estamos acumulando gordura, e portanto

---

* Em 1984, um brilhante fisiologista francês chamado Jacques Le Magnen descreveu a situação da seguinte maneira: "Não é um paradoxo", escreveu, "afirmar que os animais e os seres humanos que se tornam obesos ganham peso porque já não são capazes de perder peso".

nossa necessidade de combustível está aumentando. Quando engordamos, também ganhamos músculos para sustentar essa gordura. (Em parte, graças, mais uma vez, à insulina, que garante que a proteína que consumimos seja usada para restaurar os órgãos e as células musculares e construir mais músculos, se necessário.) Então, à medida que engordamos, nossa demanda por energia aumenta e, por essa razão, nosso apetite também aumenta – em particular, nosso apetite por carboidratos, porque esse é o único nutriente que nossas células queimam como combustível quando a insulina está elevada. Esse é um ciclo vicioso e é precisamente o que gostaríamos de evitar. Se somos predispostos a engordar, seremos levados a sentir um desejo incontrolado precisamente pelos alimentos ricos em carboidratos que nos fazem engordar.

Capítulo 12

Por que eu engordo e você não (ou vice-versa)

Se a insulina faz as pessoas engordarem, por que só alguns de nós engordamos? Afinal, todos secretamos insulina, e ainda assim muitos de nós somos magros e continuaremos magros a vida toda. Essa é uma pergunta sobre a natureza – nossa predisposição genética –, e não sobre os aspectos da dieta e/ou do estilo de vida que desencadeiam essa natureza.

A resposta está no fato de que os hormônios não atuam em um vácuo, e a insulina não é exceção. O efeito de um hormônio sobre determinado tecido ou célula depende de uma gama de fatores dentro e fora das células – das enzimas, por exemplo, tais como a LPL e a HSL. Isso possibilita que os hormônios tenham efeitos diferentes de uma célula para outra, de um tecido para outro, e até mesmo em diferentes estágios de nosso desenvolvimento e de nossa vida.

Uma maneira de conceber a insulina nesse contexto é como um hormônio que determina como os combustíveis são "distribuídos" pelo corpo. Após uma refeição, a insulina e as várias enzimas que ela influencia, como a LPL, determinam que proporção dos diferentes nutrientes será enviada para os tecidos, quanto será queimado, quanto será armazenado e como isso mudará de acordo com a necessidade e com o momento. Já que estou interessado em saber se os combustíveis serão armazenados ou usados para gerar energia, imagine a insulina e essas enzimas como determinando a direção do ponteiro naquilo que chamarei de mostrador de distribuição de combustível. Imagine que ele se parece com o mostrador de combustível em seu carro, mas em vez do "C" de "cheio" à direita, há um "G" de "gordura", e em vez do "V" de "vazio" à esquerda, há um "E" de energia.

Se o ponteiro aponta para a direita – em direção ao "G" –, significa que a insulina destina uma quantidade desproporcional das calorias que você consome para ser armazenada como gordura, em vez de ser usada pelos músculos como fonte de energia. Nesse caso, você terá uma tendência a engordar e terá menos energia disponível para atividade física, então também tenderá a ser sedentário. Quanto mais o ponteiro aponta para a gordura, mais calorias serão armazenadas e mais gordo você será. Se você não quiser ser sedentário, é claro, terá de comer mais para compensar essa perda de calorias na forma de gordura.* Os indivíduos com obesidade mórbida são os que se encontram à extrema direita nesse mostrador.

Se o ponteiro aponta para o outro lado – em direção ao "E" –, você estará queimando como combustível uma parte desproporcional das calorias que consome. Você terá energia de sobra para atividade

---

* Para ser preciso, a insulina acumula gordura no tecido adiposo e garante que permaneça lá. Nossos músculos são forçados a queimar mais carboidratos para compensar, e nós esgotamos nossas reservas de glicogênio, o que, por si só, poderia nos levar a sentir mais fome. O resultado é que queremos comer mais e gastar menos, enquanto nosso tecido adiposo simplesmente continua se enchendo de gordura.

física, mas pouca será armazenada como gordura. Você será magro e ativo (exatamente como se espera que seja) e comerá com moderação. Quanto mais o ponteiro aponta nessa direção, mais energia você terá para atividade física e menos será armazenada – e mais magro você será. Maratonistas esqueléticos situam-se nesse extremo. Seu corpo queima calorias – não as armazena – e, por isso, essas pessoas literalmente têm energia para queimar. Elas têm o que os cientistas que se dedicavam a pesquisar nosso metabolismo antes da Segunda Guerra Mundial teriam chamado de um impulso muito forte de ser fisicamente ativas.

O que determina a direção do ponteiro? A resposta não é tão simples quanto a quantidade de insulina que você secreta, embora isso provavelmente seja parte dela. Ao consumir o mesmo alimento contendo a mesma quantidade de carboidratos, algumas pessoas secretarão mais insulina do que outras e, com isso, terão mais tendência a acumular gordura e a ter menos energia. Seu corpo trabalha para manter os níveis de açúcar sob controle – porque um nível elevado de açúcar no sangue é nocivo – e estará disposto, se necessário, a abarrotar suas células adiposas para conseguir fazer isso.

Todavia, outro fator importante é o quanto suas células são sensíveis à insulina e com que rapidez elas se tornam insensíveis – a propriedade chamada "resistência à insulina" – em resposta à insulina que você secreta. Essa ideia de ser resistente à insulina é absolutamente crucial para entender as razões pelas quais engordamos e também muitas das doenças associadas a isso. Eu a retomarei com frequência.

Quanto mais insulina você secreta, maior a probabilidade de que suas células e seus tecidos tornem-se resistentes a essa insulina. Isso significa que será necessário mais insulina para fazer o trabalho de remoção da glicose, mantendo o açúcar no sangue sob controle. Uma maneira de conceber tal processo é que suas células tomam a decisão de que não querem mais glicose do que já tem – glicose demais também é tóxico para as células –, e por isso elas dificultam o trabalho da insulina de remover a glicose da corrente sanguínea.

O problema (ou a solução, dependendo do ponto de vista) é que o pâncreas responde secretando ainda mais insulina. E o resultado é um ciclo vicioso. Quando muita insulina é secretada – em resposta a carboidratos de fácil digestão, por exemplo –, suas células tendem a resistir aos efeitos dessa insulina, ao menos a curto prazo, principalmente as células musculares, porque elas já estão obtendo glicose suficiente. Se essas células tornam-se resistentes à insulina, mais insulina é necessária para manter os níveis de açúcar no sangue sob controle, e agora você secreta ainda mais insulina, o que induz a uma maior resistência à insulina. E o tempo toda essa insulina está atuando para fazer você engordar (armazenar calorias na forma de gordura), a não ser que suas células adiposas também sejam resistentes a ela.

Então, secretar mais insulina moverá o ponteiro no mostrador de distribuição de combustível em direção ao armazenamento de gordura. No entanto, se você secretar uma quantidade saudável de insulina, e ainda assim seu tecido muscular for relativamente rápido para se tornar resistente a essa insulina, acontecerá a mesma coisa. Você secretará mais insulina em resposta à resistência à insulina e ficará mais gordo.

Um terceiro fator é que suas células respondem de forma diferente à insulina. Células adiposas, células musculares e células hepáticas não se tornam resistentes à insulina todas ao mesmo tempo, no mesmo nível ou da mesma maneira. Algumas dessas células se tornarão mais ou menos sensíveis à insulina do que outras, o que significa que a mesma quantidade de insulina terá maior ou menor efeito em diferentes tecidos. E o modo como esses tecidos respondem também difere – de pessoa para pessoa e, conforme discutirei, ao longo do tempo em um mesmo indivíduo.

Quanto mais sensível determinado tecido for à insulina, mais glicose absorverá quando a insulina for secretada. Se for tecido muscular, armazenará mais glicose na forma de glicogênio e queimará mais como combustível. Se for tecido adiposo, armazenará mais gordura e liberará menos. Portanto, se suas células musculares forem muito sensíveis à insulina, mas suas células adiposas nem tanto, o ponteiro do mostrador de distribuição de combustível apontará em direção à queima de combustível. Seus músculos absorverão uma parte desproporcional da glicose dos carboidratos que você consome e o usarão como fonte de energia. O resultado: você será magro e fisicamente ativo. Se seus músculos forem relativamente insensíveis à insulina em comparação às suas células de gordura, seu tecido adiposo será o repositório de uma parcela desproporcional das calorias que você consome. Em consequência, você será gordo e sedentário.*

---

* O efeito de tornar determinados tecidos resistentes à insulina pode ser mimetizado em camundongos de laboratório, o que foi feito por pesquisadores do Centro de Diabetes Joslin, em Boston. Eles criaram camundongos que carecem dos chamados "receptores" de insulina em diferentes tecidos, o que significa que esses tecidos são completamente resistentes à insulina. Como esperado, os camundongos que (cont.)

Há mais uma complicação: o modo como seus tecidos reagem a variações na insulina mudará com o tempo (e em resposta à sua dieta, como discutirei em breve). À medida que você envelhece, torna-se mais resistente à insulina, mas isso quase sempre acontece primeiro com o seu tecido muscular e somente mais tarde, se é que acontece, com o seu tecido adiposo. Como regra geral, as células adiposas sempre permanecem mais sensíveis à insulina do que as células musculares. Então, mesmo que você seja magro e ativo quando jovem, com seu ponteiro apontando para a queima de gordura, suas células musculares tendem a se tornar resistentes à insulina com o passar dos anos. Diante disso, seu corpo responderá secretando mais insulina.

Isso significa que o ponteiro no mostrador de distribuição de combustível apontará para a direita à medida que você envelhece – mais calorias serão desviadas para o tecido adiposo, deixando cada vez menos disponíveis como combustível para o resto do corpo. Quando você chega à meia-idade, passa a ser cada vez mais difícil manter-se magro. Você também começará a manifestar uma série de outras perturbações metabólicas que acompanham a resistência à insulina e os níveis elevados de insulina que andam de mãos dadas: sua pressão sanguínea sobe, assim como o seu nível de triglicerídios; seu colesterol HDL (o "colesterol bom")

(cont.) carecem de receptores de insulina em suas células musculares, mas não em suas células adiposas, ficam obesos. Os animais destinam a glicose às células adiposas para serem armazenadas, e não às células musculares para serem usadas como fonte de energia. Os camundongos que carecem de receptores de insulina em suas células adiposas são magros e permanecem magros, mesmo quando são forçados a ingerir mais comida do que gostariam.

diminui; você se torna intolerante à glicose, o que significa que tem dificuldade para controlar o açúcar em seu sangue, e assim por diante. E você se torna cada vez mais sedentário, um efeito colateral do dreno de energia para o tecido adiposo.

De fato, a sabedoria convencional de que aqueles de nós que engordamos quando chegamos à meia-idade o fazemos porque nosso metabolismo desacelera provavelmente inverte a relação de causa e efeito. O mais provável é que nossos músculos tornem-se cada vez mais resistentes à insulina, e isso destine uma proporção maior da energia que consumimos para as células adiposas, deixando menos disponível para ser usada como combustível pelas células dos músculos e dos órgãos. Essas células agora geram menos energia, e é isso que queremos dizer quando afirmamos que nosso metabolismo desacelera. Nossa "taxa metabólica" diminui. Mais uma vez, o que parece ser uma causa do acúmulo de gordura – a desaceleração de nosso metabolismo – é, na verdade, um efeito. Você não engorda porque seu metabolismo desacelera; seu metabolismo desacelera porque você está engordando.

Antes de discutir os componentes culturais dessa questão, os alimentos que comemos que tornam as coisas piores e dos quais podemos prescindir, há mais uma questão de natureza que quero abordar: por que, hoje, nossas crianças estão ficando mais gordas, e talvez até saindo do útero mais gordas, do que há vinte ou trinta anos. Esse é um aspecto da epidemia de obesidade que veio à tona recentemente em estudos no mundo inteiro. Não só há mais crianças obesas do que nunca, como a maior parte dos estudos relata que elas são visivelmente mais gordas aos seis meses de idade, um fenômeno que obviamente não tem nada a ver com o comportamento.

Crianças gordas tendem a ter pais gordos, em parte devido a todas as formas pelas quais nossos genes controlam nossa secreção de insulina, incluindo como e quando nos tornamos resistentes à insulina. Mas também há outro fator que é motivo de preocupação. As crianças no útero recebem nutrientes da mãe (por meio da placenta e do cordão umbilical) em proporção ao nível desses nutrientes no sangue da mãe. Isso significa que, quanto mais alto o nível de açúcar no sangue da mãe, mais glicose seu filho recebe no útero.

À medida que o pâncreas dessa criança se desenvolve, aparentemente responde a essa dose mais elevada de glicose desenvolvendo mais células secretoras de insulina. Desse modo, quanto mais alto o nível de açúcar no sangue da mãe grávida, mais células secretoras de insulina seu filho desenvolverá e mais insulina ele secretará quando estiver prestes a nascer. Assim, o bebê terá nascido com mais gordura e terá uma tendência a secretar insulina em excesso e a se tornar resistente à insulina com o passar dos anos. Será predisposto a engordar à medida que envelhece. Em estudos com animais, essa predisposição normalmente só se manifesta quando o animal chega à meia-idade. Se essa observação se aplica aos humanos, alguns de nós somos programados no útero para engordar na meia-idade, mesmo apresentando poucos ou nenhum sinal dessa predisposição quando jovens.

Essa é quase certamente a razão pela qual mães obesas, mães diabéticas, mães que ganham peso em excesso durante a gravidez e mães que se tornam diabéticas na gravidez (uma condição conhecida como "diabetes gestacional"), todas elas tendem a ter bebês maiores e mais gordos. Essas mulheres tendem a ser resistentes à insulina e a ter níveis elevados de açúcar no sangue.

Se mães mais gordas têm bebês mais gordos, e bebês mais gordos se tornam mães mais gordas, onde isso termina? Tal fato insinua que, quando a epidemia de obesidade estourou, e todos começamos a ficar mais gordos, começamos a programar um número maior de nossas crianças, desde os primeiros meses de sua existência, para que venham a ser ainda mais gordas. De fato, não seria de surpreender se esse ciclo vicioso em particular fosse a única causa da epidemia de obesidade. Portanto, quando engordamos, temos de considerar mais do que nossa própria saúde. Nossos filhos, e os filhos deles, também podem pagar o preço. E, a cada geração, pode ser ainda mais difícil resolver o problema.

Capítulo 13

O que podemos fazer

Se você nasceu predisposto a engordar é algo que está além do seu controle. O que os princípios elementares da adiposidade nos ensinam, entretanto, é que essa predisposição é acionada pelos carboidratos que ingerimos – por sua quantidade e qualidade. Como afirmei antes, são os carboidratos que, em última instância, determinam a secreção de insulina, e a insulina é o que leva à acumulação de gordura corporal. Nem todos engordamos ao comer carboidratos; porém, para aqueles que engordam, os carboidratos são os culpados; quanto menos carboidratos ingerirmos, mais magros seremos.

Aqui cabe uma comparação com os cigarros. Nem todo fumante de longa data tem câncer de pulmão. Apenas um em cada seis homens e uma em cada nove mulheres. Contudo, para aqueles que têm câncer de pulmão, a fumaça do cigarro é, de longe, a causa mais comum. Em um mundo sem cigarros, o câncer de pulmão seria uma doença rara, como um dia já foi. Em um mundo sem dietas ricas em carboidratos, a obesidade também seria uma condição rara.

Não que todos os alimentos que contêm carboidratos sejam igualmente engordantes. Esse é um ponto crucial. Os alimentos mais engordantes são os que têm o maior efeito sobre os níveis de insulina e o açúcar em nosso sangue. São as fontes concentradas de carboidratos, em particular os que podemos digerir depressa: qualquer coisa feita de farinha refinada (pães, cereais e massas), carboidratos líquidos (cerveja, suco de fruta e refrigerante) e amidos (batata, arroz e milho). Esses alimentos inundam a corrente sanguínea com glicose rapidamente. O açúcar no sangue dispara; a insulina dispara. Nós ficamos mais gordos. Não é de surpreender que, durante cerca de duzentos anos, esses alimentos foram considerados particularmente engordantes (como discutirei mais tarde).*

Esses alimentos também são, quase invariavelmente, as calorias mais baratas disponíveis. Essa é a explicação óbvia para por que quanto mais pobres somos, mais gordos tendemos a ser; por que, como discuti no início, é tão fácil encontrar populações extremamente pobres, no passado e no presente, com taxas de obesidade e diabetes que só se equiparam às dos Estados Unidos e da Europa hoje. Essa foi a explicação proposta por médicos que trabalharam com essas populações nos anos 1960 e 1970, e agora sabemos que é corroborada pela ciência.

"A maioria dos países de terceiro mundo tem um consumo elevado de carboidratos", escreveu Rolf Richards, o jamaicano especialista em diabetes, em 1974. "É concebível que a disponibilidade de amido em detrimento da proteína animal, suprindo as principais necessidades calóricas dessas populações, leve a

---

* O modo como o açúcar em nosso sangue reage a diferentes alimentos é conhecido tecnicamente como "índice glicêmico", uma medida razoavelmente boa de como nossa insulina responde. Quanto mais elevado o índice glicêmico de determinado alimento, maior o nível de açúcar no sangue. Livros inteiros foram publicados sobre a ideia de minimizar o índice glicêmico em nossa dieta e, com isso, minimizar a insulina que secretamos e a gordura que acumulamos.

um aumento da lipogênese [formação de gordura] e ao desenvolvimento da obesidade." As pessoas nessas populações engordam não porque comem demais ou porque são sedentárias, mas porque os alimentos que elas ingerem – os amidos e grãos refinados que compõem a maior parte de sua dieta, assim como o açúcar – são literalmente engordantes.

Por outro lado, os carboidratos contidos em vegetais de folhas verdes, como espinafre e couve, estão unidos com fibras insolúveis e levam muito mais tempo para ser digeridos e entrar em nossa corrente sanguínea. Esses vegetais contêm mais água e menos carboidratos digeríveis com relação a seu peso do que os amidos como batatas. Temos de comer mais para obter a mesma quantidade de carboidratos, e esses carboidratos levam mais tempo para ser digeridos. Em consequência, os níveis de açúcar no sangue permanecem relativamente baixos quando comemos esses vegetais; eles iniciam uma secreção de insulina muito mais modesta e, portanto, são menos engordantes. É possível, porém, que algumas pessoas sejam tão sensíveis aos carboidratos em sua dieta que até mesmo essas folhas verdes sejam um problema.

Os carboidratos contidos nas frutas, embora relativamente fáceis de digerir, também são mais diluídos pela água e, por isso, menos concentrados que os carboidratos contidos nos amidos. Considerando uma maçã e uma batata do mesmo peso, a batata terá um efeito significativamente maior sobre o açúcar no sangue, o que indica que *deve* ser mais engordante. Mas isso não significa que as frutas não façam algumas pessoas engordarem.

O que torna as frutas preocupantes da perspectiva dos princípios elementares da adiposidade é que elas são doces ao paladar precisamente porque contêm um tipo de açúcar conhecido como frutose, e a frutose é um carboidrato particularmente engordante. À medida que nutricionistas e autoridades em saúde pública foram ficando cada vez mais desesperados em suas tentativas de controlar a epidemia de obesidade, eles também se tornaram cada vez mais estridentes em sugestões para que comamos frutas em abundância junto com vegetais verdes. As frutas não precisam ser processadas antes de serem ingeridas: são livres de gordura e de colesterol; têm vitaminas (sobretudo vitamina C) e antioxidantes; e, segundo essa lógica, devem ser boas para nós. Talvez. Porém, se somos predispostos a acumular gordura, é bem provável que a maioria das frutas piore o problema.

Os piores alimentos para nós, quase sem dúvida, são os açúcares – em particular a sacarose (açúcar de mesa) e os xaropes de milho ricos em frutose. Recentemente, as autoridades em saúde pública e os jornalistas passaram a atacar o xarope de milho rico em frutose como uma das causas da epidemia de obesidade. Ele foi introduzido em 1978 e substituiu o açúcar na maioria dos refrigerantes nos Estados Unidos em meados dos anos 1980. O consumo total de açúcar ("adoçantes calóricos", como o Departamento de Agricultura os chama, para distingui-los dos adoçantes artificiais "não calóricos") de súbito aumentou de aproximadamente 54,4 quilos para 68 quilos per capita por ano, já que os norte-americanos não perceberam que o xarope de milho rico em frutose era apenas outra forma de açúcar. Mas é. Eu me referirei a ambos como açúcares, porque são efetivamente idênticos. A sacarose, a substância branca granulada que colocamos em nosso café e polvilhamos em nosso cereal, é metade frutose e metade glicose. O xarope de milho rico em frutose, na forma em que tipicamente consumimos em sucos, refrigerantes e iogurtes de frutas, tem 55% de frutose (e é por isso que é conhecido na indústria alimentícia como HFCS-55, sendo HFCS suas iniciais em inglês), 42% de glicose e 3% de outros carboidratos.

É a frutose nesses adoçantes que os torna doces, assim como torna as frutas doces, e parece ser a frutose que os torna tão engordantes e, por sua vez, tão nocivos à nossa saúde. Ultimamente – antes tarde do que nunca –, a Associação Americana do Coração e outras autoridades passaram a atacar a frutose e, portanto, o açúcar e o xarope de milho rico em frutose, como causas da obesidade e, talvez, até mesmo de doenças cardiovasculares, mas eles o fazem primordialmente com base no fato de que esses adoçantes são "calorias vazias", o que significa que não vêm acompanhados de vitaminas, sais minerais ou antioxidantes. Isso, no entanto, perde de vista a questão principal. A frutose de fato tem efeitos nada saudáveis – inclusive nos fazer engordar – que têm pouco a ver com sua carência de vitaminas ou antioxidantes e muito mais com o modo como nosso corpo a processa. A combinação açucarada de frutose e glicose em proporções mais ou menos iguais pode ser particularmente eficaz em nos fazer engordar.

Quando digerimos os carboidratos contidos nos amidos, eles entram em nossa corrente sanguínea como glicose. O nível de açúcar no sangue aumenta; insulina é secretada e calorias são armazenadas como gordura. Quando digerimos açúcar ou xarope de milho rico em frutose, grande parte da glicose acaba indo parar na circulação, elevando nossos níveis de açúcar no sangue. A frutose, contudo, é metabolizada quase exclusivamente no fígado, que tem as enzimas necessárias para isso. Desse modo, a frutose não tem nenhum efeito imediato no açúcar em nosso sangue e em nossos níveis de insulina, mas a palavra-chave é "imediato" – tem uma porção de efeitos a longo prazo.

O corpo humano, e o fígado em particular, nunca evoluíram para lidar com a quantidade de frutose presente nas dietas modernas. A frutose existe nas frutas em quantidades relativamente pequenas – trinta calorias em uma xícara de mirtilos, por exemplo. (Algumas frutas, porém, como discutirei mais adiante, foram cruzadas por gerações para aumentar seu conteúdo de frutose.) Em uma lata de 350 mililitros de Coca-Cola ou de Pepsi, há o equivalente a oitenta calorias. A mesma quantidade de suco de maçã tem 85 calorias de frutose. Nosso fígado responde a essa inundação de frutose transformando grande parte dela em gordura e enviando para o nosso tecido adiposo. É por isso que, mesmo há quarenta anos, os bioquímicos referiam-se à frutose como o carboidrato mais "lipogênico" – é o que convertemos em gordura mais prontamente. Enquanto isso, a glicose que vem com a frutose eleva os níveis de açúcar no sangue, estimula a secreção de insulina e prepara as células adiposas para armazenar toda caloria que aparecer em seu caminho – incluindo a gordura gerada no fígado a partir da frutose.

Quanto mais desses açúcares consumimos, e há quanto mais tempo os temos presentes em nossa dieta, mais nosso corpo parece se adaptar, convertendo-os em gordura. Nosso "padrão de metabolismo da frutose" muda com o tempo, como afirma o bioquímico britânico Peter Mayes, especialista em frutose. Isso não só nos faz acumular gordura diretamente no fígado – uma condição conhecida como "doença hepática gordurosa" – como, ao que parece, faz com que nosso tecido muscular torne-se resistente à insulina por meio de um efeito dominó que é desencadeado pela resistência das células hepáticas.

Portanto, embora a frutose não tenha nenhum efeito imediato sobre o açúcar no sangue e a insulina, com o tempo – talvez alguns anos –, é uma causa provável de resistência à insulina e, com isso, a um aumento no acúmulo de calorias em forma de gordura. O ponteiro em nosso mostrador de distribuição de combustível apontará em direção ao armazenamento de gordura, mesmo que não tenha iniciado dessa maneira.

É bem possível que, se nunca comêssemos esses açúcares, jamais ficássemos obesos ou diabéticos, mesmo que a maior parte de nossa dieta ainda fosse composta de farinha e carboidratos ricos em amido. Isso explicaria por que algumas das populações mais pobres do mundo vivem à base de dietas ricas em carboidratos e não ficam obesas nem diabéticas, ao passo que outras não têm a mesma sorte. As que não ficam (ou ao menos não ficavam), como os japoneses e os chineses, são as que tradicionalmente comem muito pouco açúcar. Uma vez que você começa a engordar, se quiser interromper o processo e revertê-lo, esses açúcares devem ser o primeiro item a ser eliminado.

O álcool é um caso especial. Ele é metabolizado principalmente no fígado. Cerca de 80% das calorias de um trago de vodca, por exemplo, irão direto para o fígado a fim de serem convertidas em uma pequena quantidade de energia e uma grande quantidade de uma molécula chamada "citrato". O citrato, então, abastece o processo que produz ácidos graxos a partir da glicose. Desse modo, o álcool aumentará a produção de gordura no fígado, o que provavelmente explica a síndrome hepática gordurosa alcoólica. Também pode nos fazer engordar em outras partes do corpo, embora o fato de armazenarmos essas gorduras ou queimá-las dependerá do fato de comermos ou bebermos carboidratos junto com o álcool, o que normalmente fazemos. Cerca de um terço das calorias em uma cerveja típica, por exemplo, vem da maltose – um carboidrato refinado –, comparado aos dois terços do próprio álcool. Uma barriga de cerveja é o resultado visível.

Capítulo 14

Colhendo injustiças

A mensagem dos princípios elementares da adiposidade é muito simples: se você tem predisposição para engordar e quer ficar o mais magro que puder sem comprometer a saúde, precisa restringir os carboidratos e, então, manter baixos os níveis de insulina e de açúcar em seu sangue. O ponto a ter em mente é que você não perde gordura porque corta calorias; você perde gordura porque corta os alimentos que fazem engordar – os carboidratos. Se você atingir um peso com o qual esteja satisfeito e então acrescentar esses alimentos novamente à dieta, engordará outra vez. Que apenas algumas pessoas engordem ao comer carboidratos (assim como apenas algumas têm câncer de pulmão ao fumar) não muda o fato de que, se você é uma delas, só perderá peso e se manterá magro se evitar esses alimentos.

Essa não é a única injustiça. Não é nem mesmo a pior delas. Como afirmei na introdução, as implicações dos princípios elementares da adiposidade não incluem a capacidade de perder peso ou mantê-lo sem sacrifício. Até agora, a mensagem é de que os carboidratos nos fazem engordar e nos mantêm gordos. No entanto, os alimentos específicos responsáveis por nos fazer engordar são também aqueles que provavelmente ocupam os primeiros lugares em uma lista de alimentos que nos provocam desejos incontroláveis e sem os quais não gostaríamos de viver – massas, biscoitos, pães, batatas fritas, doces e cerveja entre eles.

Isso não é uma coincidência. Está claro, com base em pesquisas com animais, que os alimentos que os animais preferem comer, possivelmente em excesso, são aqueles que fornecem energia às células com mais rapidez – carboidratos de fácil digestão.

Outro fator é o quanto estamos com fome, que é outra maneira de dizer quanto tempo se passou desde nossa última refeição e quanta energia gastamos desde então. Quanto maior o intervalo entre uma refeição e outra e quanto mais energia gastamos, mais fome teremos. E, quanto mais fome tivermos, melhores os alimentos serão: *Uau! Isso foi ótimo. Eu estava morrendo de fome.* "Muitas vezes se afirma, e não sem razão", escreveu Pavlov há mais de um século, "que 'a fome é o melhor tempero'."

Mesmo antes de começarmos a comer, a insulina atua para aumentar nossa sensação de fome. Lembre-se de que começamos a secretar insulina só de pensar em comer (e, principalmente, comer doces e alimentos ricos em carboidratos), e essa secreção de insulina aumenta segundos após o primeiro bocado. Acontece mesmo antes de começarmos a digerir o alimento, e antes de aparecer glicose na corrente sanguínea. Essa insulina serve para preparar nosso corpo para o fluxo de glicose que ele está prestes a receber, armazenando outros nutrientes que se encontram na circulação – em particular, os ácidos graxos. Então, de fato, nossa experiência de fome aumenta só de pensar em comer, e aumenta ainda mais com os primeiros bocados. (Os franceses têm um ditado para isso: "*L'appétit vient en mangeant*", ou seja, o apetite vem ao comer.)

À medida que a refeição prossegue, esse "contexto metabólico de fome", como o chamou o cientista francês Jacques Le Magnen, começa a desaparecer, nosso apetite é saciado, e nossa percepção da palatabilidade da refeição, por mais saborosa que seja, também diminui. Agora, a insulina está atuando no cérebro para inibir o apetite e o ato de comer. Em consequência, nossos primeiros bocados de uma refeição invariavelmente nos parecerão mais saborosos do que os últimos. (É por isso que a frase em inglês "good to the last bite" [algo como "gostoso até a última mordida"] é usada para descrever um produto ou experiência que é particularmente apetitoso ou agradável.) Essa é a provável explicação fisiológica para por que muitos de nós – gordos ou magros – gostamos tanto de massas e biscoitos, além de outros alimentos ricos em carboidratos. Só de pensar neles, secretamos insulina. A insulina nos faz sentir fome, retirando temporariamente os nutrientes da circulação e armazenando-os, o que, por sua vez, nos faz saborear nossos primeiros bocados ainda mais. Quanto maior o nível de açúcar no sangue e a resposta da insulina a um determinado alimento, mais o apreciamos – mais saboroso ele nos parece.

É quase certo que essa resposta insulínica e glicêmica à palatabilidade é exagerada em pessoas obesas ou predispostas a engordar. E, quanto mais engordam, mais desejam alimentos ricos em carboidratos, porque sua insulina se tornará mais eficaz para armazenar gordura no tecido adiposo e proteínas nos músculos, onde não podem ser usadas como combustível.

Quando nos tornamos resistentes à insulina, o que um dia acabará acontecendo, passamos a ter mais insulina correndo por nossas veias durante grande parte do dia, se não o tempo todo. Com isso, também temos períodos mais longos a cada 24 horas em que o único combustível que podemos queimar é a glicose dos carboidratos. A insulina, lembre-se, está atuando para guardar a gordura e até mesmo o glicogênio (a forma que os carboidratos assumem quando armazenados) em local seguro para mais tarde. Está dizendo a nossas células que há açúcar em excesso no sangue para ser queimado, mas *não há*. Por isso, é glicose que desejamos. Mesmo quando você come gordura e proteína – um hambúrguer sem o pão, por exemplo, ou um pedaço de queijo –, a insulina atuará para armazenar esses nutrientes em vez de permitir que seu corpo os queime como combustível. Você terá pouco desejo de comer tais alimentos, a não ser que estejam acompanhados de um pão rico em carboidratos, porque seu corpo, no momento, tem pouco interesse em queimar esses nutrientes.

Os doces, mais uma vez, são um caso especial, o que provavelmente não será uma surpresa para alguém com uma queda por doces (ou alguém que já tenha criado um filho). Em primeiro lugar, os efeitos metabólicos singulares da frutose no fígado, combinados com o efeito estimulante da glicose sobre a insulina, talvez sejam suficientes para induzir desejos incontroláveis nas pessoas predispostas a engordar. Mas também há o efeito no cérebro: quando você come açúcar, de acordo com uma pesquisa de Bartley Hoebel, da Universidade de Princeton, isso desencadeia uma resposta na mesma parte do cérebro – conhecida como "centro de recompensas" – que a desencadeada por cocaína, álcool, nicotina e outras substâncias químicas viciantes. Todos os alimentos fazem isso em maior ou menor grau, porque é o que o sistema de recompensas aparentemente evoluiu para fazer: reforçar comportamentos que beneficiam a espécie (alimentar-se e fazer sexo). Contudo, o açúcar parece "roubar o sinal" em um nível não natural, como fazem a cocaína e a nicotina. Se acreditamos na pesquisa com animais, o açúcar e o xarope de milho rico em frutose são viciantes tal como as drogas, e pelas mesmas razões bioquímicas.*

Que tal esse ciclo vicioso? Os alimentos que nos fazem engordar nos fazem desejar precisamente os alimentos que nos fazem engordar. (Esse fato não é muito diferente de fumar: os cigarros que nos causam câncer de pulmão também nos fazem desejar os cigarros que nos causam câncer de pulmão.) Quanto mais engordantes os alimentos, e quanto maior a sua predisposição para engordar quando os ingere, maior o desejo. O ciclo pode ser quebrado, embora seja necessário combater esses desejos – assim como os alcoólatras podem parar de beber e os fumantes podem parar de fumar, mas não sem esforço e vigilância constantes.

---

* Até mesmo os bovinos podem ser induzidos a ingerir alimentos que costumam desprezar se estes forem "cobertos de açúcar", como relataram os pesquisadores no *Journal of Range Management* em 1952.

Capítulo 15

Por que as dietas funcionam ou não

A resposta simples para a pergunta de por que engordamos é que carboidratos nos fazem engordar; proteínas e gorduras, não. Mas, se é assim, por que todos nós conhecemos pessoas que seguiram dietas com baixo teor de gordura e perderam peso? Essas dietas, afinal, são relativamente ricas em carboidratos; portanto, não seria de se esperar que não funcionassem para ninguém?

A maioria de nós conhece pessoas que afirmam ter perdido peso significativo depois de entrar para programas como Vigilantes do Peso ou Jenny Craig, depois de ler *Skinny Bitch* ou *Mulheres francesas não engordam,* ou seguindo a dieta com baixíssimo teor de gordura prescrita por Dean Ornish em *Eat More, Weigh Less.* Quando os pesquisadores testam a eficácia das dietas em estudos clínicos, como o A TO Z da Universidade de Stanford que discutirei em breve, eles sempre concluem que alguns poucos indivíduos de fato perdem peso considerável seguindo dietas com baixo teor de gordura. Isso não significa que alguns de nós engordamos porque comemos carboidratos e emagrecemos quando não comemos, mas, para outros, evitar a gordura é a solução?

A resposta simples é: provavelmente não. A explicação mais provável é que toda dieta que funciona é porque o indivíduo que está seguindo essa dieta restringe a ingestão de carboidratos engordantes, seja por orientação explícita ou não. Em outras palavras, aqueles que perdem gordura em uma dieta o fazem por causa do que *não* estão comendo – os carboidratos engordantes –, e não por causa do que estão comendo.

Sempre que entramos em um regime sério de perda de peso, seja uma dieta ou um programa de exercícios, invariavelmente fazemos algumas modificações nos alimentos que ingerimos, independentemente das instruções que recebemos. Especificamente, eliminamos da dieta os carboidratos mais engordantes, porque esses são os mais fáceis de eliminar e os mais obviamente inapropriados se estamos tentando entrar em forma. Paramos de tomar cerveja, por exemplo, ou no mínimo tomamos menos, ou então passamos a tomar cerveja light. Possivelmente vemos isso como um corte de calorias, mas as calorias que estamos cortando são carboidratos e, o que é mais importante, são carboidratos líquidos, refinados, que são extremamente engordantes.

Deixamos de tomar refrigerantes calóricos – Coca-Cola, Pepsi – e os substituímos por água ou refrigerantes diet. Ao fazer isso, estamos eliminando não só os carboidratos líquidos que constituem as calorias, mas também a frutose, que é especificamente responsável por tornar os refrigerantes doces. O mesmo é válido para sucos de frutas. Uma mudança fácil em qualquer dieta é substituir sucos de frutas por água. Nós eliminamos barras de chocolate, sobremesas, bolos e bolachas. Mais uma vez, percebemos isso como corte de calorias – e talvez até mesmo como uma maneira de cortar gordura, o que pode ser –, mas também estamos cortando carboidratos, especificamente frutose. (Mesmo a dieta com baixíssimo teor de gordura de Dean Ornish restringe todos os carboidratos refinados, inclusive açúcar, arroz branco e farinha branca.* Isso, por si só, poderia explicar quaisquer benefícios que daí resultem.) Amidos como batata e arroz, carboidratos refinados como pães e massas, frequentemente serão substituídos por vegetais verdes, saladas, ou pelo menos grãos integrais, porque nos disseram, ao longo das últimas décadas, para comer mais fibras e comer alimentos que sejam de menor valor energético.

Se tentarmos cortar um número significativo de calorias de nossa dieta, estaremos cortando também a quantidade total de carboidratos que consumimos. Isso é pura aritmética. Se cortarmos todas as calorias que consumimos pela metade, por exemplo, estaremos cortando os carboidratos também pela metade. E, uma vez que os carboidratos constituem a maior proporção de calorias em nossa dieta, estes sofrerão a maior redução em termos absolutos. Mesmo se nossa meta for cortar as calorias de gordura, será extremamente difícil cortarmos mais de algumas centenas de calorias por dia reduzindo a gordura, e por isso teremos de comer menos carboidratos também. As dietas com baixo teor de gordura que são também menos calóricas reduzirão tanto quanto, ou até mais, o consumo de carboidratos.**

---

* O raciocínio de Ornish, conforme ele descreveu em 1996: "Carboidratos simples são absorvidos depressa e causam um rápido aumento na glicose sérica, provocando, assim, uma reação da insulina. A insulina também acelera a conversão de calorias em triglicerídios [e] estimula [...] a síntese de colesterol".

** Isso é algo que até mesmo os pesquisadores que realizam estudos clínicos testando a eficácia de diferentes dietas raramente reconhecem. Imagine que queiramos reduzir nossas calorias diárias de 2,5 mil para 1,5 mil, esperando perder um quilo de gordura por semana. E imagine que o conteúdo nutricional de nossa dieta atual seja o que (cont.)

Em síntese, toda vez que tentamos fazer dieta por algum dos métodos convencionais, e toda vez que decidimos "ter uma dieta balanceada" tal como definida atualmente, eliminamos também os carboidratos mais engordantes da dieta e alguma porção do total de carboidratos. E, se perdemos peso, é quase certo que a razão seja essa. (Esse é o oposto do que acontece, a propósito, quando os produtores de alimentos fabricam produtos com baixo teor de gordura. Eles eliminam parte da gordura e suas calorias, mas a substituem por carboidratos. No caso dos iogurtes desnatados, por exemplo, eles substituem grande parte da gordura eliminada por xarope de milho rico em frutose. Acreditamos que estamos comendo algo com baixo teor de gordura, bom para a saúde do coração, que levará à perda de peso. Na verdade, estamos engordando por causa da frutose e dos carboidratos acrescentados.)

Provavelmente, o mesmo é válido para aqueles que juram que perderam seus quilos a mais praticando exercícios regularmente. Raras são as pessoas que

---

(cont.) as autoridades consideram ideal – 20% proteína, 30% gordura e 50% carboidratos. Isso equivale a 500 calorias de proteínas, 750 de gordura e 1,25 mil de carboidratos. Se mantivermos o mesmo equilíbrio de nutrientes, mas ingerirmos apenas 1,5 mil calorias por dia, isso equivale a 300 calorias de proteínas, 450 de gordura e 750 de carboidratos. Com isso, reduzimos 200 calorias de proteínas, 300 de gordura e 500 de carboidratos. Se tentarmos comer ainda menos gordura – digamos, apenas 25% das calorias, significativamente menos do que a maioria de nós tolera – estaremos comendo 300 calorias de proteína, 375 de gordura e 825 de carboidratos. Eliminamos 375 calorias de gordura por dia, mas ainda assim estamos cortando 425 calorias de carboidratos. E, se aumentarmos a quantidade de proteína que comemos, comeremos ainda menos carboidratos para compensar.

começam a correr ou nadar ou fazer aeróbica cinco vezes por semana para emagrecer e não fazem alguma modificação em sua dieta. Ao contrário, elas cortam o consumo de cerveja e refrigerante, reduzem os doces e talvez até tentam substituir o amido por vegetais verdes.

Quando as dietas com restrição de calorias fracassam, que é o que geralmente acontece (e o mesmo pode ser dito com relação aos programas de exercícios), a razão é que elas restringem outra coisa que não os alimentos que nos fazem engordar. Restringem gorduras e proteínas, que não têm nenhum efeito duradouro sobre a insulina e o depósito de gordura, mas são necessárias como fontes de energia e para a reconstrução de células e tecidos. Privam o corpo inteiro de nutrientes e energia, em vez de ter como alvo específico o tecido adiposo. Todo peso que se venha a perder só poderá ser mantido enquanto o indivíduo que está seguindo a dieta for capaz de suportar a fome, e mesmo então as células de gordura estarão atuando para recuperar a gordura que estão perdendo, assim como as células musculares estarão tentando obter proteínas para se reconstruir e manter sua função, e a quantidade total de energia que o indivíduo gasta será reduzida para compensar.

O que os princípios elementares da adiposidade nos ensinam é que os regimes para perder peso funcionam quando eliminam os carboidratos engordantes da dieta; do contrário, não. O que o regime deve fazer, em essência, é regular novamente o tecido adiposo para que este libere as calorias que acumulou em excesso. Qualquer mudança que o indivíduo faça que não seja nessa direção (sobretudo reduzir as gorduras e as proteínas consumidas) privará o corpo de outras formas (de energia e das proteínas necessárias para a reconstrução muscular), e a fome resultante levará ao fracasso.

Capítulo 16

Uma digressão histórica sobre o carboidrato engordante

"Oh, céus!", todos vocês, leitores de ambos os sexos, gritarão, "Oh, céus! Mas que professor malvado! Aqui, em uma única palavra, ele nos proíbe de comer tudo o que mais amamos, aqueles pãezinhos [...] e aqueles cookies [...] e uma centena de outras coisas feitas com farinha e manteiga, com farinha e açúcar, com farinha e açúcar e ovos! Ele não deixa nem mesmo as batatas ou o macarrão! Quem teria esperado isso de um amante da boa comida que parecia tão agradável?"
"O que é isso que eu escuto?", exclamo, fazendo a expressão mais severa possível, a que faço, talvez, uma vez por ano. "Muito bem, então! Engordem! Tornem-se feios, e pesados, e asmáticos, e finalmente morram em sua própria gordura derretida: eu estarei lá para assistir."

Jean Anthelme Brillat-Savarin, 1825

Jean Anthelme Brillat-Savarin nasceu em 1755. Ele primeiro se formou advogado e depois se tornou político. Sua paixão, no entanto, sempre foi a comida e a bebida, ou o que ele chamava de "prazeres da mesa". Começou a anotar seus pensamentos sobre o assunto nos anos 1790; e os publicou em um livro, *A fisiologia do gosto*, em dezembro de 1825. Morreu de pneumonia dois meses depois, mas *A fisiologia do gosto* continuou nas livrarias desde então. "Dize-me o que comes", Brillat-Savarin escreveu de forma memorável, "e te direi quem és."

Entre os trinta capítulos, ou "meditações", em *A filosofia do gosto*, Brillat-Savarin incluiu dois sobre obesidade – um sobre a causa e um sobre a prevenção. No decurso de trinta anos, escreveu, ele tivera mais de quinhentas conversas com companheiros de jantar que eram "ameaçados ou afligidos pela obesidade", um "homem gordo" após outro, declarando sua devoção ao pão, ao arroz, às massas e às batatas. Isso levou Brillat-Savarin a concluir que as raízes da obesidade eram óbvias. A primeira era uma predisposição natural para engordar. "Algumas pessoas em quem as forças digestivas produzem, em condições normais, um maior suprimento de gordura são, por assim dizer, destinadas a ser obesas", escreveu. A segunda eram "os amidos e as farinhas que o homem usa como base da alimentação diária", e acrescentou que "o amido produz esse efeito mais rapidamente e certamente quando é ingerido junto com açúcar".

Isso, é claro, significava que a cura também era óbvia. "Uma dieta antigordura", Brillat-Savarin escreveu, "é baseada na causa mais comum e mais ativa da obesidade, uma vez que, como já se mostrou claramente, é só por causa de grãos e amidos que ocorre a congestão de gordura, tanto no homem quanto nos animais [...] Pode-se deduzir, como consequência exata, que uma abstinência mais ou menos rígida de tudo o que é rico em farinha ou amido levará a uma diminuição do peso."

Como afirmei antes, repetindo a mim mesmo sobre a questão da repetição, muito pouco do que falei até agora é novidade. Isso inclui a ideia de que os carboidratos causam obesidade e de que a abstinência de açúcares, farinhas e amidos é o método óbvio de cura e prevenção. O que Brillat-Savarin escreveu em 1825 foi repetido e reinventado várias vezes desde então. Até os anos 1960, era a sabedoria convencional, que nossos pais ou avós instintivamente acreditavam ser verdade. Então, o paradigma do balanço calórico tomou conta, e a dieta que Brillat-Savarin recomendou em 1825 e outras similares foram retratadas pelas autoridades em saúde pública como excêntricas e perigosas – "conceitos insólitos de nutrição e dieta", como a Associação Médica Americana as descreveu em 1973.

Ao adotar essa postura, as autoridades conseguiram evitar que muitos experimentassem as dietas e certamente conseguiram impedir que os médicos as recomendassem ou corroborassem. Como Dean Ornish, um médico que ficou famoso por uma dieta de composição nutricional oposta (pobre em gorduras e *rica* em carboidratos), gostava de dizer exatamente nesse contexto, podemos perder peso usando uma série de coisas que não são boas para nós – cigarro e cocaína, por exemplo –, mas não significa que devamos fazer isso.

Essa é mais uma das tendências mistificadoras da dieta e da nutrição no último século. A noção do carboidrato engordante, de fato, esteve presente durante grande parte dos últimos duzentos anos. Considere, por exemplo, dois romances publicados com quase um século de diferença. Em *Anna Karênina*, de Tolstói, escrita em meados da década de 1870, o amante de Anna, o conde Vronsky, abstém-se de carboidratos quando está se preparando para a corrida de cavalos que é o clímax do romance. "No dia das corridas em Krásnoie Sieló", Tolstói escreveu, "[Vronsky] veio comer um bife no refeitório dos oficiais do regimento mais cedo que de costume. Não precisava controlar-se com severidade porque rapidamente alcançara o peso devido, de quatro *puds* e meio; porém, era preciso não engordar e por isso fugia dos alimentos farináceos e açucarados." Em 1964, o personagem Herzog, de Saul Bellow, no romance de mesmo nome, nega a si mesmo uma barra de chocolate com lógica idêntica, embora, no caso de Herzog, "pensando no dinheiro que gastara com roupas novas, que não entrariam se ele comesse carboidratos".

É nisso que os médicos acreditavam e é o que diziam a seus pacientes obesos. Quando os médicos pararam de acreditar nisso, um processo que começou nos anos 1960 e terminou no final dos anos 1970, aconteceu de coincidir com o início da atual epidemia de obesidade e diabetes. Considerando que nossos médicos, em sua maioria, compraram a ideia de que evitar carboidratos como uma forma de perder peso é um conceito insólito de nutrição, eu gostaria de revisar a história completa dessa ideia para que todos possamos entender de onde vem e para onde foi.

Até os primeiros anos do século XX, os médicos consideravam a obesidade uma doença, e praticamente incurável, contra a qual, tal como o câncer, era razoável tentar de tudo. Induzir pacientes a comer menos e/ou praticar mais exercícios era apenas um dos muitos tratamentos que poderiam ser considerados.

Na edição de 1869 do *The Practice of Medicine*, o médico britânico Thomas Tanner publicou uma longa lista de tratamentos "ridículos" que os médicos prescreveram para a obesidade ao longo dos anos. Estes incluíam de tudo, de terapias surreais – "sangria da jugular", por exemplo, e "sanguessugas no ânus" – a elementos da sabedoria convencional de nossos dias, tais como "comer refeições bem leves, de substâncias que possam ser facilmente digeridas" e dedicar "muitas horas por dia a caminhar ou andar de bicicleta". "Todos esses planos", escreveu Tanner, "por mais que fossem realizados com perseverança, foram incapazes de alcançar o objetivo desejado; e o mesmo deve ser dito da simples sobriedade ao comer e beber." (Tanner acreditava, no entanto, que a abstinência de carboidratos fosse um método, talvez o único, que funcionava. "Alimentos vegetais e farináceos [ricos em amido] são engordantes, e as substâncias que contêm sacarina [isto é, doces] principalmente", escreveu.)

Naquela época, um médico francês e cirurgião militar aposentado chamado Jean-François Dancel havia chegado às mesmas conclusões que seu compatriota Brillat-Savarin. Dancel apresentou suas ideias sobre obesidade em 1844 à Academia Francesa de Ciências e então publicou um livro, *Obesity, or Excessive Corpulence: The Various Causes and the Rational Means of a Cure,* que foi traduzido para o inglês em 1864. Dancel afirmou que poderia curar a obesidade "sem uma única exceção" se pudesse induzir seus pacientes a se alimentarem "primordialmente de carne" e ingerirem "apenas uma pequena quantidade dos outros alimentos".

Dancel argumentou que os médicos de sua época acreditavam que a obesidade fosse uma doença incurável porque as dietas que eles prescreviam para curá-la eram precisamente as que a causavam (um argumento também implícito em seu livro, obviamente). "Os autores médicos afirmam que os alimentos têm uma influência decisiva na produção da corpulência", escreveu. "Eles proíbem o consumo de carne e recomendam vegetais com alto teor de água, como espinafre, azedinha, saladas, frutas etc. e, para beber, água; ao mesmo tempo orientam seus pacientes a comerem o mínimo possível. Eu afirmo como um axioma, em oposição à opinião aceita durante séculos, que uma dieta substancial, como é o caso da carne, não produz gordura, e nada é mais capaz de produzir gordura do que vegetais aquosos e água".

Sua fé em uma dieta à base de carne apoiou-se nos estudos do químico alemão Justus Liebig, que argumentava corretamente que, nos animais, a gordura não é formada a partir de proteínas, mas a partir da ingestão de gorduras, amidos e açúcares. "Todo alimento que não seja carne – todo alimento rico em carbono e hidrogênio [isto é, carboidratos] – deve ter uma tendência a produzir gordura", escreveu Dancel. "Esses são os únicos princípios nos quais qualquer tratamento racional para a cura da obesidade pode basear-se de maneira satisfatória." Dancel também observou, como fariam Brillat-Savarin e outros, que os animais carnívoros nunca são gordos, ao passo que os herbívoros, alimentando-se exclusivamente de plantas, muitas vezes o são: "Os hipopótamos, por exemplo," escreveu Dancel, "com sua forma tão grosseira devido à sua imensa quantidade de gordura, alimentam-se exclusivamente de matéria vegetal – arroz, painço, cana-de-açúcar etc."

A dieta foi então reinventada por William Harvey, um médico britânico, após visitar Paris em 1856 e assistir à famosa palestra de Claude Bernard sobre diabetes. Conforme Harvey contou mais tarde, Bernard descreve como o fígado secreta glicose, o mesmo carboidrato que pode ser encontrado no açúcar e no amido, e é o nível dessa glicose no sangue que é atipicamente elevado nos diabéticos. Isso levou Harvey a considerar o que era então um fato conhecido, que uma dieta sem açúcares nem amido refrearia a secreção de açúcar na urina de um diabético. Então, ele especulou que a mesma dieta poderia funcionar também como uma dieta de emagrecimento.

"Sabendo, também, que uma dieta à base de sacarina [doces] e farináceos [amidos] é usada para engordar certos animais," Harvey escreveu, "e que na diabetes toda a gordura do corpo rapidamente desaparece, ocorreu-me que a obesidade excessiva poderia ter alguma ligação com a diabetes quanto à sua causa, embora seja muito diversa em seu desenvolvimento; e que se uma dieta puramente animal era útil para tratar a diabetes, uma combinação de alimentos de origem animal com uma dieta vegetal que não contivesse açúcares nem amido poderia servir para interromper a formação excessiva de gordura."

Em agosto de 1862, Harvey prescreveu sua dieta para um agente funerário obeso de Londres chamado William Banting (que apresentei brevemente em um capítulo anterior, falando sobre suas experiências com a prática de remo). Em maio do ano seguinte, Banting tinha perdido dezesseis quilos – ele chegou a perder 22 –, o que o levou a publicar uma *Carta sobre a corpulência*, de dezesseis páginas, descrevendo suas tentativas anteriores de perder peso, todas inúteis, e seu sucesso sem esforço quando ele passou a se alimentar à base de carne, peixe, aves de caça e não mais de alguns poucos gramas de fruta ou pão torrado por dia. (A dieta de Banting incluía uma quantia considerável de álcool – quatro ou cinco taças de vinho por dia, um cordial todas as manhãs e um copo de gim, uísque ou conhaque todas as noites.)

"Pão, manteiga, leite, açúcar, cerveja e batata", escreveu Banting, "eram os principais (e, eu pensava, inocentes) elementos de minha subsistência, ou, de todo modo, eles foram adotados livremente durante muitos anos. Estes, disse meu excelente consultor, contêm amido e sacarina, tendendo a criar gordura, e devem ser totalmente evitados. À primeira vista, tive a impressão de que me sobravam poucas opções de alimentação, mas meu bom amigo logo me mostrou que havia muitas. Fiquei muito feliz em experimentar o plano e, em poucos dias, encontrei nele enormes benefícios."

A *Carta sobre a corpulência* de Banting instantaneamente se tornou um best-seller e foi traduzida em toda parte. No outono de 1864, até mesmo o imperador da França estava "experimentando o sistema de Banting e, segundo se diz[ia], já se beneficiou enormemente com isso". Banting deu crédito a Harvey pela dieta, mas foi o nome de Banting que entrou na língua inglesa (e na sueca) como um verbo que significa "fazer dieta", e foi ele o alvo das críticas da comunidade médica. "Nós aconselhamos o sr. Banting, e todos de sua espécie, a não se meter novamente com literatura médica e cuidar de seu próprio negócio", escreveu *The Lancet*, uma publicação médica britânica.

Ainda assim, quando o Congresso de Clínica Médica reuniu-se em Berlim em 1886 e realizou uma sessão sobre dietas populares, a dieta de Banting foi considerada uma das três que poderiam ser usadas com segurança para tratar pacientes obesos. As outras duas eram pequenas variações elaboradas por renomados médicos alemães – uma prescrevia ainda mais gordura, e a outra (com base nos estudos de Dancel) menos líquidos, carnes mais magras e exercício físico. Ambas permitiam o consumo irrestrito de carne, mas proibiam quase totalmente açúcares e amidos.

Quando Hilde Bruch relatou essa história em 1957, ela observou que o tratamento para obesidade não havia mudado muito desde então. "O grande progresso no controle alimentar da obesidade foi o reconhecimento de que a carne, a 'comida forte', não produzia gordura", escreveu, "e de que eram os alimentos inocentes, como pães e doces, que levavam à obesidade."

É difícil imaginar hoje o quão amplamente aceita era essa noção, considerando-se as tentativas por parte das autoridades nos últimos quarenta anos de tachá-la como uma moda recorrente. Listarei alguns exemplos dos conselhos sobre emagrecimento tirados da literatura médica até os anos 1960.

Na edição de 1901 de *The Principles and Practice of Medicine*, William Osler, considerado o pai da medicina moderna na América do Norte, aconselha mulheres obesas a "evitar ingerir comida demais, porém principalmente a reduzir os amidos e açúcares".

Em 1907, James French, em *A Textbook of the Practice of Medicine*, afirma: "A apropriação excessiva da alimentação que se observa na obesidade deriva, em parte, da gordura ingerida com o alimento, porém mais especificamente dos carboidratos".

Em 1925, H. Gardiner-Hill, da Faculdade de Medicina do Hospital St. Thomas, de Londres, descreve sua dieta com restrição de carboidratos em *The Lancet*: "Todas as formas de pão contêm uma grande proporção de carboidratos, variando de 45 a 65%, e o percentual em uma torrada pode ser de até 60%. Devem, portanto, ser condenadas".

Entre 1943 e 1952, médicos de quatro instituições – a Faculdade de Medicina da Universidade de Stanford, a Faculdade de Medicina da Universidade de Harvard, o Children's Memorial Hospital em Chicago, e o Hospital de Nova York e sua instituição parceira, a Faculdade de Medicina da Universidade de Cornell – publicaram suas respectivas dietas para o tratamento de pacientes obesos. Todas as quatro eram efetivamente idênticas. Aqui estão as "Regras Gerais" da versão de Chicago:

1. Não consuma açúcar, mel, xarope, compotas, geleias ou doces.
2. Não consuma frutas em calda enlatadas.
3. Não consuma bolos, biscoitos, tortas, pudins, sorvetes à base de creme ou de água.
4. Não consuma alimentos que contenham amido de milho ou farinha adicionada, tais como molho gravy ou bechamel.
5. Não consuma batata, batata-doce, nenhum tipo de macarrão (de sêmola, com ovos, de arroz), leguminosas secas (feijão, lentilha, grão-de-bico) nem frescas (ervilha, fava).
6. Não consuma alimentos fritos preparados com manteiga, banha de porco, óleo ou substitutos da manteiga.
7. Não consuma refrigerantes à base de cola, gengibre, ervas ou de qualquer outro tipo.
8. Não consuma nenhum alimento não permitido na dieta e apenas as quantidades permitidas na dieta.

E esta é a dieta para tratamento de obesidade publicada no livro *The Practice of Endocrinology*, de 1951, coeditado por sete importantes médicos britânicos liderados por Raymond Greene, provavelmente o endocrinologista britânico mais influente do século XX (e irmão do romancista Graham Greene):

Alimentos a serem evitados:

1. Pães e demais produtos feitos de farinha [...]
2. Cereais, incluindo cereais matinais e mingaus
3. Batatas e todos os outros tubérculos de fécula branca
4. Alimentos que contêm muito açúcar
5. Todos os doces [...]

Você pode comer o quanto quiser dos seguintes alimentos:

1. Carne, peixe, aves
2. Todos os vegetais verdes
3. Ovos, desidratados ou frescos
4. Queijo
5. Frutas, se forem sem açúcar ou adoçadas com sacarina, exceto bananas e uvas

Bem-vindo ao que foi, um dia, a sabedoria convencional. Era tão arraigada que, quando a Marinha dos Estados Unidos estava navegando pelo Pacífico rumo ao Oeste, na última etapa da Segunda Guerra Mundial, o *U.S. Forces' Guide*, guia oficial das forças armadas norte-americanas, alertava os soldados de que eles poderiam ter "dificuldade em controlar a circunferência da cintura" nas Ilhas Carolinas, um arquipélago a nordeste da Nova Guiné, porque "a alimentação básica dos nativos são vegetais ricos em amido – fruta-pão, taro, inhame, batata-doce e araruta".

Em 1946, quando foi publicada a primeiríssima edição de *Baby and Child Care*, a bíblia do Dr. Spock sobre a criação de bebês, esta aconselhava: "A quantidade de alimentos simples e ricos em amido (cereais, pães, batatas) consumidos é o que determina, no caso da maioria das pessoas, quanto [peso] elas ganham ou perdem". E essa frase foi mantida em todas as edições – mais cinco, constituindo, ao todo, cerca de 50 milhões de exemplares – durante o meio século seguinte.

Em 1963, quando Sir Stanley Davidson e Reginald Passmore publicaram *Human Nutrition and Dietetics*, considerado por uma geração de médicos britânicos a fonte definitiva de sabedoria alimentar, eles escreveram: "Todos os 'regimes de emagrecimento' populares envolvem uma restrição nos carboidratos da dieta". E aconselharam: "A ingestão de alimentos ricos em carboidratos deve ser drasticamente reduzida, já que a indulgência excessiva em relação a tais alimentos é a causa mais comum de obesidade". Naquele mesmo ano, Passmore foi coautor de um artigo publicado no *British Journal of Nutrition* que começava com a seguinte declaração: "Toda mulher sabe que o carboidrato faz engordar; isso é algo de conhecimento geral, e poucos nutricionistas discordariam".

Nessa época, os médicos haviam começado a testar a eficácia das dietas que restringiam carboidratos e começaram a relatar esses estudos e sua própria experiência clínica. (O primeiro foi em 1936 por Per Hanssen, médico no Steno Memorial Hospital, em Copenhagen.) Os resultados foram inequívocos: as dietas pareciam induzir a uma significativa perda de peso, sem requerer que os pacientes passassem fome.

Os estudos pioneiros foram realizados pela empresa DuPont em Delaware no fim da década de 1940. "Nós insistimos para que nossos funcionários acima do peso reduzissem as porções que comiam, contassem as calorias, limitassem a quantidade de gordura e carboidrato em suas refeições, praticassem mais exercícios", explicou George Gehrmann, presidente da divisão de medicina industrial da empresa. "Nada disso funcionou." Então, Gehrmann pediu para seu colega Alfred Pennington investigar o problema, e Pennington prescreveu uma dieta à base de carne para vinte funcionários acima do peso. Eles perderam, em média, um quilo por semana, raramente comendo menos de 2,4 mil calorias por dia, sendo que a média era de 3 mil calorias, o dobro do que normalmente se prescreve nas dietas de fome que ainda hoje querem nos obrigar a seguir. "Foi notável a ausência de fome entre as refeições", Pennington escreveu, "um aumento da energia física e uma sensação de bem-estar." Os funcionários da DuPont não podiam comer mais de oitenta calorias de carboidratos por refeição. "Em alguns casos", Pennington relatou, "até mesmo essa quantidade de carboidratos impedia a perda de peso, embora a ingestão [irrestrita] quase exclusiva de proteína e gordura tenha dado resultado."

As conclusões de Pennington foram então confirmadas nos anos 1950 por Margaret Ohlson, presidente do departamento de nutrição da Universidade do Estado de Michigan, e por sua aluna Charlotte Young, que trabalhava na Universidade de Cornell. Quando alunos acima do peso eram colocados em dietas de fome convencionais, segundo relatou Ohlson, eles emagreciam pouco e "relatavam uma absoluta falta de 'vigor' [...] [e]

desanimavam porque estavam sempre conscientes de sentir fome". Quando comiam apenas algumas centenas de calorias de carboidratos por dia, mas muita proteína e gordura, perdiam, em média, 1,36 quilo por semana e "relatavam uma sensação de bem-estar e satisfação. A fome entre as refeições não era um problema".

Os relatórios continuaram na década de 1970. Alguns médicos prescreveram restrição de carboidratos com um limite à quantidade de gordura e proteína que poderia ser ingerida – permitindo de seiscentas a 2,1 mil calorias por dia – e alguns receitaram uma dieta do tipo "coma o quanto quiser", o que significa carne, ave e peixe à vontade, proteína e gordura à vontade, mas pouquíssimos carboidratos. Alguns médicos não permitiram praticamente nada de carboidratos, nem mesmo vegetais verdes. Alguns permitiram o equivalente a quatrocentas calorias diárias. Esses estudos foram realizados em hospitais e universidades de diversos países, como Estados Unidos, Reino Unido, Canadá, Cuba, França, Alemanha, Suécia e Suíça. As dietas foram prescritas para crianças e adultos obesos, homens e mulheres, e os resultados foram invariavelmente os mesmos. Os indivíduos que seguiam as dietas perdiam peso com pouco esforço e sentiam pouca ou nenhuma fome no processo.

Em meados dos anos 1960, quando os médicos começaram a proferir conferências regulares dedicadas à obesidade, estas sempre incluíam uma única palestra sobre terapia alimentar, e essa palestra invariavelmente versava sobre a eficácia singular das dietas com restrição de carboidratos.* Cinco dessas conferências foram

---

* Essas conferências não incluem uma discussão sobre dietas com restrição de calorias para tratar a obesidade, porque esses médicos já sabiam que as dietas com restrição de calorias fracassavam em praticamente todos os casos. (cont.)

realizadas nos Estados Unidos e na Europa entre 1967 e 1974. A maior foi nos Institutos Nacionais de Saúde em Bethesda, Maryland, em outubro de 1973. A palestra sobre tratamento com dieta foi ministrada por Charlotte Young, da Universidade de Cornell.

Young examinou a história centenária do carboidrato engordante, incluindo o estudo de Pennington na Dupont e o de Ohlson na Universidade do Estado de Michigan. Ela falou sobre seu próprio estudo, em que rapazes obesos foram submetidos a dietas de 1,8 mil calorias. Todas essas dietas incluíam a mesma quantidade de proteína, mas algumas praticamente não incluíam carboidratos e sim muita gordura; outras continham algumas centenas de calorias de carboidratos e não tanta gordura. "A perda de peso, a perda de gordura e o percentual do peso perdido em forma de gordura pareciam estar inversamente relacionados com o nível de carboidrato nas dietas", Young relatou. Em outras palavras, quanto menos carboidratos e quanto mais gordura esses homens comiam, mais peso e mais gordura corporal perdiam – exatamente o que os princípios elementares da adiposidade teriam previsto. Além disso, todas essas dietas com restrição de carboidratos, segundo Young, "deram excelentes resultados clínicos, medidos por indicadores como ausência de fome, alívio da sensação de fadiga excessiva e perda de peso satisfatória, mostrando-se adequadas para uma redução de peso a longo prazo e o subsequente controle do peso".

(cont.) Em certas ocasiões, entretanto, incluíam uma discussão sobre a eficácia de um jejum completo, que funcionava, mas só enquanto os pacientes continuassem jejuando.

Você poderia pensar que, considerando esses resultados, confirmados em estudos em vários países, e considerando a ciência do metabolismo da gordura – os princípios elementares da adiposidade – que, até então, havia sido desenvolvida em detalhes, a comunidade médica e as autoridades em saúde pública poderiam ter tido uma epifania. Talvez, poderiam ter lançado uma campanha para convencer os indivíduos que ganham peso com facilidade a evitar, no mínimo, os mais engordantes dos alimentos ricos em carboidratos – os açúcares e os carboidratos refinados, de fácil digestão. Mas isso, obviamente, não foi o que aconteceu.

Nos anos 1960, a obesidade passou a ser percebida como um distúrbio alimentar, e por isso a ciência da regulação da gordura, como afirmei antes, não era considerada relevante (e ainda não o é). Os princípios elementares da adiposidade foram discutidos em publicações de fisiologia, endocrinologia e bioquímica, mas raramente nas publicações médicas ou na literatura sobre obesidade propriamente dita. Quando isso aconteceu, como em um longo artigo no *The Journal of the American Medical Association* em 1963, foram ignorados. Poucos médicos estavam dispostos a aceitar uma cura para a obesidade baseada na noção de que as pessoas gordas podem comer grandes porções de algum alimento, muito menos comer o quanto quiserem. Essa ideia simplesmente contrariava o que agora passara a ser aceito como a razão óbvia pela qual as pessoas engordam: que elas comem demais.

Mas havia também outro problema. As autoridades na área da saúde passaram a acreditar que a gordura da dieta causa doenças cardiovasculares e que os carboidratos são o que essas autoridades viriam a chamar de "saudáveis para o coração". É por isso que a famosa

Gorduras, óleos e doces
Consumir com moderação

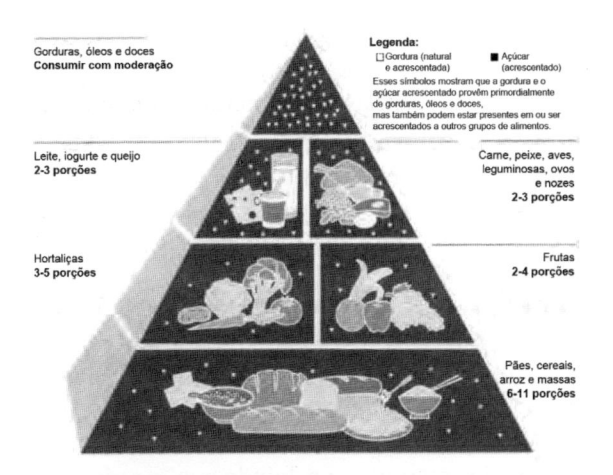

Legenda:
☐ Gordura (natural e acrescentada)   ■ Açúcar (acrescentado)
Esses símbolos mostram que a gordura e o açúcar acrescentado provêm primordialmente de gorduras, óleos e doces, mas também podem estar presentes em ou ser acrescentados a outros grupos de alimentos.

Leite, iogurte e queijo
2-3 porções

Carne, peixe, aves, leguminosas, ovos e nozes
2-3 porções

Hortaliças
3-5 porções

Frutas
2-4 porções

Pães, cereais, arroz e massas
6-11 porções

Fonte: Departamento de Agricultura / Departamento de Saúde e Serviços Humanos dos Estados Unidos

Pirâmide Alimentar do Departamento de Agricultura dos Estados Unidos mais tarde colocaria as gorduras e os óleos no topo para "serem usados com moderação"; a carne estava perto do topo porque a carne vermelha (e também peixes e aves, em menor grau) tem gordura considerável – mesmo a carne magra –, e os carboidratos livres de gordura – ou carboidratos engordantes, como eram conhecidos – estavam na base, os elementos essenciais de uma dieta supostamente saudável.

Essa crença no carboidrato como "saudável para o coração" teve início nos anos 1960 e não podia ser conciliada com a ideia de que os carboidratos nos fazem engordar. Afinal, se a gordura na dieta causa ataques cardíacos, uma dieta que substitua carboidratos por alimentos mais gordurosos ameaça nos matar, mesmo que nos faça emagrecer no processo. Em consequência, médicos e nutricionistas começaram a atacar as dietas com restrição de carboidratos, porque compraram a ideia das doenças cardiovasculares, que mal haviam sido testadas na época e, quando o foram, não se confirmaram (como discutirei em seguida). Eles acreditaram nisso, porém, porque pessoas que eles respeitavam acreditaram nisso, e essas pessoas acreditaram nisso porque... bem, outras pessoas que elas respeitavam acreditaram nisso.

Um exemplo particularmente notório vem do *The New York Times* em 1965, o mesmo ano em que a Sociedade Americana de Fisiologia publicou um *Handbook of Physiology* de 180 páginas dedicado à ciência do metabolismo da gordura – um assunto que abordei no capítulo anterior –, concluindo que "o carboidrato ativa a insulina que ativa a gordura".

O artigo do *Times*, "New Diet Decried by Nutritionists: Dangers Are Seen in Low Carbohydrate Intake" ["Nova dieta condenada por nutricionistas: os perigos do baixo consumo de carboidratos"], citou Jean Mayer, da Universidade de Harvard, como tendo declarado que prescrever dietas com restrição de carboidratos ao público era "o equivalente a assassinato em massa".

Assassinato em massa.

A lógica de Mayer? Bem, primeiro, como o *Times* explicou, "é um fato médico que nenhum indivíduo que esteja fazendo dieta consegue perder peso a não ser que corte o excesso de calorias, seja consumindo menos, seja queimando-as". Hoje sabemos que esse não é um fato médico, mas os nutricionistas não sabiam disso em 1965, e a maioria deles continua sem saber. Segundo, uma vez que essas dietas restringem carboidratos, elas compensam permitindo mais gordura. É o alto teor de gordura das dietas, explicava o *Times*, o que levou Mayer a fazer a acusação de assassinato em massa.

É assim que tais dietas vêm sendo tratadas desde então. A crença de que a gordura da alimentação causa doenças cardiovasculares – sobretudo a gordura saturada – levou diretamente à ideia de que os carboidratos as previnem. No início dos anos 1980, Jane Brody, do *Times*, a jornalista mais influente dos últimos quarenta anos em matéria de nutrição, dizia-nos: "Precisamos comer mais carboidratos", defendendo pão e amido como alimentos dietéticos. "Comer massa não só está na última moda", escreveu ela, "como também pode ajudar a perder peso." Em 1983, quando as autoridades britânicas compilaram suas "Proposals for Nutritional Guidelines for Health Education in Britain" ["Propostas para diretrizes nutricionais para educação em saúde na Grã-Bretanha"], tiveram de explicar que "a recomendação nutricional anterior no Reino Unido, de limitar a ingestão de todos os carboidratos como uma maneira de controlar o peso, vai na contramão do pensamento atual".

Essa lógica possivelmente atingiu o ápice do absurdo em 1995 (ao menos espero que sim), quando a Associação Americana do Coração (AHA) publicou um panfleto afirmando que podemos comer praticamente tudo sem culpa – até mesmo doces e açúcares – desde que tenha pouca gordura: "Para controlar a quantidade e o tipo de gordura, os ácidos graxos saturados e o colesterol que você ingere", aconselhou a AHA, "escolha lanches de outro grupo de alimentos, tais como [...] biscoitos e bolachas light [...] pretzels sem sal, balas duras, balas de goma, açúcar, xarope, mel, geleias e compotas (para untar)".

Essa recomendação e o ato de evitar dietas com restrição de carboidratos talvez fizessem sentido se a gordura na dieta realmente causasse doenças cardiovasculares, como nos dizem há cinquenta anos. Contudo, sempre houve evidências abundantes indicando que essa obsessão com a gordura na alimentação é equivocada – outro caso em que as autoridades de saúde pública enganam primeiro a si mesmas e depois ao resto de nós, porque pensavam que sabiam a verdade sobre determinado assunto antes de realizar qualquer pesquisa significativa. No próximo capítulo, discutirei o que a história da nossa espécie tem a dizer sobre se uma dieta que proíbe *apenas* os carboidratos engordantes – amidos, qualquer produto feito de farinha, açúcares – é saudável ou não, mesmo que isso signifique comer uma quantidade considerável de carne e gordura no lugar. No capítulo seguinte, discutirei o que dizem as últimas pesquisas médicas sobre a natureza de uma dieta saudável.

Capítulo 17

Carne ou vegetais?

Em 1919, um cardiologista de Nova York chamado Blake Donaldson começou a prescrever dietas à base de carne para seus pacientes obesos e acima do peso – "obesos cardíacos", ele os chamava, porque há noventa anos esses homens eram obviamente os principais candidatos a ter um ataque do coração. Conforme Donaldson contou, ele visitara o Museu de História Natural da cidade e perguntara aos antropólogos residentes o que nossos ancestrais pré-históricos comiam, e eles lhe disseram "a carne mais gorda que conseguissem caçar", com alguns poucos tubérculos e bagas para variar. Então, Donaldson decidiu que a carne gorda devia ser "a parte essencial de qualquer dieta redutora", e foi isso que prescreveu a seus pacientes: 225 gramas três vezes por dia, com uma pequena porção de fruta ou batata no lugar dos tubérculos e das bagas. Donaldson continuou com essa prescrição até se aposentar, quarenta anos depois, tratando, com sucesso (ou, ao menos, foi o que ele disse), 17 mil pacientes por seus problemas de peso.*

---

* Foi a dieta de Donaldson que levou Alfred Pennington a tratar os executivos da DuPont com dietas à base de carne no fim dos anos 1940, e foi o trabalho de Pennington que levou Herman Taller, um obstetra de Nova York, a escrever *Calorias não engordam*, que se tornou um dos livros de dieta (cont.)

Donaldson pode ter estado à frente de seu tempo ou não, mas o argumento de que devemos comer aquilo que evoluímos para comer continuou firme desde então. A ideia é de que, há quanto mais tempo determinado tipo de alimento é parte da dieta humana, mais benéfico e menos nocivo provavelmente é – mais bem-adaptados a esse alimento nos tornamos. E se um alimento é novo nas dietas humanas, ou novo em grande quantidade, é provável que ainda não tenhamos tido tempo de nos adaptar, e por isso está nos prejudicando.

Essa lógica está implícita em praticamente todas as recomendações de saúde pública sobre a prevenção de doenças crônicas. Foi promovida explicitamente nos anos 1980 por Geoffrey Rose, epidemiologista britânico, em dois artigos – "Strategy of Prevention" ["Estratégia de prevenção"] e "Sick Individuals and Sick Populations" ["Indivíduos doentes e populações doentes"] – que se tornariam alguns dos artigos mais influentes em saúde pública. As únicas medidas que as autoridades em saúde pública podem recomendar como formas de prevenir doenças crônicas, afirmou Rose, são as que eliminam "fatores não naturais" e restauram a "normalidade biológica" – isto é [...], as condições às quais supostamente estamos geneticamente adaptados. [...] Pode-se presumir que tais medidas normalizadoras sejam seguras e, portanto, devemos estar preparados para defendê-las com base em um pressuposto de benefício razoável".

A pergunta óbvia é: quais são as "condições às quais supostamente estamos geneticamente adaptados"? Como se vê, o que Donaldson presumiu em 1919 é, ainda

(cont.) mais controversos já escritos, e, no processo, deu forma a grande parte do debate, ainda em andamento, sobre carboidratos e dietas com restrição de carboidratos.

hoje, a sabedoria convencional: nossos genes foram definidos pelos 2,5 milhões de anos durante os quais nossos ancestrais viveram como caçadores e coletores antes da introdução da agricultura há 12 mil anos. Esse é um período de tempo conhecido como a Era Paleolítica ou, em termos menos técnicos, a Idade da Pedra, porque começa com o desenvolvimento das primeiras ferramentas de pedra. Constitui mais de 99,5% da história humana – mais de 100 mil gerações de seres humanos vivendo como caçadores-coletores em comparação a seiscentas gerações consecutivas de agricultores ou as dez gerações que viveram na era industrial.

Não é controverso dizer que o período agrícola – o último 0,5% da história de nossa espécie – teve pouco efeito significativo sobre nossa composição genética. O que é significativo é o que comemos durante os 2,5 milhões de anos que precederam a agricultura – a Era Paleolítica. Essa pergunta jamais pode ser respondida definitivamente, porque essa era, afinal, precedeu o registro humano. O melhor que podemos fazer é o que os antropólogos nutricionais começaram a fazer em meados dos anos 1980 – usar as sociedades caçadoras-coletoras dos dias de hoje como representantes de nossos ancestrais da Idade da Pedra.

Em 2000, pesquisadores dos Estados Unidos e da Austrália publicaram uma análise das dietas de 229 populações caçadoras-coletoras que sobreviveram o suficiente no século XX para que sua alimentação fosse estudada por antropólogos.* Essa análise ainda é considerada a mais abrangente já feita sobre o assunto das dietas de caçadores-coletores de nossos dias e, por conseguinte, sobre a natureza das dietas, como Rose teria dito, "às quais supostamente somos geneticamente

---

* Por Loren Cordain et al.; ver Referências.

adaptados". Quatro de suas conclusões são relevantes para nossa questão: se uma dieta que nos mantém magros – a qual não contenha carboidratos engordantes – pode ser uma dieta saudável.

Em primeiro lugar, "quando e onde era ecologicamente possível", os caçadores-coletores consumiam "grandes quantidades" de alimentos de origem animal. De fato, uma em cada cinco dessas 229 populações subsistia quase exclusivamente da caça e da pesca. Essas populações obtinham mais de 85% de suas calorias da carne ou do peixe; algumas obtinham 100%. Isso, por si só, nos diz que é possível sobreviver, se não prosperar, à base de dietas completamente isentas de frutas, hortaliças e grãos. Apenas 14% dessas populações caçadoras-coletoras obtinham mais de metade de suas calorias das plantas. Nenhuma dessas populações era exclusivamente vegetariana. Consideradas como um todo, essas populações caçadoras-coletoras obtinham, em média, cerca de dois terços de suas calorias dos animais e um terço das plantas.

A segunda lição é sobre o conteúdo de gordura e proteína dessas dietas. Durante os últimos cinquenta anos, disseram-nos para seguir dietas com baixo teor de gordura – como aconselha a Pirâmide Alimentar do Departamento de Agricultura dos Estados Unidos –, e nós certamente tentamos fazer isso. Em média, obtemos 15% de nossas calorias das proteínas, 33% da gordura e o restante (mais de 50%) dos carboidratos. Contudo, esses caçadores-coletores modernos tinham uma dieta bem diferente e, portanto, é muito provável que nossos ancestrais paleolíticos também. Suas dietas tinham muito mais proteína em comparação com as de hoje (de 19 a 35% das calorias), e muito mais gordura (de 28 a 58% das calorias). E algumas dessas populações consumiam até 80% de suas calorias da gordura, como os inuítes, por exemplo, antes de comerciar com os europeus e acrescentar açúcar e farinha à sua dieta.

Os caçadores-coletores, como os pesquisadores explicaram, preferencialmente comiam os animais mais gordos que pudessem caçar; preferencialmente comiam as partes mais gordas do animal, incluindo órgãos, língua e medula óssea; e comiam "praticamente toda" a gordura do animal. Em outras palavras, eles preferiam as carnes gordas e os órgãos à carne magra dos músculos do tipo que hoje compramos no supermercado ou pedimos nos restaurantes.*

Em terceiro lugar, essas dietas eram pobres em carboidratos "segundo os padrões ocidentais" – estes forneciam, *em média*, de 22 a 40% da energia. Uma razão óbvia para isso é que esses caçadores-coletores preferiam a carne, se pudessem obtê-la. Outra é que os alimentos vegetais silvestres têm "relativamente pouco carboidrato" em comparação com os farináceos e amidos que ingerimos hoje. Todos os alimentos vegetais que essas populações coletavam (sementes, nozes, raízes, tubérculos, bulbos, "partes diversas das plantas" e frutas) tinham o que os nutricionistas hoje chamam de baixo índice glicêmico: eram lentos para elevar o açúcar no sangue, o que determinava uma resposta de insulina igualmente lenta e moderada. Esses caçadores-coletores não só comiam relativamente poucos carboidratos, como os carboidratos digeríveis que eles comiam costumavam estar combinados com fibras insolúveis, o que fazia que a grande maioria desses alimentos vegetais fosse muito difícil e demorada de

---

* O mesmo comportamento é típico dos carnívoros. Os leões, por exemplo, comem a carne gorda dos órgãos de suas presas e deixam a "carne magra dos músculos" para os abutres.

digerir. (Um argumento para a invenção da culinária, hoje discutido com seriedade, é que esta primeiro foi usada para tornar comestíveis os tubérculos e outras plantas e só mais tarde para cozinhar carnes.) Em outras palavras, eles não eram engordantes.

A única coisa que podemos dizer com certeza, como fez essa análise, é que essa dieta dos caçadores-coletores é completamente diferente da dieta recomendada hoje, que inclui grãos e amidos de fácil digestão e ricos em carboidratos – incluindo milho, batata, arroz, trigo e feijão. De fato, todos os alimentos ricos em carboidratos que os princípios elementares da adiposidade (e evidências anedóticas, ao menos até os anos 1960) nos dizem que são engordantes são acréscimos muito recentes às dietas humanas. Com efeito, muitos desses alimentos só estão disponíveis há algumas centenas de anos – o último milésimo de 1% de nossos 2,5 milhões de anos no planeta. O milho e a batata são originários do Novo Mundo, só se espalhando para a Europa e então para a Ásia depois de Colombo; a máquina de refinar farinha e açúcar data do final do século XIX. Há apenas duzentos anos, comíamos menos de um quinto do açúcar que comemos hoje.

Até mesmo as frutas que comemos hoje são muitíssimo diferentes das variedades silvestres consumidas pelos caçadores-coletores, seja em sua versão moderna ou paleolítica. E agora elas estão disponíveis no mundo inteiro, e não só durante alguns meses do ano – fim do verão e inverno nos climas temperados. Embora, atualmente, os nutricionistas considerem que frutas em abundância são uma parte necessária de uma dieta saudável, e tenha se tornado comum afirmar que um problema com as dietas ocidentais é sua relativa ausência de frutas, vale lembrar que só cultivamos frutas há alguns milhares de anos e que as frutas dos tipos que comemos hoje – maçã Fuji, pera Williams e laranja-baía – foram produzidas para ser muito mais suculentas e mais doces do que suas variedades silvestres e, de fato, são muito mais engordantes.

O ponto essencial, como observou essa análise de 2000, é que os alimentos modernos que hoje constituem mais de 60% de todas as calorias na dieta típica ocidental – incluindo grãos de cereal, laticínios, bebidas, óleos vegetais e molhos para salada, além de açúcar e doces – "praticamente não eram fonte de energia na típica dieta dos caçadores-coletores". Se acreditarmos que nossa composição genética tem algo a dizer sobre o que constitui uma dieta saudável, então a provável razão pela qual amidos de fácil digestão, carboidratos refinados (farinha e arroz branco) e açúcares engordam é que nós não evoluímos para ingeri-los – e certamente não nas quantidades que ingerimos hoje em dia. Que uma dieta seria mais saudável sem eles parece bastante óbvio. Quanto a carne, peixe e aves, quanto a proteína e gordura, esses seriam os itens essenciais de uma dieta saudável, já que aparentemente o foram para nossos ancestrais durante 2,5 milhões de anos.

Se invertemos esse argumento evolutivo, chegamos à experiência de populações isoladas que deixam de comer sua dieta tradicional e passam a incorporar os tipos de alimentos que comemos diariamente nas sociedades modernas ocidentalizadas. Os especialistas em saúde pública chamam isso de "transição nutricional", que invariavelmente é acompanhada de uma transição epidemiológica – o surgimento de uma série de doenças crônicas que hoje são conhecidas como doenças ocidentais exatamente por essa razão. Essas doenças incluem obesidade, diabetes, doenças cardiovasculares, hipertensão e AVC, câncer, Alzheimer e outras demências, cáries, periodontite, apendicite, úlceras, diverticulite, cálculo biliar, hemorroidas, veias varicosas e constipação. Essas doenças e condições são comuns em sociedades que têm dietas ocidentais e estilos de vida modernos, mas são incomuns, se não inexistentes, em outras sociedades. Quando essas sociedades tradicionais adotam dietas e estilos de vida ocidentais – por meio de intercâmbios ou emigração (voluntária ou forçada, como no comércio de escravos) –, essas doenças logo aparecem.

Essa associação entre doenças crônicas e dietas ou estilos de vida modernos foi observada pela primeira vez em meados do século XIX, quando um médico francês chamado Stanislas Tanchou destacou que "o câncer, assim como a insanidade, parece aumentar com o progresso da civilização". Agora, conforme observa Michael Pollan, é um dos fatos incontestáveis da dieta e da saúde. Siga uma dieta ocidental, tenha doenças ocidentais – notadamente obesidade, diabetes, doenças cardiovasculares e câncer.* Essa é uma das principais razões pelas quais os

---

* Em 1997, John Higginson, diretor e fundador da Agência Internacional para Pesquisa sobre Câncer da Organização Mundial da Saúde, descreveu como um "choque cultural" a experiência de estudar medicina na Europa ou nos Estados Unidos e depois sair para trabalhar em uma dessas sociedades não ocidentalizadas, como ele fizera na África do Sul meio século antes. Os médicos descobriram, escreveu ele, "que os padrões e a partenogênese das doenças [...] eram muito diferentes daqueles aos quais estavam acostumados em outros lugares. Além disso, tais diferenças não se restringiam a doenças contagiosas, como se havia previsto, mas incluíam enfermidades crônicas como câncer e doenças cardiovasculares".

especialistas em saúde pública acreditam que há causas alimentares e comportamentais para todas essas doenças, até mesmo câncer – que elas não são decorrentes apenas de má sorte ou genes ruins.

Para dar um exemplo dos tipos de evidências modernas que corroboram essa ideia, considere o câncer de mama. No Japão, essa doença é relativamente rara, certamente não o flagelo que é para as mulheres norte-americanas. Porém, quando as mulheres japonesas emigram para os Estados Unidos, leva duas gerações para que suas descendentes padeçam das mesmas taxas de câncer de mama que qualquer outro grupo étnico local. Isso nos diz que algo na dieta ou no estilo de vida das norte-americanas está causando câncer de mama. A questão é o quê. Poderíamos dizer que algo na dieta ou no estilo de vida das japonesas as protege contra o câncer de mama, mas tendências similares foram observadas nas populações inuítes, nas quais o câncer de mama praticamente inexistia até os anos 1960, assim como nas pimas e em uma série de outras. Em todas essas populações, a frequência do câncer de mama é baixa ou muito baixa com dietas tradicionais, mas aumenta de maneira significativa, senão drástica, quando elas se tornam ocidentalizadas.

Há pouca controvérsia a esse respeito. Essa tendência se repete em praticamente todos os estudos sobre doenças ocidentais. O câncer de cólon é dez vezes mais comum na população rural de Connecticut do que na Nigéria. A doença de Alzheimer é muito mais comum entre japoneses norte-americanos do que entre japoneses que vivem no Japão; é duas vezes mais comum entre afro-americanos do que entre africanos das zonas rurais. Escolha uma doença na lista de doenças ocidentais e duas localidades – uma urbana, por exemplo, e uma rural, ou uma ocidentalizada e outra não –, compare pessoas nas mesmas faixas etárias, e a doença será mais comum nas áreas urbanas e ocidentalizadas e menos comum fora delas.

A maioria dos nutricionistas e das autoridades em saúde pública reagiu a essas observações acusando todos os aspectos do que acreditam ser a dieta e o estilo de vida ocidental predominantes nos dias de hoje. Eles definem a dieta ocidental como abundância de carne, comida processada, açúcar e calorias totais, com poucas frutas, hortaliças ou grãos integrais. Definem o estilo de vida ocidental como sedentário. Se mantivermos distância da carne, dizem, se evitarmos alimentos processados e açúcares, se comermos em menor quantidade ou, ao menos, não comermos demais, se ingerirmos principalmente vegetais e mais frutas, se praticarmos exercícios, evitaremos essas doenças e viveremos por mais tempo.

O problema com essa abordagem é o pressuposto básico de que tudo na dieta ocidental é ruim, de modo que eles podem incriminar toda a dieta e sentir que fizeram seu trabalho. (Essa abordagem me faz lembrar da história dos inquisidores do século XIII que trataram de livrar uma cidade de hereges – Béziers, no sudoeste da França – e perceberam que não sabiam diferenciar os hereges dos bons católicos. "Matem todos eles", foi a instrução que receberam, "que Deus se encarrega de separá-los", e assim o fizeram.) E se apenas alguns aspectos da dieta ocidental forem nocivos à nossa saúde, mas o restante for perfeitamente benigno ou até mesmo benéfico? Afinal, o câncer de pulmão também é uma doença ocidental, porém nós não o atribuímos à dieta ocidental e à vida sedentária, apenas ao cigarro. E a razão pela qual sabemos que os cigarros são responsáveis é que sabemos que o câncer de pulmão é raro entre não fumantes e frequente entre fumantes.

É útil (como também o é quando um crime é cometido) restringir a lista de suspeitos. Em primeiro lugar, entre as populações não ocidentalizadas que foram bem estudadas, muitas das que se alimentavam exclusivamente de carne, ou de carne e peixe, e, portanto, não comiam frutas nem hortaliças – os inuítes, mais uma vez, são um exemplo, bem como os maasais –, raras vezes ou nunca tinham câncer (ou doenças cardiovasculares, diabetes ou obesidade). Isso indica que a ingestão de carne não é causa dessas doenças e que frutas ou hortaliças em abundância não são necessárias para evitá-las. De fato, quando a disparidade nos índices de câncer entre as sociedades ocidentais e não ocidentais foi estudada pela primeira vez há um século, levantou-se a ideia de que a ingestão de carne causava câncer e de que populações isoladas estavam protegidas contra a doença ao comer principalmente plantas. Mas essa ideia foi descartada pela mesma razão porque deve ser descartada agora: não conseguiu explicar por que o câncer era prevalente em sociedades vegetarianas – os hindus na Índia, por exemplo, "para quem os prazeres da carne são uma abominação", como um médico britânico descreveu em 1899 – e rara ou ausente entre inuítes, maasais, índios das Grandes Planícies da América do Norte e outras populações decididamente carnívoras.*

---

* A hipótese da ingestão de carne "dificilmente se sustenta" com relação aos índios norte-americanos, como observou em 1910 o patologista Isaac Levin, da Universidade de Columbia. "Eles consomem uma boa quantidade de comida [rica em nitrogênio, isto é, carne], frequentemente em excesso", e ainda assim quase não tinham câncer, como o próprio Levin confirmara em uma pesquisa com médicos [...] do Gabinete de Assuntos Indígenas que trabalhavam em reservas no Meio-Oeste e no Oeste dos Estados Unidos.

Está claro, como observa Pollan, que os humanos podem adaptar-se a uma ampla gama de dietas não ocidentais, desde aquelas que se baseiam unicamente em alimentos de origem animal até aquelas que são predominantemente, se não exclusivamente, vegetarianas. Se todas essas populações estavam relativamente livres das doenças ocidentais, o que parecia ser o caso, a pergunta mais lógica a se fazer é o que distingue as dietas ocidentais das dietas de *todas* essas populações, e não só de algumas delas (as que incluem frutas e hortaliças em abundância, por exemplo, e pouca carne). A resposta, como se verificou, são os mesmos alimentos que estavam totalmente ausentes entre as populações caçadoras-coletoras (em que as doenças ocidentais também estavam ausentes): "grãos de cereal, laticínios, bebidas, óleos vegetais e molhos para salada, açúcar e doces".

Os pesquisadores que estudaram essas evidências nos anos 1950 e 1960 – Thomas "Peter" Cleave e George Campbell, coautores de *Diabetes, Coronary Thrombosis and the Saccharine Disease* (1966), merecem a maior parte do crédito – explicaram que, quando populações isoladas começam a ingerir alimentos ocidentais, o açúcar e a farinha branca são os primeiros, porque esses alimentos podem ser transportados pelo mundo como itens de comércio sem estragar ou ser devorados no caminho por roedores ou insetos. Os inuítes, por exemplo, que se alimentam à base de carne de baleia, foca e caribu, começam a comer açúcar e farinha (biscoitos de água e sal e pão). As doenças ocidentais vêm em seguida. Os kikuyus agrários, que vivem no Quênia, começam a comer açúcar e farinha, e essas doenças aparecem. Os maasais acrescentam açúcar e farinha à sua dieta ou se mudam para as cidades e começam a comer esses alimentos, e as doenças aparecem. Mesmo os hindus vegetarianos da Índia, para quem os prazeres da carne são uma abominação, comem açúcar e farinha. Não parece uma boa ideia considerar o açúcar e a farinha as causas prováveis dessas doenças?

Essa ideia parece perfeitamente razoável para mim (e, espero, para você também). Contudo, foi rejeitada, pela mesma razão pela qual o carboidrato engordante e as dietas com restrição de carboidratos foram rejeitados: entrava em choque com a ideia de que a gordura na alimentação causa doenças cardiovasculares, que se tornara a hipótese preferida dos nutricionistas nos Estados Unidos. E esses nutricionistas simplesmente não estavam cientes da abrangência histórica e geográfica das evidências que implicam o açúcar e a farinha.

Então, agora, precisamos revisitar a seguinte questão: se é a gordura que comemos que realmente causa doenças cardiovasculares. Se a gordura na alimentação não as causa, devemos ter uma boa ideia do que causa. No próximo capítulo, analisarei o que as pesquisas mais recentes revelam sobre essa questão das causas alimentares das doenças cardiovasculares, sem mencionar diabetes, câncer e as outras enfermidades das dietas ocidentais que gostaríamos de evitar.

Capítulo 18

A natureza de uma dieta saudável

Visto que os carboidratos nos fazem engordar, a melhor e talvez única maneira de evitar engordar é evitar os alimentos ricos em carboidratos que são responsáveis por isso. Para quem já é gordo, tal fato implica que a melhor e talvez única maneira de emagrecer é fazer o mesmo. A lógica é clara. Todavia, nossos médicos acreditam que essas dietas farão mais mal do que bem, o que torna difícil e perigoso propor que se acredite no contrário.

Estes são os três principais argumentos contra uma dieta com restrição de carboidratos, que vêm sendo repetidos desde os anos 1960:

1) Que são enganosas, porque prometem a perda de peso sem ter de comer menos e/ou praticar mais exercícios, violando, desse modo, as leis da termodinâmica e a primazia do balanço calórico.
2) Que são desequilibradas, porque restringem toda uma categoria de nutrientes – carboidratos – e a primeira lei de uma alimentação saudável é comer uma dieta balanceada que inclua todos os principais grupos de alimentos.
3) Que são dietas com alto teor de gordura, sobretudo gordura saturada, e causarão doenças cardiovasculares por elevar nosso colesterol.

Analisemos cada uma dessas críticas e vejamos se elas se sustentam.

O ARGUMENTO DA FRAUDE

Isso praticamente dispensa comentários. Grande parte do antagonismo para com as dietas com restrição de carboidratos, desde os seus primeiros dias, surge da crença de que os que propõem essa dieta estão tentando enganar um público ingênuo. Comer o quanto quiser e perder peso? Impossível.

Agora sabemos o que acontece quando restringimos carboidratos, e por que isso leva à perda de peso e, em particular, à perda de gordura, independentemente das calorias que consumimos com as gorduras e proteínas da alimentação. Sabemos que as leis da física não têm nada a ver com isso.

O ARGUMENTO DA DIETA DESEQUILIBRADA

Isso faz pouco sentido se amidos, carboidratos refinados e açúcares de fato nos fazem engordar, porque é difícil defender, com argumentos racionais, qualquer outra atitude que não evitar esses carboidratos para corrigir o problema. Quando os médicos nos aconselham a parar de fumar porque o cigarro causa câncer de pulmão, enfisema e doenças cardiovasculares, eles não se importam se consideramos nossa vida menos gratificante sem o cigarro. Eles querem que sejamos saudáveis e presumem que, com o tempo, superaremos a abstinência. Uma vez que esses carboidratos nos fazem engordar – e possivelmente causam uma série de outras doenças crônicas, como discutirei adiante –, a mesma lógica se aplica aqui.

Se você cortar todas as calorias por igual, ou preferencialmente restringir as calorias da gordura, como muitas vezes nos aconselham, estará comendo menos gordura e proteína, que não fazem engordar, e mais carboidratos, que fazem. Não só essa dieta não funcionará direito, se é que funcionará, como a fome será uma companhia constante. Se você só restringir carboidratos, sempre poderá comer mais proteínas e gorduras se sentir necessidade, visto que elas não têm efeito algum sobre a acumulação de gordura. Já em 1936, o médico dinamarquês Per Hanssen enfatizava que essa era uma vantagem primordial da restrição de carboidratos: se você pode perder peso sem passar fome, não é mais provável que siga essa dieta do que uma que demande passar fome por tempo indefinido?

O argumento de que uma dieta que restringe carboidratos engordantes carecerá de nutrientes essenciais – incluindo vitaminas, sais minerais e aminoácidos – não se sustenta. Primeiro, os alimentos que você estaria evitando são os engordantes, e não os vegetais de folhas verdes. Esse fato, por si só, deveria dar conta de qualquer preocupação superficial com deficiência de vitaminas ou sais minerais. Além disso, os carboidratos restringidos – amidos, carboidratos refinados e açúcares –, de todo modo, não têm praticamente nenhum nutriente essencial.*

Mesmo que você acredite que para emagrecer é necessário reduzir calorias, esses carboidratos en-

---

* As exceções são aquelas que são acrescentadas no processo de refinamento, como no pão branco "enriquecido". Os fabricantes de pão refinam a farinha até que não reste nada de algum valor nutricional, exceto as calorias, e então acrescentam de volta ácido fólico e niacina, que é uma vitamina do complexo B.

gordantes seriam os alimentos ideais para se eliminar exatamente por essa razão. Se você seguir a sabedoria convencional e reduzir todas as calorias em um terço, por exemplo, também estará reduzindo todos os nutrientes essenciais em um terço. Uma dieta que proíbe açúcares, farinha, batata e cerveja, mas permite uma quantidade ilimitada de carne, ovos e vegetais de folhas verdes preserva todos os nutrientes essenciais, conforme argumentou o nutricionista britânico John Yudkin nos anos 1960 e 1970, e pode inclusive aumentar a ingestão dos mesmos, já que, em tal dieta, você pode comer mais desses alimentos específicos, e não menos.

Desde os anos 1960, quando se argumentou pela primeira vez que produtos de origem animal poderiam ser nocivos à nossa saúde porque contêm gordura saturada, os nutricionistas geralmente se abstiveram de observar que a carne contém todos os aminoácidos necessários à vida,* todas as gorduras essenciais e doze das treze vitaminas essenciais em quantidades surpreendentemente grandes. Mas é verdade. A carne é uma fonte particularmente concentrada de vitaminas A e E, assim como de todas as vitaminas do complexo B. As vitaminas B12 e D são encontradas apenas em produtos de origem animal (embora possamos obter suficiente vitamina D tomando sol regularmente).

A vitamina C é a única vitamina relativamente rara em produtos de origem animal. Porém, ao que

---

* Conforme explicou o falecido Marvin Harris, antropólogo nutricional da Universidade de Columbia, um homem de oitenta quilos pode obter todos os aminoácidos e as proteínas de que necessita comendo trigo, mas para fazer isso ele precisa "se encher" de quase um quilo e meio de trigo por dia. Ele pode obter o mesmo nível de proteína ingerindo 340 gramas de carne.

parece, quanto mais carboidratos engordantes consumimos, mais necessitamos dessas vitaminas. Isso certamente é o que acontece com as vitaminas do complexo B. Nós usamos vitaminas do complexo B para metabolizar a glicose em nossas células. Então, quanto mais carboidratos consumimos, mais glicose queimamos (em vez de ácidos graxos) e mais vitaminas do complexo B necessitamos em nossa dieta.

A vitamina C utiliza o mesmo mecanismo usado pela glicose para entrar nas células (onde necessário), de modo que, quanto mais elevado o nível de açúcar no sangue, mais glicose entra nas células e menos vitamina C. A insulina também inibe o que é chamado de absorção de vitamina C pelo rim, o que significa que, quando comemos carboidratos, excretamos vitamina C com a urina em vez de retê-la, como deveríamos, e usá-la. Sem carboidratos na dieta, há todos os indícios de que obteríamos toda a vitamina C de que necessitamos dos produtos de origem animal.

Isso faz sentido também de uma perspectiva evolutiva, já que as populações humanas que viviam longe o bastante do Equador para presenciar invernos longos passavam meses, se não anos – durante as eras do gelo, por exemplo – sem comer nada além do que podiam caçar. A ideia de que eles requeriam suco de laranja ou vegetais frescos para obter sua dose diária de vitamina C parece absurda. Tal fato também explicaria por que populações isoladas de caçadores-coletores que quase não comiam carboidratos e certamente não comiam frutas nem vegetais verdes ainda assim prosperavam.

Os carboidratos não são necessários em uma dieta humana saudável. Outra maneira de dizer isso (como disseram os defensores da restrição de carboidratos) é que não existem carboidratos essenciais. Os nutricionistas dirão que de 120 a 130 gramas de carboidratos são necessários em uma dieta saudável, mas isso ocorre porque eles confundem o que o cérebro e o sistema nervoso central queimam como combustível quando as dietas são ricas em carboidratos – de 120 a 130 gramas por dia – com o que realmente precisamos comer.

Se não houver carboidratos em nossa dieta, o cérebro e o sistema nervoso central recorrerão a moléculas chamadas "cetonas". Estas são sintetizadas no fígado a partir da gordura que comemos e dos ácidos graxos – extraídos do tecido adiposo, porque não estamos comendo carboidratos e os níveis de insulina estão baixos – e também de alguns aminoácidos. Com nenhum carboidrato na dieta, as cetonas fornecerão aproximadamente três quartos da energia que nosso cérebro utiliza. E é por isso que as dietas com séria restrição de carboidratos são conhecidas como dietas "cetogênicas". O resto da energia requerida virá do glicerol, que também está sendo liberado do tecido adiposo quando as moléculas de triglicerídios são decompostas, e da glicose sintetizada no fígado a partir dos aminoácidos e transformada em proteína. Tendo em vista que uma dieta que não inclui carboidratos engordantes ainda incluirá gordura e proteína em abundância, não haverá escassez de combustível para o cérebro.

Sempre que estamos queimando nossa própria gordura como combustível (que é, afinal, o que queremos fazer com ela), nosso fígado também está usando parte dessa gordura e convertendo-a em cetonas, e nosso cérebro está usando-a como energia. Esse é um processo natural. Acontece cada vez que pulamos uma refeição e, mais visivelmente, durante as horas entre o jantar ou o lanche da noite e o café da manhã, quando nosso corpo então se alimenta da gordura que armazenamos durante o dia (ou ao menos deveria estar se alimentando dessa gordura). À medida que a noite avança, mobilizamos cada vez mais gordura, e nosso fígado aumenta a produção de cetonas. Na manhã seguinte, estamos tecnicamente em um estado conhecido como "cetose", que significa que nosso cérebro está basicamente usando cetonas como combustível.* Isso não é diferente do que acontece em uma dieta que restringe carboidratos para menos de sessenta gramas por dia. Os pesquisadores relataram que, na verdade, o cérebro e o sistema nervoso central funcionam de forma mais eficiente com a cetose do que com a glicose.

De fato, podemos definir essa cetose moderada como o estado normal do metabolismo humano quando não estamos comendo os carboidratos que não existiram em nossa dieta durante 99,9% da história humana. Sendo assim, pode-se argumentar que a cetose é não só uma condição natural, como particularmente saudável. Uma evidência a favor dessa conclusão é que os médicos vêm usando dietas cetogênicas para tratar e até mesmo curar epilepsia infantil desde os anos 1930. E os pesquisadores recentemente passaram a testar a ideia de que as dietas cetogênicas também podem curar a epilepsia em adultos e inclusive tratar e curar câncer (uma ideia, como discutirei, que não é nem de longe tão absurda quanto pode parecer).

---

* A cetose é, muitas vezes, descrita pelos nutricionistas como uma condição "patológica", mas isso ocorre porque eles confundem a cetose com a cetoacidose da diabetes incontrolada. A primeira é natural; a segunda, não. O nível de cetona na cetoacidose diabética normalmente excede 200 mg/dl, em comparação aos 5 mg/dl que experimentamos antes do café da manhã, e os 5 a 20 mg/dl de uma dieta com séria restrição de carboidratos.

O ARGUMENTO DAS DOENÇAS CARDIOVASCULARES

Este é o elefante na sala em toda discussão sobre os riscos ou benefícios das dietas com restrição de carboidratos. Os nutricionistas inicialmente se irritaram com a restrição de carboidratos porque acreditavam que as afirmações em defesa dessas dietas eram impossíveis, mas é por causa desse argumento específico que eles continuam irritados e com a mente resolutamente fechada para qualquer evidência contrária. Eles acreditam que, se comprarmos a lógica dessas dietas, substituiremos o que consideram carboidratos "saudáveis para o coração" – brócolis, pão integral e batata, por exemplo – por carne, manteiga, ovos e talvez queijo, o que possivelmente faríamos. Uma vez que estes últimos são todos fontes de gordura saturada, as dietas elevarão nosso colesterol, de acordo com essa lógica, em especial o colesterol nas partículas de LDL (lipoproteínas de baixa densidade), conhecido como colesterol "ruim", e aumentarão nosso risco de ataque cardíaco e morte prematura. Essa é a linha de raciocínio que levou Jean Mayer a evocar sua metáfora de assassinato em massa. É o motivo pelo qual a maioria dos médicos e das organizações médicas ainda acreditam – ou dizem acreditar – que as dietas com restrição de carboidratos sejam imprudentes.

Há muitas razões para pensar que eles estão errados.

A primeira coisa a questionar é a própria ideia de que uma dieta que nos faça emagrecer eliminando os carboidratos engordantes é também uma dieta que nos causa doenças cardiovasculares. Recordemos o argumento do assassinato em massa de Mayer: se comermos menos carboidratos, substituiremos essas calorias por gordura. Isso é fato. A proteína tende a estar em uma faixa estreita nas dietas modernas – de 15 a 25% das calorias –, ao passo que a gordura é compensada pelos carboidratos: comer menos de um significa comer mais do outro. Se um causa doenças cardiovasculares, o outro, quase por definição, tem de preveni-las. É por isso que os carboidratos tornaram-se "saudáveis para o coração" (até mesmo pão, massa, batata e açúcar) e fomos aconselhados a comer mais carboidratos quando as autoridades decidiram que comer gordura entope nossas artérias.

Essa ideia teria pouco a ver com os supostos males das gorduras saturadas, não fosse pelo fato de que existe uma relação bem-documentada entre obesidade e doenças cardiovasculares. Lembra-se dos "obesos cardíacos" de Blake Donaldson? Homens barrigudos de meia-idade sempre foram candidatos óbvios a um ataque cardíaco. Gordura, ao menos acima da cintura, e doenças cardiovasculares andam de mãos dadas. (Quanto mais gordos somos, ou quanto mais obesos somos, maior a probabilidade de termos praticamente qualquer uma das principais doenças crônicas.) É por isso que os médicos estão sempre insistindo para que seus pacientes obesos emagreçam – ao menos um pouco. Em consequência, o risco de ter um ataque cardíaco deve diminuir significativamente.

Então, se os carboidratos nos fazem engordar, o que é verdade, e se a gordura ou a gordura saturada causa doenças cardiovasculares, o que as autoridades afirmam ser verdade, temos um paradoxo: a dieta que naturalmente nos faz emagrecer é também a dieta que nos faz ficar doentes do coração. Ficar mais magros aumenta nosso risco de doenças cardiovasculares, quando deveria fazer o contrário.

Esse paradoxo indica que apenas uma dessas duas premissas pode ser verdade: ou os carboidratos nos fazem engordar *ou* a gordura na dieta causa doenças cardiovasculares, mas não as duas coisas. E, com efeito, o fato de que os carboidratos *realmente* nos fazem engordar – em particular, insisto, açúcares e carboidratos de fácil digestão – indica que esses mesmos carboidratos provavelmente são, também, a causa nutricional das doenças cardiovasculares. Isso indica que nossa obsessão com a gordura e a gordura saturada em nossa dieta é simplesmente malconcebida.

As autoridades em saúde pública que insistem que a gordura saturada causa doenças cardiovasculares tentaram escapar desse paradoxo – a dieta que naturalmente nos faz emagrecer nos faz ficar doentes do coração – culpando a gordura na alimentação também pelos problemas de peso. Elas argumentam que a gordura é o nutriente mais energético da dieta e que isso a torna engordante. A gordura tem nove calorias por grama em comparação a quatro para proteínas ou carboidratos. Por causa desse alto valor energético, você supostamente é levado com mais facilidade a comer em excesso ao ingerir gordura do que ao ingerir carboidratos e proteínas. Se você comer dez gramas de gordura em um lanche ao meio-dia, por exemplo, estará consumindo cinquenta calorias a mais do que se comer dez gramas de proteínas ou de carboidratos. Segundo esse argumento, seu corpo só se importará com os dez gramas, e não com os nutrientes ou com o combustível realmente disponível nesses gramas.

Essa ideia é incrivelmente simplista. Imagine: centenas de milhões de anos de evolução levando a organismos que determinam a quantidade de combustível e de nutrientes essenciais que consomem unicamente com base no peso ou no valor energético do alimento, ou no volume da cavidade estomacal em que esse alimento é digerido. Isso não só é difícil de acreditar, como sempre foi refutado pelas evidências experimentais. Mesmo nos anos 1960, demonstrou-se que dietas com restrição de carboidratos e alto teor de gordura fazem as pessoas perderem peso, e não ganharem. Ainda assim, nos anos 1970, as gorduras tornaram-se as vilãs oficiais na dieta, e as autoridades na área da saúde podiam então argumentar que a gordura entope nossas artérias e que, em geral, a gordura que ingerimos nos faz engordar.

Em 1984, essa doutrina do baixo teor de gordura foi oficialmente consagrada quando o Instituto Nacional do Coração, do Pulmão e do Sangue (NHLBI, na sigla em inglês) lançou uma "grande campanha de saúde" para convencer os norte-americanos de que as dietas com baixo teor de gordura "proporcionam proteção significativa contra doença coronariana". O fato curioso é que, na verdade, as autoridades do NHLBI estavam menos seguras quanto à associação entre gordura na dieta e doenças cardiovasculares do que quanto à associação entre gordura na dieta e obesidade. Foi assim que dois dos principais especialistas na ciência do colesterol e das doenças cardiovasculares – Nancy Ernst, do NHLBI, e Robert Levy, ex-diretor do Instituto – descreveram essa lógica na época:

> Há alguns indícios de que uma dieta com baixo teor de gordura diminui os níveis de colesterol no sangue. Não existe nenhuma prova conclusiva de que essa redução seja independente de outras mudanças concomitantes na dieta [...] Pode-se afirmar com certeza, porém, que uma vez que um

grama de gordura fornece cerca de nove calorias – em comparação a cerca de quatro calorias para um grama de proteína ou de carboidrato –, a gordura é uma importante fonte de calorias na dieta norte-americana. As tentativas de emagrecer ou de manter o peso devem, obviamente, centrar-se no conteúdo de gordura na alimentação.

Como nação, nos disseram para comer menos gordura e menos gordura saturada, o que fizemos, ou ao menos tentamos fazer – o consumo de gordura saturada diminuiu gradativamente ao longo dos anos que se seguiram, de acordo com as estatísticas do Departamento de Agricultura dos Estados Unidos – e, ainda assim, em vez de emagrecer, nós engordamos.

O que é mais importante, a incidência de doenças cardiovasculares nem sequer diminuiu, o que contraria as expectativas, se comer menos gordura ou gordura saturada faz alguma diferença. Tal fato foi documentado em uma série de estudos, os últimos dos quais foram publicados no *The Journal of the American Medical Association* em novembro de 2009, de autoria de Elena Kuklina e seus colegas nos Centros de Controle e Prevenção de Doenças. Os autores fizeram grande alarde do fato de que o número de norte-americanos com níveis elevados de colesterol LDL vem diminuindo, como seria de se esperar em uma nação que evita gordura saturada (e gasta bilhões de dólares anualmente em medicamentos para reduzir o colesterol), mas o número de ataques cardíacos não diminuiu proporcionalmente.

Que a adoção oficial de dietas ricas em carboidratos e com baixo teor de gordura tenha coincidido não com uma redução do peso corporal e da incidência de doenças cardiovasculares no país, e sim com uma epidemia de obesidade e diabetes (as quais aumentam o risco de doenças cardiovasculares), deveria levar qualquer pessoa sensata a questionar os pressupostos que fundamentam essa recomendação. Contudo, não é assim que as pessoas tendem a pensar quando são confrontadas com evidências de que uma de suas crenças tão arraigadas está errada. Não é como costumamos lidar com a dissonância cognitiva. Certamente, não é como as instituições e os governos lidam com isso.

Por enquanto, direi apenas que a relação entre obesidade e doenças cardiovasculares, combinada com a epidemia de obesidade e diabetes que teve início mais ou menos na mesma época em que surgiu a recomendação para se comer menos gordura, menos gordura saturada e mais carboidratos, é uma boa razão para duvidar de que sejam a gordura e a gordura saturada os alimentos com que devemos nos preocupar.

Outra razão para questionar a crença de que a gordura saturada faz mal à saúde é que as evidências experimentais para corroborar tal ideia sempre foram surpreendentemente difíceis de se obter. Eu sei que parece difícil acreditar nisso, considerando o modo contundente como nos disseram que a gordura saturada é assassina. Todavia, o que nos disseram e o que as evidências de fato nos mostram seguiram caminhos distintos em 1984, quando o NHLBI lançou sua grande campanha de saúde. Na época, os especialistas do NHLBI não estavam seguros quanto à relação entre gordura e doenças cardiovasculares, e por uma boa razão: o instituto havia gastado 115 milhões de dólares em um estudo clínico gigantesco, que durou uma década, para testar a ideia de que comer menos gordura saturada evitaria doenças cardiovasculares, mas não se preveniu nem um único ataque cardíaco.*

Isso poderia ter sido tomado como motivo para abandonar a ideia por completo, mas o instituto também gastou 150 milhões de dólares testando os benefícios de um medicamento para baixar o nível de colesterol, e esse segundo estudo funcionou. Então os administradores do NHLBI deram um salto de fé, como um deles, Basil Rifkind, mais tarde descreveu: eles gastaram vinte anos e uma quantia absurda de dinheiro tentando demonstrar que dietas com baixo teor de gordura, capazes de reduzir os níveis de colesterol, preveniriam doenças cardiovasculares, Rifkind explicou, e, até o momento, fracassaram. Tentar novamente seria caro demais e levaria no mínimo mais uma década, ainda que o instituto pudesse financiar esse novo estudo. No entanto, considerando que eles tinham evidências contundentes de que reduzir o nível de colesterol com um medicamento salvaria vidas, parecia uma boa aposta que uma dieta com baixo teor de gordura, capaz de reduzir os níveis de colesterol, faria o mesmo. "É um mundo imperfeito", Rifkind dissera. "Os dados que seriam conclusivos são impossíveis de se obter, então você faz o melhor que pode com o que está ao seu alcance."

A ambição era admirável, mas os resultados, como afirmei, foram decepcionantes. Os pesquisadores

---

* O estudo ficou conhecido como Multiple Risk Factor Intervention Trial [Estudo de Intervenção em Fatores de Risco Múltiplos]. Comer menos gordura saturada foi uma das várias intervenções testadas. Quando os resultados decepcionantes foram publicados em 1982, a manchete do *The Wall Street Journal* dizia tudo: "Heart Attacks, a Test Collapses" ["Ataques cardíacos: hipóteses não se confirmam"].

continuaram a demonstrar que os medicamentos para redução do colesterol podem prevenir ataques cardíacos e, aparentemente, possibilitar que as pessoas vivam por mais tempo (ao menos aquelas que têm um risco particularmente alto de sofrer um ataque cardíaco). Contudo, ainda não se demonstrou que as dietas com baixo teor de gordura ou de gordura saturada farão o mesmo.

Um problema aqui é que quando as pessoas, especialistas ou não, decidem examinar as evidências sobre uma questão que as afeta pessoalmente (inclusive eu), elas tendem a ver o que querem ver. Isso faz parte da natureza humana, mas não nos leva a conclusões confiáveis. Para contornar esse problema, ao menos na medicina, formou-se uma organização internacional em meados dos anos 1990 com a finalidade específica de analisar a literatura médica de maneira *não tendenciosa*. Essa organização, conhecida como Colaboração Cochrane, é hoje considerada por muitos como uma das fontes mais confiáveis para avaliar se determinada intervenção – uma dieta, um procedimento cirúrgico, uma técnica diagnóstica – realmente fará o que os médicos esperam que faça.

Em 2001, a Colaboração Cochrane avaliou os benefícios de comer menos gordura ou menos gordura saturada. Ao todo, os autores encontraram, em toda a literatura médica, apenas 27 estudos clínicos, datando dos anos 1950, conduzidos de maneira suficientemente criteriosa para que se pudesse avaliar com segurança se a redução da gordura em nossa dieta evitaria ataques cardíacos e morte prematura. Na verdade, muitos dos estudos foram concebidos para verificar se essas dietas tinham efeitos sobre outras condições (como câncer de mama, hipertensão, pólipos ou cálculos biliares), mas os pesquisadores que os realizaram também informaram se seus participantes sofreram ataques cardíacos ou morreram em decorrência disso, e portanto os estudos também puderam ser usados para avaliar essas questões. As evidências estão longe de ser convincentes.

"Apesar de décadas de esforço e [da participação] de muitos milhares de pessoas selecionadas de maneira aleatória", concluíram os autores da Colaboração Cochrane, "há apenas evidências limitadas e inconclusivas dos efeitos da redução de gordura total, saturada, monoinsaturada ou poli-insaturada sobre a morbidade [isto é, doença] cardiovascular e a mortalidade."

Desde a análise da Colaboração Cochrane, foram publicados os resultados do maior e mais caro estudo clínico sobre dieta já realizado. Esse estudo testou os benefícios e os riscos de comer menos gordura e menos gordura saturada para as mulheres, que raramente foram incluídas em estudos anteriores. Essa foi a Iniciativa para a Saúde da Mulher (WHI, na sigla em inglês) que mencionei no Capítulo 2. Quarenta e nove mil mulheres de meia-idade participaram do estudo sobre dieta, e 20 mil delas foram escolhidas de maneira aleatória para seguir dietas com pouca gordura e pouca gordura saturada, mais hortaliças, mais frutas frescas e mais grãos integrais. (Esse estudo foi financiado não porque as autoridades estivessem dispostas a duvidar publicamente de que comer menos gordura preveniria doenças cardiovasculares, mas porque os estudos anteriores não incluíram mulheres, e as autoridades estavam sendo pressionadas para tratar a saúde da mulher com a mesma seriedade com que tratavam a saúde do homem.)

Após seis anos seguindo dieta, essas mulheres haviam reduzido em 25% o consumo total de gordura e de gordura saturada, diminuindo seu colesterol total e seu colesterol LDL para um nível mais baixo (embora só um pouco) do que o das outras 29 mil mulheres, que estavam comendo o que quisessem, e ainda assim suas dietas com baixo teor de gordura, como afirmaram os relatórios finais, não tiveram *nenhum* efeito benéfico sobre doenças cardiovasculares, AVC, câncer de mama, câncer de cólon ou, inclusive, acumulação de gordura. Comer menos gordura total e menos gordura saturada e substituir os alimentos gordurosos por frutas, hortaliças e grãos integrais não teve absolutamente nenhum benefício observável.*

Há muitos problemas com essa lógica de "salto de fé", "fazer o melhor que puder" e "boa aposta" a que as autoridades na área de saúde recorreram em 1984, por mais admirável e razoável que possa ter parecido na época. O mais óbvio é que elas têm em mente o nosso bem quando nos recomendam a fazer algo, mas esse algo acabará por trazer mais prejuízos do que benefícios. Surgirão consequências indesejadas. Nese caso, elas nos dizem para comer menos gordura e mais carboidratos; porém, em vez de evitar doenças cardiovasculares e emagrecer, como esperavam as autoridades, nós passamos a ter mais doenças cardio-

---

* Em setembro de 2009, a Organização das Nações Unidas para a Alimentação e a Agricultura (FAO) e a Organização Mundial da Saúde publicaram uma nova análise conjunta dos dados sobre a relação entre gordura na dieta e doenças cardiovasculares. "As evidências disponíveis provenientes dos [estudos observacionais] e dos estudos clínicos randomizados controlados", afirmou o relatório, "são insatisfatórias e inconfiáveis para se avaliar e confirmar os efeitos da ingestão de gordura sobre o risco de doença coronariana."

vasculares do que nunca, além de aumentos drásticos nos índices de obesidade e diabetes.

Um problema mais insidioso é que todos os envolvidos – os pesquisadores, os médicos, as autoridades em saúde pública, as associações de saúde – comprometem-se com uma crença logo no início do desenvolvimento da ciência, no estágio em que menos conhecem a respeito, e então ficam tão imersos em sua crença que nem todas as evidências do contrário são capazes de convencê-los de que estão errados. Em consequência, quando estudos como o da Iniciativa para a Saúde da Mulher revelam que comer menos gordura e gordura saturada não tem nenhum efeito benéfico (ao menos não para as mulheres), as autoridades não reagem admitindo que cometeram um erro desde o início. Essa atitude faria com que elas questionassem sua credibilidade (e nós também), o que seria o esperado. No entanto, elas preferem nos dizer que o estudo deve ter sido falho e, assim, podem ignorar os resultados.

Foi isso o que aconteceu com a gordura saturada. A crença de que ela entope as artérias elevando os níveis de colesterol é um remanescente do estado da ciência há trinta ou quarenta anos. Na época, as evidências eram escassas, e continuam sendo. Contudo, a crença estava arraigada na sabedoria convencional, e ainda está, por uma razão simples: o LDL e o colesterol total são os dois fatores de risco mais obviamente modificados por medicamentos que reduzem os níveis de colesterol, em particular as estatinas (que hoje valem bilhões de dólares anuais para a indústria farmacêutica). Esses medicamentos previnem ataques cardíacos, e podem salvar vidas. Então o salto de fé hoje é o mesmo que em 1984: se um medicamento que diminui o colesterol (e sobretudo o colesterol LDL) pode prevenir doenças cardiovasculares, certamente uma dieta que diminui o colesterol (e sobretudo o colesterol LDL) prevenirá doenças cardiovasculares, ao passo que uma dieta que o aumenta deve causar tais doenças. A gordura saturada eleva o colesterol total e o colesterol LDL. Portanto, a gordura saturada deve causar doenças cardiovasculares, e as dietas que restringem gordura saturada devem preveni-las.

Essa lógica, entretanto, apresenta falhas cruciais. Para começar, o que os medicamentos e as dietas fazem são duas coisas totalmente diferentes. A modificação do conteúdo nutricional de nossa dieta tem muitos efeitos em nosso corpo e muitos efeitos sobre os diferentes fatores de risco para doenças cardiovasculares, assim como o uso de medicamentos para redução do colesterol. Que a ingestão de determinada gordura eleve o colesterol LDL, se comparada, por exemplo, com outras gorduras ou carboidratos, não significa que aumente nosso risco de doenças cardiovasculares ou que seja, de alguma outra forma, nociva à nossa saúde.

Outra falha na lógica diz respeito à implicação de causalidade: o fato de que os medicamentos conhecidos como estatinas diminuem o colesterol LDL *e* previnem doenças cardiovasculares não necessariamente implica que previnam doenças cardiovasculares *porque* diminuem o LDL. Considere a aspirina: cura dores de cabeça *e* previne doenças cardiovasculares, mas ninguém jamais insinuou que a aspirina previne doenças cardiovasculares *porque* cura dores de cabeça. Faz outras coisas também, assim como a estatina, e alguma dessas outras coisas poderia ser a razão pela qual os dois medicamentos previnem ataques cardíacos.

Quando consideramos todos os efeitos das gorduras e dos carboidratos em nossa dieta, e todos os fatores de risco para doenças cardiovasculares que foram esclarecidos à medida que a ciência evoluiu dede os anos 1970, emerge um cenário totalmente diferente.

Comecemos com os triglicerídios. Eles também são um fator de risco para doenças cardiovasculares. Quanto mais alto o seu nível de triglicerídios no sangue (que são transportados nas mesmas partículas de lipoproteínas que carregam o colesterol), maior a probabilidade de que você tenha um ataque cardíaco. Isso não é controverso. Todavia, são os carboidratos que comemos que elevam os níveis de triglicerídios; a gordura, saturada ou não, não tem nada a ver com eles.

Se você substituir as gorduras saturadas em sua dieta por carboidratos – substituir os ovos e o bacon do café da manhã, por exemplo, por cereais à base de milho, leite desnatado e bananas –, seu colesterol LDL pode diminuir, mas o seu nível de triglicerídios aumentará. O que *poderia* ser algo bom, a redução do colesterol LDL (e em breve explicarei esse "poderia"), será compensado por algo ruim, o aumento dos triglicerídios. Tal fato é reconhecido desde o início dos anos 1960.

O baixo nível de colesterol HDL (o colesterol "bom") também é um fator de risco para doenças cardiovasculares. Aqueles de nós com colesterol HDL baixo apresentam muito mais risco de sofrer um ataque cardíaco do que aqueles com colesterol LDL ou colesterol total elevados. Para as mulheres, os níveis de HDL são tão úteis para prever futuras doenças cardiovasculares que são, na verdade, os únicos indicadores de risco que importam. (Quando os pesquisadores investigam genes que predispõem indivíduos a ter uma vida longeva – mais de 95 ou cem anos –, um dos poucos genes que se destacam é o gene que predispõe a um nível de colesterol HDL naturalmente elevado.)

Ao substituir a gordura em sua dieta, mesmo a gordura saturada, por carboidratos, você faz seu HDL diminuir, o que significa que é mais provável que tenha um ataque cardíaco, ao menos com base nesse indicador de risco. Mais uma vez, ao abrir mão de ovos mexidos e bacon no café da manhã e substituí-los por cereais à base de milho, leite desnatado e banana, seu colesterol HDL, seu colesterol "bom", *diminui*, enquanto seu risco de um ataque cardíaco *aumenta*. Se você atualmente come cereais, leite desnatado e banana e decide substituí-los por ovos e bacon, seu colesterol HDL aumenta, enquanto seu risco de um ataque cardíaco diminui. Isso é sabido desde os anos 1970.

As recomendações que recebemos para diminuir nosso colesterol LDL e total *e* nosso peso corporal – comer menos gordura saturada e mais carboidratos – simplesmente contradizem a recomendação que poderíamos estar recebendo em seu lugar, de elevar nosso HDL – e o HDL, insisto, é um indicador muito mais útil de doenças cardiovasculares. Somos aconselhados a elevar o HDL por meio de atividade física, perda de peso e até mesmo consumo moderado de álcool, mas raramente, se é que alguma vez, nos dizem que podemos alcançar o mesmo objetivo substituindo os carboidratos em nossa dieta por gorduras. (A razão pela qual a perda de peso provavelmente funciona tão bem para elevar o HDL é que emagrecemos – mesmo em uma dieta pobre em calorias – porque comemos menos carboidratos e, em particular, menos dos carboidratos realmente engordantes. Reduzimos nossos níveis de insulina, perdemos peso *e* elevamos nosso HDL, tudo isso por causa da mudança no consumo de carboidratos.)

Os nutricionistas e as autoridades em saúde pública que são resolutos em sua insistência para que tenhamos uma dieta rica em carboidratos e pobre em gorduras a fim de evitar doenças cardiovasculares tendem a admitir, em outros contextos, que as dietas ricas em carboidratos não só diminuem o colesterol HDL, e portanto aumentam o risco de doenças cardiovasculares, como o fazem de modo tão confiável que ultimamente os pesquisadores passaram a usar o HDL como forma de determinar a quantidade de carboidratos que os participantes de seus estudos clínicos ingerem. O colesterol HDL, como explicou um artigo recente no *New England Journal of Medicine*, é "um biomarcador para os carboidratos presentes na alimentação".* Em outras palavras, se o seu HDL é elevado, é quase certo que você está comendo pouco carboidrato. Se o seu HDL é baixo, é bem provável que você esteja comendo muito carboidrato.

Quando prestamos atenção ao modo como o HDL está associado com doenças cardiovasculares – e não só o LDL e o colesterol total –, aprendemos algo sobre os supostos riscos e benefícios dos alimentos que podemos escolher comer no lugar dos carboidratos engordantes: carne vermelha, por exemplo, ou ovos e bacon, e até mesmo banha de porco e manteiga. É importante entender que nem toda gordura nesses

---

* Esse foi o estudo das dietas com restrição de calorias realizado por Frank Sacks e colegas, pesquisadores da Universidade de Harvard e do Centro de Pesquisa Biomédica de Pennington, que discuti no Capítulo 2. Um editorial que acompanhou o artigo no *NEJM* explicou o conceito de HDL como um "biomarcador para os carboidratos presentes na alimentação" da seguinte maneira: "Quando a gordura é substituída pelo carboidrato em termos isocalóricos, o colesterol da lipoproteína de alta densidade (HDL) diminui de modo previsível".

alimentos é saturada. Ao contrário, essas gorduras animais são misturas de gorduras saturadas e insaturadas, assim como as gorduras vegetais, e têm efeitos diferentes em nosso colesterol LDL e HDL.

Considere a banha de porco, por exemplo, que há muito é considerada o exemplo arquetípico de gordura assassina. Era a banha de porco que as padarias e os restaurantes de fast-food usavam em grande quantidade antes de serem pressionados a substituí-la pelas gorduras trans artificiais que hoje, finalmente, os nutricionistas concluíram que podem ser uma causa de doenças cardiovasculares. A composição de gordura da banha de porco, bem como da maioria dos alimentos, pode ser encontrada em um site do Departamento de Agricultura dos Estados Unidos chamada National Nutrient Database for Standard Reference [cuja versão em português, Tabela de Composição Química dos Alimentos, foi disponibilizada na internet pela Unifesp]. Você verá que quase metade da gordura na banha de porco (45%) é monoinsaturada, o que é quase universalmente considerado gordura "boa". A gordura monoinsaturada eleva o colesterol HDL *e* diminui o colesterol LDL (ambos efeitos benéficos à saúde, de acordo com os médicos). Cerca de 90% da gordura monoinsaturada é o mesmo ácido oleico que há no azeite de oliva, tão alardeado pelos defensores da dieta mediterrânea. Quase 40% da gordura na banha de porco é, de fato, saturada, mas um terço dela é o mesmo ácido esteárico que há no chocolate e que hoje é considerado uma "gordura boa" porque eleva nosso nível de HDL, mas não tem nenhuma influência sobre o LDL (um efeito benéfico e outro neutro). A gordura restante (cerca de 12% do total) é poli-insaturada, o que diminui o colesterol LDL, mas não tem influência alguma sobre o HDL (também um efeito benéfico e outro neutro).

Ao todo, mais de 70% da gordura na banha de porco melhora o seu colesterol em comparação ao que aconteceria se você a substituísse por carboidratos. Os 30% restantes elevarão o colesterol LDL (o que é ruim), mas também o HDL (o que é bom). Em outras palavras, e por mais difícil que seja acreditar nisso, se substituir os carboidratos em sua dieta por uma quantidade equivalente de banha de porco, isso reduzirá seu risco de sofrer um ataque cardíaco. Tornará você mais saudável. O mesmo é válido para carne, bacon e ovos, e praticamente para qualquer outro produto de origem animal que poderíamos escolher comer em vez dos carboidratos que nos fazem engordar. (A manteiga é uma pequena exceção, porque apenas metade da gordura efetivamente melhora o colesterol; a outra metade eleva o LDL, mas também o HDL.)

Agora observemos o que aconteceu nos estudos clínicos em que os participantes foram instruídos a fazer exatamente o que estou propondo – substituir os carboidratos engordantes que eles vêm comendo por produtos de origem animal com alto teor de gordura e inclusive gordura saturada.

Nos últimos dez anos, os pesquisadores realizaram vários estudos para comparar dietas que são muito pobres em carboidratos, mas ricas em gordura e proteína – em geral, a dieta Atkins, que ficou famosa graças ao Dr. Robert Atkins em seu best-seller de 1972, *Dr. Atkins' Diet Revolution* – com o tipo de dieta pouco calórica e com baixo teor de gordura recomendada pela Associação Americana do Coração ou pela Fundação Britânica do Coração.

Esses estudos são os melhores já realizados que avaliam o efeito de dietas ricas em gordura e gordura saturada sobre o peso corporal e os fatores de risco para doenças cardiovasculares e diabetes. Os resultados foram notadamente consistentes. Nesses estudos, os participantes foram instruídos a comer gordura e proteína – carnes, peixes e aves – à vontade, mas a evitar carboidratos (comer menos de cinquenta ou sessenta gramas por dia – de 200 a 240 calorias), e eles seriam comparados aos participantes que foram instruídos não só a comer menos calorias totais, como também a evitar particularmente gorduras e gorduras saturadas. Isso foi o que aconteceu àqueles que comeram principalmente gorduras e proteínas:

1. Perderam tanto peso quanto os outros, se não consideravelmente mais.
2. Seu colesterol HDL aumentou.
3. Seus triglicerídios diminuíram.
4. Sua pressão sanguínea diminuiu.
5. Seu colesterol total permaneceu mais ou menos igual.
6. Seu colesterol LDL subiu um pouco.
7. Seu risco de ter um ataque cardíaco diminuiu significativamente.

Observemos um desses estudos em detalhes. Ele custou 2 milhões de dólares, foi financiado pelo governo e realizado por pesquisadores da Universidade de Stanford. Os resultados foram publicados no *The Journal of the American Medical Association* em 2007. Ficou conhecido como o Estudo A TO Z e comparou quatro dietas que tinham por finalidade o emagrecimento:

1. A dieta Atkins (A): vinte gramas de carboidratos por dia durante os primeiros dois ou três meses e depois cinquenta gramas, com proteínas e gorduras à vontade.
2. Uma dieta tradicional (T), também conhecida como dieta LEARN – Lifestyle (estilo de vida), Exercícios, Atitudes, Relacionamentos e Nutrição: as calorias são restritas, os carboidratos compõem de 55 a 60% do total de calorias, a gordura corresponde a menos de 30% e a gordura saturada, a menos de 10%. A prática regular de atividade física é encorajada.
3. A dieta Ornish (O): menos de 10% de todas as calorias vêm da gordura, e os participantes fazem exercícios físicos e meditação.
4. A dieta Zone (Z): 30% das calorias vêm das proteínas, 40% dos carboidratos e 30% da gordura.

Estes são os resultados com relação ao peso corporal e aos fatores de risco para doenças cardiovasculares, um ano depois de os participantes aderirem a essas dietas:

Grupo	Peso	LDL	Triglicerídios	HDL	PS*
Atkins	-4,5 kg	+0,8	-29,3	+4,9	-4,4
Tradicional	-2,5 kg	+0,6	-4,6	-2,8	-2,2
Ornish	-2,4 kg	-3,8	-4,9	0	-0,7
Zone	-1,5 kg	0	-4,2	+2,2	-2,1

* Pressão sanguínea diastólica.

Embora os participantes que seguiram a dieta Atkins tenham sido aconselhados a comer o quanto quisessem, a comer carne vermelha em abundância e, portanto, a gordura saturada que a acompanha, eles perderam mais peso, seus triglicerídios diminuíram mais (uma vantagem), seu HDL aumentou mais (uma vantagem) e sua pressão sanguínea baixou mais (uma vantagem) do que em qualquer uma das outras dietas.*

Os pesquisadores de Stanford descreveram os resultados da seguinte maneira:

> Manifestaram-se muitas preocupações de que as dietas para emagrecer que fossem pobres em carboidratos e ricas em gorduras totais e saturadas afetariam negativamente os níveis de lipídios no sangue e o risco de doenças cardiovasculares. Essas preocupações não se confirmaram nos estudos recentes de tais dietas. Os estudos recentes, como é o caso deste, relataram consistentemente que os triglicerídios, o colesterol HDL, a pressão sanguínea e os indicadores de resistência à insulina ou não foram significativamente diferentes ou foram mais favoráveis para os grupos que seguiram dietas com pouquíssimos carboidratos.

---

* O fato de que os participantes perderam apenas 4,5 quilos na dieta Atkins não é particularmente revelador, já que essas pessoas voltaram a comer uma quantidade significativa de carboidratos à medida que o estudo avançou. Sua perda de peso acompanha seu consumo de carboidratos. Aos três meses, eles haviam perdido 4,5 quilos e, segundo os relatórios, estavam ingerindo, em média, de 240 a 250 calorias de carboidratos por dia; aos seis meses, 5,4 quilos e 450 calorias de carboidratos; aos doze meses, apenas 4,5 quilos e 550 calorias de carboidratos.

O coordenador desse estudo foi Christopher Gardner, diretor de Estudos de Nutrição no Centro de Pesquisa e Prevenção Stanford. Gardner apresentou os resultados do estudo em uma palestra que hoje pode ser vista no YouTube – "The Battle of Weight Loss Diets: Is Anyone Winning (at Losing)?" ["A batalha das dietas para perder peso: alguma delas está ganhando (em perder)?"]. Ele começa a palestra admitindo que é vegetariano há 25 anos. Ele conduziu o estudo, segundo explica, porque estava preocupado que uma dieta como a de Atkins, rica em carne e em gordura saturada, pudesse ser perigosa. Quando descreveu o triunfo da dieta Atkins, rica em carne e muito pobre em carboidratos, ele a chamou de "pílula amarga de se engolir".

O problema do "colesterol ruim" – últimas descobertas sobre a relação com o LDL

Esses estudos clínicos, por si sós, deveriam tranquilizá-lo quanto à ideia de que dietas com alto teor de gordura ou gordura saturada causam doenças cardiovasculares. Mas há alguns outros fatores que vale a pena discutir, os quais a maioria desses estudos não aborda. O primeiro envolve o LDL. Demonstra, mais uma vez, o quanto a ciência das doenças cardiovasculares evoluiu desde os anos 1970.

Quando começamos a ouvir falar dos males do LDL e os médicos e jornalistas de saúde começaram a se referir ao LDL como o "colesterol ruim", eles o fizeram porque acreditavam que fosse o colesterol que causava a acumulação de placa em nossas artérias. O LDL, entretanto, não é colesterol; é a partícula (lipoproteína de baixa densidade) que contém o colesterol e o carrega (e também os triglicerídios) pela corrente sanguínea. A terminologia "colesterol ruim" só é um problema porque os pesquisadores que estudam esses assuntos hoje afirmam que não é o colesterol carregado pela LDL o culpado pelas doenças cardiovasculares, mas, na verdade, a própria partícula de LDL e outras partículas similares. O colesterol parece ser um subproduto inocente.

Para complicar a questão, nem todas as partículas de LDL parecem ser igualmente nocivas, ou "aterogênicas", que é o termo usado pelos especialistas para descrever algo que causa ou agrava a aterosclerose. Algumas das partículas de LDL em nossa circulação são grandes e leves, outras são pequenas e densas, e há gradações entre elas. As partículas de LDL pequenas e densas parecem ser as aterogênicas, as que queremos evitar. Elas atravessam as paredes de nossas artérias e começam o processo de formar placas. As partículas de LDL grandes e leves parecem ser inofensivas.

Isso é importante porque as dietas ricas em carboidratos não só diminuem o HDL e elevam os triglicerídios, como também tornam as partículas de LDL pequenas e densas. Esses três efeitos aumentam nosso risco de doenças cardiovasculares. Quando comemos dietas com alto teor de gordura e evitamos carboidratos, o oposto acontece: o HDL aumenta, os triglicerídios diminuem e as partículas de LDL na circulação tornam-se maiores e mais leves. Isoladamente e em conjunto, essas mudanças *diminuem* nosso risco de ter um ataque cardíaco. Então, o que parece ser algo ruim, segundo a ciência dos anos 1970 (o efeito da gordura saturada sobre o colesterol LDL), é novamente algo bom, segundo a ciência de 2010 (o efeito da gordura saturada sobre a própria partícula de LDL).

As autoridades em saúde pública hesitam em discutir essa ciência publicamente, porque contradiz grande parte do que elas vêm nos dizendo nos últimos trinta a cinquenta anos. Ocasionalmente, no entanto, os pesquisadores deixam os fatos virem à tona, como fizeram Chris Gardner e seus colegas de Stanford quando redigiram os resultados de seu Estudo A TO Z. Sua linguagem está mais para técnica, mas não tão técnica a ponto de que você não consiga entendê-la:

> Duas das descobertas mais consistentes nos estudos recentes que comparam dietas com pouco carboidrato e dietas com pouca gordura foram concentrações mais elevadas [de colesterol LDL] e concentrações mais baixas de triglicerídios nas dietas com pouco carboidrato. Embora uma concentração mais elevada [de colesterol LDL] pareça ser um efeito adverso, esse talvez não seja o caso nesses estudos. A redução dos níveis de triglicerídios em uma dieta com pouco carboidrato leva a um aumento no tamanho das partículas de LDL, o que, sabidamente, diminui a aterogenicidade. No estudo atual, aos dois meses, as concentrações [de colesterol LDL] aumentaram, em média, 2%, e as concentrações de triglicerídios diminuíram, em média, 30% no grupo [que seguiu a dieta] Atkins. Essas descobertas são consistentes com um aumento benéfico no tamanho das partículas LDL, embora o tamanho de tais partículas não tenha sido avaliado em nosso estudo.

Essas descobertas realmente podem ser, para alguns, uma pílula amarga de se engolir, mas confirmam que a dieta que devemos seguir para emagrecer – a que restringe carboidratos engordantes – é também a dieta mais eficaz para prevenir doenças cardiovasculares.

Síndrome metabólica

O que tentei deixar claro neste capítulo é que o temor à gordura – saturada, em particular – baseia-se no estágio em que se encontrava a ciência nos anos 1960 e 1970 e simplesmente não se sustenta à luz das pesquisas mais recentes e do estágio da ciência nos dias de hoje. Contudo, é preciso esclarecer mais um ponto importante.

Em um momento anterior, discuti o que acontece quando apresentamos o que se conhece tecnicamente por resistência à insulina – quando as células musculares e hepáticas, em particular, tornam-se resistentes ao efeito do hormônio insulina. Não só secretamos mais insulina em resposta, como tendemos a engordar, sobretudo na cintura (onde as células adiposas são mais sensíveis à insulina), mas começamos a manifestar também uma série de outras perturbações metabólicas relacionadas: a pressão sanguínea aumenta; os triglicerídios aumentam; o colesterol HDL diminui. O que não mencionei antes é que as partículas de LDL tornam-se pequenas e densas. Nós nos tornamos intolerantes à glicose, o que significa que temos dificuldade de controlar o açúcar em nosso sangue. Podemos inclusive desenvolver diabetes tipo 2, o que acontece quando o pâncreas já não consegue secretar insulina suficiente para compensar a resistência à insulina.

Essa combinação de fatores de risco de doenças cardiovasculares é hoje conhecida como "síndrome metabólica" e é, de fato, a etapa intermediária a caminho das doenças cardiovasculares. Mais de 25% da população adulta dos Estados Unidos hoje sofre de síndrome metabólica, de acordo com as estimativas oficiais, e a razão pela qual esse número é tão elevado é que a síndrome metabólica inclui diabetes e obesidade entre seus sintomas, e estamos passando por uma epidemia de ambos. À medida que você engorda e que a circunferência de sua cintura se expande, você tende a perder o controle do açúcar em seu sangue; e apresenta mais probabilidade de ter hipertensão, aterosclerose, doenças cardiovasculares e AVC. Todas essas condições estão associadas ao mesmo conjunto que os especialistas chamam de anormalidades "lipídicas" – HDL baixo, triglicerídios elevados e partículas de LDL pequenas e densas. E tudo isso é desencadeado pela resistência à insulina e pela secreção elevada de insulina que a acompanha, pelos carboidratos que ingerimos e, possivelmente, os açúcares (sacarose e xarope de milho rico em frutose) em particular.

A ciência da síndrome metabólica vem evoluindo desde o fim dos anos 1950, quando os pesquisadores identificaram uma relação entre o consumo de carboidratos e o nível elevado de triglicerídios, e entre este último e doenças cardiovasculares. Isso passou praticamente despercebido durante décadas, porque os especialistas em doenças cardiovasculares e os nutricionistas estavam centrados de maneira tão obsessiva na gordura saturada e no colesterol. Eles não viam necessidade de cogitar explicações alternativas para as causas dos ataques cardíacos – e não cogitaram. A força motora na ciência da síndrome metabólica foi um médico da Universidade de Stanford chamado Gerald Reaven, que logo reconheceu que a secreção excessiva de insulina e a resistência à insulina são as causas primordiais de todo esse conjunto de perturbações metabólicas.

Quando as autoridades começaram a prestar atenção ao trabalho de Reaven, em meados dos anos 1980, tiveram dificuldade de aceitá-lo, porque suas pesquisas implicavam que os carboidratos, e não as gorduras, são as causas alimentares das doenças cardiovasculares e da diabetes. "Qualquer pessoa que consuma mais carboidratos terá de se desfazer dessa carga secretando mais insulina", explicou Reaven em uma conferência sobre diabetes nos Institutos Nacionais de Saúde (NIH) em 1986. Então, ele apresentou evidências de que a insulina está relacionada a doenças cardiovasculares. O presidente da conferência, George Cahill, da Universidade de Harvard, afirmou que os resultados de Reaven "falam por si sós", o que é fato. Mas isso era um problema. "Às vezes gostaríamos que desaparecesse, porque ninguém sabe como lidar com ele", disse um administrador dos NIH a respeito do estudo de Reaven.

Hoje, a ciência da síndrome metabólica representa provavelmente o maior avanço dos últimos cinquenta anos em nossa compreensão acerca do que causa as doenças cardiovasculares e sua relação direta com hipertensão, obesidade e diabetes. Explica por que essas três condições aumentam drasticamente o nosso risco de doenças cardiovasculares e por que, se temos uma delas, somos propensos a ter as outras também. O que a síndrome metabólica nos diz é que doenças cardiovasculares e diabetes não são causadas por fatores de risco individuais – HDL baixo, por exemplo, ou triglicerídios elevados, ou partículas pequenas e densas de LDL –, mas pela resistência à insulina e pelos níveis elevados de insulina e de açúcar no sangue que danificam células em toda parte.

A insulina atua nas células adiposas para nos fazer acumular gordura, e as células adiposas, ao se expandirem, liberam as chamadas "moléculas inflamatórias" ("citocinas", no jargão técnico), que têm efeitos adversos em todo o corpo. Atua no fígado para converter carboidratos em gordura, e essa gordura (triglicerídios) é liberada na corrente sanguínea nas partículas que finalmente se tornam as pequenas e densas LDL. Atua no rim para elevar a pressão sanguínea reabsorvendo sódio (e, portanto, tem o mesmo efeito que ingerir grandes quantidades de sal) e prejudicando a eliminação de ácido úrico, que também se acumula em quantidades nocivas na corrente sanguínea. (Níveis elevados de ácido úrico causam gota, que também está associada com obesidade e diabetes, e a incidência de gota também vem aumentando nas sociedades ocidentais.) A insulina atua ainda nas paredes das artérias para enrijecê-las, e causa a acumulação de triglicerídios e colesterol nas placas ateroscleróticas que vão se formando.

Enquanto isso acontece, o nível cronicamente elevado de açúcar no sangue que acompanha a resistência à insulina gera uma série de problemas. Causa *estresse oxidativo* em todo o corpo. (A razão pela qual sempre nos dizem para consumir alimentos ricos em antioxidantes é combater ou prevenir o estresse oxidativo.) E leva à criação de *produtos finais da glicação avançada*, que parecem causar de tudo, do enrijecimento de nossas artérias ao envelhecimento de nossa pele e ao envelhecimento precoce que é parte integrante da diabetes.

Para diagnosticar a síndrome metabólica, os médicos são orientados a observar primeiro a expansão da circunferência da cintura, porque a síndrome metabólica está intimamente associada à obesidade. E, visto que dizer que alguém tem síndrome metabólica equivale a dizer que alguém é resistente à insulina, os especialistas atribuem as duas condições ao comportamento sedentário e a uma alimentação excessiva. Por quê? Porque acreditam que o comportamento sedentário e uma alimentação excessiva fazem as pessoas engordarem. Assim, eles dão a recomendação conhecida sobre dietas com baixo teor de gordura (porque se preocupam com o maior risco de doenças cardiovasculares que acompanha a síndrome metabólica) e comer menos e praticar mais exercícios, porque acreditam que isso seja necessário para emagrecer.

Aqui um pouco de bom senso vai bem. Como Reaven afirmou há 25 anos, são os carboidratos que elevam os níveis de insulina. Hoje sabemos que os carboidratos nos fazem engordar, e já foi demonstrado em uma série de estudos clínicos que dietas com restrição de carboidratos e com alto teor de gordura melhoram cada uma das anormalidades hormonais e metabólicas da síndrome metabólica – o HDL baixo, os triglicerídios elevados, as partículas pequenas e densas de LDL, a pressão sanguínea elevada, a resistência à insulina e os níveis cronicamente elevados de insulina. Isso indica o óbvio: que os mesmos carboidratos que nos fazem engordar são os que causam a síndrome metabólica. E nos diz que a melhor e, talvez, única maneira de tratar a condição, assim como a obesidade e o sobrepeso, é evitar alimentos ricos em carboidratos, em particular aqueles que são fáceis de digerir, e os açúcares.

Mais sobre a síndrome metabólica

É preciso esclarecer apenas mais alguns pontos sobre a importância de entender a relação entre os carboidratos e a síndrome metabólica. Como se veio a saber, a doença de Alzheimer e a maior parte dos tipos de câncer – incluindo câncer de mama e de cólon – estão associados a síndrome metabólica, obesidade e diabetes. Isso significa que, quanto mais gordos somos, maior a probabilidade de termos câncer e maior a probabilidade de nos tornarmos dementes à medida que envelhecemos.* Os pesquisadores começaram a decifrar os mecanismos por meio dos quais a insulina e o açúcar elevado no sangue podem causar a deterioração do cérebro sintomática do Alzheimer (alguns pesquisadores inclusive começaram a se referir ao Alzheimer como "diabetes tipo 3") e como o nível elevado de açúcar no sangue, a insulina, e o hormônio associado, o fator de crescimento semelhante à insulina, estimulam o crescimento de tumores e causam sua metástase.

A relação entre câncer e síndrome metabólica é tão bem aceita que as autoridades em saúde pública já fizeram recomendações com base nessas pesquisas. Em 2007, o Fundo Mundial para Pesquisa de Câncer publicou, junto com o Instituto Americano de Pesquisa de Câncer, um relatório de quinhentas páginas intitulado *Food, Nutrition, Physical Activity and the Prevention of Cancer* [Alimentação, nutrição, atividade física e a prevenção do câncer]. O relatório, elaborado em coautoria por 24 especialistas, discutia as evidências que associam dieta e câncer, concluindo que a relação mais convincente ia da dieta a um "aumento da gordura corporal" e então a "câncer colorretal, de esôfago (adenocarcinoma), pâncreas, rins e mama (pós-menopausa)" e, provavelmente, também de vesícula biliar.

---

* David Schubert e Pamela Maher, neurobiólogos no Instituto Salk para Estudos Biológicos em San Diego, recentemente descreveram a associação com Alzheimer da seguinte maneira: "Há um conjunto de fatores de risco para diabetes tipo 2 e doença vascular que incluem glicose elevada no sangue, obesidade, pressão sanguínea elevada, triglicerídios elevados e resistência à insulina. Todos esses fatores, isoladamente ou em conjunto, aumentam o risco de doença de Alzheimer".

O relatório, então, fez recomendações sobre como poderíamos continuar livres de câncer. A primeira é "ser tão magros quanto possível" e "evitar o ganho de peso e o aumento da circunferência da cintura na vida adulta". A segunda é "ser fisicamente ativos como parte da vida cotidiana", porque os especialistas que escreveram esse relatório acreditam que "a atividade física protege contra o ganho de peso, o sobrepeso e a obesidade" e, ao fazer isso, protege contra o câncer. E a terceira recomendação é "limitar o consumo de alimentos com alto valor energético [e] evitar bebidas açucaradas" porque também se considera que isso "previne e controla o ganho de peso, o sobrepeso e a obesidade".

A primeira recomendação é hoje praticamente incontestável. Se você é magro, apresentará menos chance de ter câncer do que se é obeso. (Embora isso *não* signifique que a gordura corporal cause câncer, como afirma o relatório.) A segunda e a terceira recomendações baseiam-se na crença de que engordamos porque consumimos mais calorias do que gastamos. Se os especialistas que escreveram o relatório tivessem prestado atenção à ciência da acumulação de gordura segundo os princípios elementares da adiposidade – não mencionada em parte alguma nas quinhentas páginas do relatório –, eles teriam concluído o óbvio: que os mesmos carboidratos que nos fazem engordar são os que, em última instância, causam esses tipos de câncer.

A maneira mais simples de examinar todas essas associações, entre obesidade, doenças cardiovasculares, diabetes tipo 2, síndrome metabólica, câncer e Alzheimer (sem falar das outras condições que também estão associadas a diabetes e obesidade, como gota, asma e doença hepática gordurosa), é que o que nos faz engordar – a qualidade e a quantidade dos carboidratos que consumimos – também nos faz adoecer.

Capítulo 19

Seguindo em frente

Este não é um livro de dieta, porque não é uma dieta que estamos discutindo. Quando você aceitar o fato de que os carboidratos – e não uma alimentação excessiva ou uma vida sedentária – fazem engordar, a ideia de "fazer dieta" para emagrecer, ou o que os especialistas em saúde chamariam de "tratamento alimentar para a obesidade", deixa de ter qualquer significado real. Nesse caso, os únicos assuntos que vale a pena discutir são qual a melhor maneira de evitar os carboidratos responsáveis – grãos refinados, amidos e açúcares – e o que mais podemos fazer para maximizar os benefícios à nossa saúde.

Desde os anos 1950, alguns livros de dieta muito criteriosos defenderam que restringíssemos o consumo de carboidratos para controlar nosso peso, e esses livros têm aparecido com cada vez mais frequência nos últimos anos. No início, os autores eram médicos, muitas vezes eles próprios com problema de sobrepeso. Isso tornava suas experiências similares: eles não conseguiam emagrecer comendo menos ou praticando mais exercícios e finalmente tiveram a ideia de restringir os carboidratos. Eles tentaram, viram que funcionava e prescreveram a seus pacientes. Então escreveram livros com base em suas experiências para comunicar a mensagem e também para lucrar com o que quer que considerassem sua contribuição pessoal ao gênero. No começo, os livros venderam porque os regimes funcionavam e porque sempre há pessoas dispostas a experimentar uma nova dieta se consideram que pode funcionar.

Eat Fat and Grow Slim (1958), *Calories Don't Count* (1960), *Dr. Atkins' Diet Revolution* (1972), *The Carbohydrate Addict's Diet* (1993), *O poder da proteína* (1996) e *Sugar Busters! – Como reduzir o colesterol e perder peso eliminando o açúcar* (1998) são todos best-sellers que trazem variações do mesmo tema: carboidratos refinados, vegetais ricos em amido e açúcares são engordantes; não os coma, não os beba.* Esses livros valem a leitura pela orientação que oferecem. Contudo, as dietas propriamente ditas, não importa o quanto variem nos detalhes ou na compreensão do autor acerca da ciência que a elas subjaz, funcionam basicamente porque restringem os carboidratos engordantes.

No apêndice, eu ofereço uma versão reduzida do tipo de orientação alimentar que pode ser encontrada em muitos livros que seriam classificados, nas livrarias ou nos sites, como "dietas com restrição de carboidratos". Minhas orientações são tomadas da Clínica de Medicina e Estilo de Vida do Centro Médico da Universidade de Duke (que, por usa vez, adaptou-as

---

* *A dieta de South Beach* (2003) é mais um best-seller que é uma variação desse tema, mas com ênfase em carnes magras e gorduras de origem vegetal (azeite de oliva, óleo de canola, abacates e nozes, por exemplo), em vez de animal. No único estudo clínico realizado sobre essa dieta, a perda de peso, como esperado, rivalizou com dietas similares à de Atkins, porém não apresentou os mesmos resultados benéficos com relação aos fatores de risco para doenças cardiovasculares e diabetes.

do Centro Atkins para Medicina Complementar). A clínica é administrada por Eric Westman, um médico que ficou intrigado com a dieta em 1998, depois que um de seus pacientes perdeu nove quilos em dois meses e insistiu que havia feito isso comendo carne em grande quantidade e poucos alimentos além disso. Westman reagiu estudando a dieta Atkins, reunindo-se com seu autor, Robert Atkins, em Nova York, e pedindo a Atkins que financiasse um pequeno estudo-piloto (cinquenta pacientes, seis meses) para determinar se a dieta funciona e se é segura. Os resultados confirmaram que os pacientes poderiam emagrecer e melhorar seu colesterol com dietas essencialmente à base de carne e vegetais de folhas verdes.

Westman, então, visitou médicos que já estavam adotando a dieta de Atkins em suas clínicas – Mary Vernon, em Lawrence, Kansas; Richard Bernstein, em Mamaroneck, Nova York; Joseph Hickey, em Hilton Head, Carolina do Sul; Ron Rosedale, em Boulder, Colorado – e analisou seus relatórios para verificar se o que Atkins estava dizendo, e o que o estudo-piloto de Westman concluíra, sustentava-se na prática clínica. Em 2001, Westman começou a tratar pacientes obesos e acima do peso com essa dieta, o que tem feito desde então. Ele também continuou a realizar estudos clínicos que, até agora, confirmaram os benefícios da dieta para a saúde – tanto em diabéticos quanto em não diabéticos. (Westman também é autor, junto com Stephen Phinney, da Universidade da Califórnia, e Davis e Jeff Volek, da Universidade de Connecticut, da versão de 2010 do livro de dieta de Atkins, *The New Atkins for a New You.*)

As orientações que Westman oferece a seus pacientes são mais detalhadas, mas não muito diferentes das orientações oferecidas por hospitais a seus pacientes obesos e acima do peso no fim dos anos 1940 e nos anos 1950: coma carnes, peixes, aves, ovos e vegetais de folhas verdes à vontade. Evite amidos, grãos e açúcares e tudo o que é feito deles (incluindo pães, doces, sucos, refrigerantes); quanto às frutas e às hortaliças pobres em amido (como ervilha, alcachofra e pepino), aprenda por si mesmo quais o seu corpo consegue tolerar e em que quantidades. Se esses conselhos forem familiares e os detalhes, desnecessários, recomendo que você siga a dieta para obesidade do livro de endocrinologia de Raymond Greene, *The Practice of Endocrinology*, de 1951, que apresento nas páginas 170 e 171, fixando-a à porta de sua geladeira para consultar sempre que necessário. Se precisar de mais detalhes sobre quais alimentos são aceitáveis e quais não, o apêndice é a melhor opção.

Seria ótimo se pudéssemos melhorar com base na lista de alimentos a comer, alimentos a evitar e alimentos a comer com moderação. Infelizmente, isso não pode ser feito sem certa dose de suposição. Ainda não se realizou o tipo de estudo clínico de longo prazo que nos diria mais sobre qual seria a variação mais saudável de uma dieta em que os carboidratos engordantes foram eliminados. Sabemos, com base nos estudos clínicos realizados, que dietas com restrição de carboidratos e quantidade irrestrita de outros tipos de alimentos funcionam e têm os efeitos benéficos esperados sobre a síndrome metabólica e, portanto, sobre nosso risco de doenças cardiovasculares. No entanto, esse é todo o conhecimento confiável de que dispomos até o momento.

O que temos como guia é a própria ciência – os princípios elementares da adiposidade – e a experiência clínica de médicos como Westman, que tiveram fé suficiente em suas próprias observações e em sua compreensão da ciência para fazer com que seus pacientes diabéticos, obesos e acima do peso abandonassem os carboidratos, ainda que, para isso, tenham precisado contrariar a convenção estabelecida. Com base na experiência desses médicos – Mary Vernon, Stephen Phinney, Jay Wortman, da Universidade da Colúmbia Britânica, e Michael e Mary Dan Eades, autores de *O poder da proteína* –, posso oferecer algumas reflexões sobre certas questões que costumam ser levantadas quando cogitamos trocar carboidratos engordantes por uma vida mais magra e mais saudável.

Moderação ou renúncia total? Parte I

Quanto menos carboidratos consumimos, mais magros seremos. Isso está claro. Porém, não há nenhuma garantia de que o mais magros que *podemos* ser será tão magros quanto gostaríamos. Essa é uma realidade que deve ser encarada. Como já mencionei, há variações genéticas na constituição corporal que independem da dieta. Uma série de hormônios e enzimas afetam nossa acumulação de gordura, e a insulina é o hormônio que podemos controlar de maneira consciente por meio de nossas escolhas alimentares. Minimizar os carboidratos que consumimos e eliminar os açúcares fará com que nossos níveis de insulina diminuam para um limiar seguro, mas isso não necessariamente anulará os efeitos de outros hormônios – o efeito refreador do estrogênio, que é anulado quando as mulheres passam pela menopausa, por exemplo, ou da testosterona à medida que os homens envelhecem – e pode não ser capaz de reverter todo o dano causado por uma vida inteira ingerindo alimentos ricos em carboidratos e açúcares.

Isso significa que não existe uma receita que sirva para todos quanto à quantidade de carboidratos que podemos comer e ainda assim emagrecer ou continuar magros. Para alguns, continuar magro ou voltar a ser magro pode ser meramente uma questão de evitar açúcares e comer os outros carboidratos da dieta, até mesmo os engordantes, com moderação: massa no jantar uma vez por semana, por exemplo, em vez de dia sim, dia não. Para outros, a moderação no consumo de carboidratos talvez não seja suficiente e uma adesão muito mais estrita seja necessária. E, para outros ainda, só será possível perder peso com uma dieta de praticamente zero carboidratos, e mesmo isso talvez não seja suficiente para eliminar toda a gordura acumulada ou mesmo a maior parte dela.

Qualquer que seja o grupo em que você se enquadra, se não estiver efetivamente perdendo peso e quiser emagrecer ainda mais, a única opção viável (além de cirurgia ou da perspectiva de que a indústria farmacêutica lance um comprimido seguro e eficaz para combater a obesidade) é comer ainda menos carboidratos, identificar e evitar outros alimentos que podem estimular a secreção significativa de insulina – refrigerantes diet, laticínios (creme de leite, por exemplo), café e nozes, entre outros – e ter mais paciência. (Evidências anedóticas indicam que jejuns ocasionais ou intermitentes por períodos de 18 a 24 horas podem ajudar a sair desses platôs de perda de peso, mas isso tampouco foi adequadamente testado.)

Os médicos que trataram seus pacientes prescrevendo dietas com restrição de carboidratos por uma década ou mais e publicaram discussões acerca de suas experiências clínicas – o médico britânico Robert Kemp, por exemplo, que começou a fazer isso em 1956, e o médico austríaco Wolfgang Lutz, que começou um ano depois – relataram que uma pequena proporção de seus pacientes obesos não conseguiu perder quantidade significativa de gordura, embora evitassem fielmente os carboidratos engordantes (ou ao menos é o que diziam). As mulheres fracassavam com mais frequência do que os homens, e os pacientes mais velhos, com mais frequência do que os mais jovens. Quanto mais obesos os pacientes, e há quanto mais tempo eram obesos, mais tendiam a continuar obesos.* Entretanto, como Lutz afirmou, isso não significa "que os carboidratos não tenham sido responsáveis pelo distúrbio [obesidade] no início. É que simplesmente, e infelizmente, se havia chegado a um ponto em que não havia mais volta".

O que não sabemos é se esses indivíduos teriam conseguido emagrecer se tivessem restringido ainda mais a ingestão de carboidratos, ou se simplesmente tivessem tido mais paciência, ou talvez as duas coisas. A lógica convencional das dietas é que as pessoas começam uma dieta esperando um resultado relativamente rápido de perda de peso. Segundo essa lógica, os indivíduos que fazem dieta não estão tentando regular seu tecido adiposo; estão apenas reduzindo as calorias que consomem, na expectativa de que suas células adiposas respondam de bom grado liberando as calorias que sequestraram. Se esses indivíduos não observam perdas significativas em um ou dois meses,

---

* Kemp discutiu sua experiência em uma série de três artigos publicados no periódico médico britânico *Practitioner* entre 1963 e 1972, quando ele havia tratado mais de 1,5 mil pacientes obesos e acima do peso. Lutz discutiu os resultados em seu livro de 1967 *Leben ohne Brot [A vida sem pão]*, que foi republicado em inglês e revisado com a ajuda de Christian Allan, um bioquímico, em 2000.

eles concluem que a dieta não funcionou e ou passam à dieta seguinte, ou se resignam à sua adiposidade. Mas o fato é que estamos tentando corrigir um distúrbio na *regulação* do metabolismo da gordura, o qual pode ter levado anos ou décadas para se instalar. Reverter o processo possivelmente levará mais do que alguns meses ou mesmo alguns anos.

A restrição de carboidratos normalmente é compensada com a ingestão de carne e produtos de origem animal. A razão é simples: se você comer principalmente ou exclusivamente plantas, estará, por definição, obtendo a maior parte de suas calorias dos carboidratos. Isso não significa que não possa emagrecer ou continuar magro ao abrir mão de açúcares, farinha e vegetais ricos em amido e alimentando-se unicamente de folhas verdes, grãos integrais e leguminosas. Mas é improvável que isso funcione para muitos de nós, se não para a maioria. Os vegetais de folhas verdes e as leguminosas têm a vantagem de que os carboidratos que contêm não são digeridos rapidamente – eles têm o que os nutricionistas chamam de índice glicêmico baixo –, mas se você contar com esses alimentos para a maior parte de sua dieta, a quantidade total de carboidratos que estará consumindo (a carga glicêmica de sua dieta) ainda será alta. Isso pode ser suficiente para que você se mantenha gordo ou engorde. Se tentar ingerir menos carboidratos comendo porções menores, sentirá fome, com todos os problemas que isso acarreta.

Portanto, se você é vegano ou vegetariano, ainda pode beneficiar-se de uma compreensão dos princípios elementares da adiposidade. Você sempre pode melhorar a qualidade dos carboidratos que consome, mesmo que não reduza a quantidade total. Essa mudança, por si só, certamente melhorará sua saúde, ainda que não seja suficiente para fazê-lo emagrecer.

Moderação ou renúncia total? Parte II

Com o passar dos anos, os médicos que defendiam a restrição de carboidratos em geral adotaram um de três métodos para maximizar o efeito e a sustentabilidade (o que é igualmente importante) dessa forma de se alimentar.

O primeiro é determinar a quantidade ideal de carboidratos que você pode e talvez deva comer – digamos, os 72 gramas por dia, ou o equivalente a cerca de trezentas calorias, que Wolfgang Lutz prescreve. Essa medida tem por objetivo minimizar possíveis efeitos colaterais que possam ocorrer quando o corpo faz a transição de queimar primordialmente carboidratos para queimar gordura como combustível. Esse método também presume que é mais fácil consumir alguns carboidratos engordantes do que eliminá-los totalmente. Segundo essa lógica, Lutz permite "pequenas quantidades de açúcar e sobremesas de vez em quando, um pouco de farinha de rosca para alimentos empanados, um pouco de lactose (no leite) e pequenas quantidades de carboidratos nas frutas e hortaliças". Esse método pode funcionar para alguns de nós, mas não para todos.

Outro método visa ao consumo mínimo de carboidratos desde o início. Você não precisa deles em sua dieta, segundo essa lógica, e quaisquer efeitos colaterais que possa vir a experimentar enquanto seu corpo se adapta a uma dieta praticamente livre de carboidratos podem ser contornados (voltaremos a isso em breve).

A terceira opção é um acordo proposto pela primeira vez por Robert Atkins há quarenta anos.

Baseava-se no que parece ser um argumento óbvio a se defender (embora não tão óbvio a ponto de que os especialistas em saúde de nossos dias tendam a defendê-lo): você entra em uma dieta para emagrecer com o único propósito de ficar tão magro quanto possível, de modo que todos os outros desejos gustativos devem esperar *temporariamente* até que esse objetivo seja alcançado. Quando você tiver alcançado seu objetivo e eliminado a gordura em excesso, pode avaliar se sente necessidade de incorporar novamente à sua dieta parte dos alimentos que vinha evitando.

As dietas que funcionam com base nessa filosofia costumam começar com o que Atkins chamava de "fase da indução", que praticamente não permite carboidrato algum (menos de vinte gramas por dia na dieta de Atkins). Isso tem o efeito de acelerar a perda de peso inicial e encorajá-lo a seguir a dieta. Você é instruído a abrir mão de todos os carboidratos, sendo as únicas exceções algumas pequenas porções de vegetais de folhas verdes todos os dias. Uma vez que seu corpo esteja ativamente empenhado em queimar suas próprias reservas de gordura e você esteja perdendo peso a um ritmo aceitável, uma quantidade mínima de carboidratos pode ser incluída em sua dieta novamente. Se, contudo, você parar de perder peso, significa que seu corpo não é capaz de tolerar esses carboidratos, e você não deve comê-los.

O mesmo método pode ser usado depois que se atinge o peso ideal. Inclua novamente os alimentos ricos em carboidratos de que você sente falta e veja como seu corpo reage. Se você começar a ganhar peso, por exemplo, porque está comendo uma maçã por dia, e não quiser engordar mais, então não coma a maçã. Se você não ganhar peso, significa que seu corpo pode tolerar uma maçã por dia, e você pode experimentar com outros carboidratos. Você vê o que acontece quando também come uma laranja por dia ou come massa no jantar uma vez por semana, ou uma sobremesa de vez em quando. Isso lhe permite determinar o que o seu corpo pode tolerar e quanta gordura você está disposto a aceitar em troca dos alimentos de que sente falta.

Esse método faz sentido. Mas deve-se levar em conta um outro fator: para alguns indivíduos, permitir alguns carboidratos na dieta pode ser como permitir a ex-fumantes alguns cigarros ou uma bebida ocasional a ex-alcoólatras.* Alguns podem ser capazes de lidar com isso; para outros, pode virar uma bola de neve. A sobremesa eventual em ocasiões especiais pode tornar-se um luxo semanal, e então duas vezes por semana, e finalmente todas as noites, e de repente você concluiu que a restrição de carboidratos falhou como regime de perda de peso, porque você não conseguiu seguir a dieta e engordou outra vez.

Um argumento utilizado por muitos especialistas contra a restrição de carboidratos é que *nenhuma* dieta dá resultado, e a razão para tanto é que as pessoas simplesmente não seguem dietas. Então, por que se importar? Porém, esse argumento implicitamente presume que todas as dietas funcionam da mesma forma – consumimos menos calorias do que gastamos – e, portanto, todas falham da mesma forma.

---

* Em *The Carbohydrate Addict's Diet,* Rachel e Richard Heller argumentam exatamente o oposto: que o emagrecimento sustentado é mais garantido ingerindo-se uma "Refeição-Recompensa" por dia que inclua carboidratos. Esse é outro conceito que pode ser verdadeiro e vale a pena tentar, mas que nunca foi testado adequadamente.

Todavia, isso não é verdade. Se uma dieta requer que você passe fome, vai falhar, porque (1) seu corpo se ajusta ao déficit calórico gastando menos energia, (2) você sente fome e continua com fome e (3) um resultado dos dois: você fica deprimido, irritável e cronicamente cansado. Por fim, você volta a comer o que sempre comeu – ou se torna um glutão – porque não pode tolerar a fome *e* seus efeitos colaterais por tempo indeterminado.

Quando, no entanto, você restringe os carboidratos engordantes, não precisa restringir deliberadamente o quanto come; de fato, não deveria nem tentar. Você pode comer o quanto quiser de proteína e gordura, pois assim não tem fome e não gasta menos energia. Talvez até gaste mais. O maior desafio é o desejo incontrolado de carboidratos. A fome que acompanha nossas tentativas de comer menos calorias é um fenômeno fisiológico inevitável; o desejo de carboidratos é mais como um vício. É consequência, ao menos em parte, da resistência à insulina e dos níveis cronicamente elevados de insulina que a acompanham, o que, antes de mais nada, é provocado pelos carboidratos.

Os açúcares são um caso especial. Como já disse antes, o açúcar parece provocar um efeito viciante no cérebro tal como a cocaína, a nicotina e a heroína. Isso indica que os desejos relativamente intensos por açúcar podem ser explicados pela intensidade da secreção de dopamina no cérebro quando o consumimos.

Quer o vício seja no cérebro, no corpo ou em ambos, a ideia de que o açúcar e outros carboidratos de fácil digestão são viciantes também implica que esse vício pode ser superado se você se esforçar e tiver paciência suficiente. Esse não é o caso com a fome propriamente dita. Evitar carboidratos diminuirá seu nível de insulina. Com o tempo, isso deve reduzir ou eliminar os desejos. Pode, no entanto, levar mais tempo do que você esperaria ou gostaria. Em 1975, o pediatra James Sidbury Jr., da Universidade de Duke (que se tornaria, naquele mesmo ano, diretor do Instituto Nacional de Saúde Infantil e Desenvolvimento Humano dos Institutos Nacionais de Saúde), relatou grande sucesso ao tratar crianças obesas com uma dieta de apenas 15% de carboidratos. "Depois de um ano a um ano e meio", escreveu, "o desejo por doces é superado", e as crianças muitas vezes identificavam quando isso acontecia, "dentro de um período específico de uma a duas semanas".

Contudo, se você continuar a comer parte dos carboidratos engordantes ou se permitir um pouco de açúcar (ou mesmo, talvez, adoçantes artificiais), talvez sempre tenha esses desejos. Pode ser que sempre tenha o que Stephen Phinney chama de "pensamentos invasivos sobre comida". As evidências anedóticas indicam que isso é o que acontece, e elas são tudo o que temos para seguir em frente.

A implicação é que, ao menos para alguns, o sucesso a longo prazo é muito mais provável se não houver concessão alguma. Se você fizer concessões e acabar voltando a comer esses carboidratos em grande quantidade, a única resposta razoável, se seu objetivo continua sendo perder peso, será tentar outra vez, assim como os fumantes podem tentar parar inúmeras vezes antes de finalmente conseguir. Não há outra opção viável quando você se vê comendo carboidratos engordantes e ganhando peso outra vez. Tente parar novamente, ou então reduzir o consumo a um nível mínimo.

O QUE SIGNIFICA COMER À VONTADE

Se você cresceu com um sistema de crenças (com um paradigma, como dizem os sociólogos da ciência), é difícil abandoná-lo por completo quando abre sua mente para aceitar outro. Nós escutamos durante tanto tempo, e acreditamos durante tanto tempo, que um requisito fundamental para emagrecer é comer menos do que gostaríamos, e para manter o peso é comer com moderação, que é natural presumir que o mesmo é válido quando restringimos os carboidratos que comemos. Entretanto, conforme já mencionei, comer menos de tudo é outra forma de dizer que restringiremos deliberadamente a quantidade de proteínas e gorduras que consumimos, além dos carboidratos. Porém, as proteínas e as gorduras não nos fazem engordar – só os carboidratos – e, sendo assim, não há razão para restringi-las.

É verdade que as pessoas que restringem carboidratos tendem a comer menos do que estavam acostumadas. Uma experiência comum é abrir mão dos carboidratos engordantes e perceber que você não sente tanta fome quanto antes, que os lanches no meio da manhã já não são necessários. Os pensamentos invasivos sobre comida e a necessidade de satisfazê-los desaparecem. Mas isso é porque você agora está queimando suas reservas de gordura como combustível, o que não fazia antes. Suas células adiposas estão funcionando adequadamente como reservas temporárias de energia, e não prisões perpétuas para as calorias que sequestraram. Você tem um suprimento interno de combustível que o mantém funcionando dia e noite, como deveria, e seu apetite adapta-se de maneira correspondente. Se você não está ficando sem combustível, não sente necessidade de reabastecer a cada poucas horas. (Se você está perdendo um quilo por semana, isso são 7 mil calorias de sua própria gordura que está usando como combustível toda semana – mil calorias por dia que você não precisa obter dos alimentos.)

Todavia, outro efeito da restrição de carboidratos é que o seu gasto de energia deve aumentar. Você já não está desviando combustível para o seu tecido adiposo, onde não pode usá-lo; portanto, você tem literalmente mais energia para queimar. Ao evitar os carboidratos engordantes, você elimina a força que desvia calorias para suas células adiposas. Seu corpo deve, então, encontrar o próprio equilíbrio entre a energia consumida (apetite e fome) e a energia gasta (atividade física e taxa metabólica). Esse processo pode levar tempo, mas deve acontecer sem pensamento consciente.

Tentar frear o apetite de maneira consciente pode levar a reações compensatórias. Você pode ter menos energia para queimar, e por isso seu gasto de energia não aumentará, ou pode reter gordura que do contrário queimaria. Pode perder tecido magro (músculo) que do contrário manteria. E pode acabar sentindo necessidade de se empanturrar. Os médicos que descrevem dietas com restrição de carboidratos em suas clínicas dizem que seus pacientes obtêm os melhores resultados quando são lembrados ou incentivados a comer sempre que têm fome e até que estejam satisfeitos, ou mesmo a programar lanches a cada poucas horas e comer independentemente de sentirem fome ou não.

O mesmo argumento é válido para os exercícios. Há excelentes razões para se praticar atividade física, mas a perda de peso, como abordei antes, não parece ser uma delas. Praticar exercícios fará você sentir fome e provavelmente reduzirá seu gasto de energia quando você não estiver se exercitando. O objetivo é evitar essas duas reações. Tentar emagrecer aumentando o gasto de energia pode ser não só inútil, como também contraproducente. Você tende a ser sedentário quando está acima do peso ou obeso porque seu corpo destina para o seu tecido adiposo o combustível que poderia estar queimando para gerar energia. Você literalmente carece da energia para se exercitar e, portanto, do impulso de fazer isso. Uma vez que esse problema esteja corrigido – evitando os carboidratos que o fizeram engordar e o mantêm gordo –, você deve ter a energia para ser fisicamente ativo e o estímulo ou impulso para tanto.

O objetivo é eliminar a causa de sua adiposidade excessiva – os carboidratos engordantes – e deixar seu corpo encontrar o equilíbrio natural entre gasto e consumo de energia. Portanto, você deve comer quando sentir fome e comer até se sentir satisfeito. Se não estiver comendo alimentos ricos em carboidratos, não ficará gordo ou mais gordo por isso. Quando começar a queimar sua própria gordura como combustível, também terá energia para ser fisicamente ativo.

Gordura ou proteína?

Outro remanescente das orientações equivocadas dos últimos cinquenta anos no que se refere a uma dieta saudável é a crença de que a gordura na alimentação deve fazer mal à saúde, ainda que aceitemos que os carboidratos são os responsáveis por nos fazer engordar.

Esse é um meio-termo que parece perfeitamente razoável. Foi esse tipo de pensamento no início dos anos 1960 que levou os defensores da restrição de carboidratos a descreverem as dietas que recomendavam como ricas em proteínas, em vez de ricas em gordura.

Em vez de evitar apenas os carboidratos engordantes, você elimina da dieta a manteiga e o queijo, come peito de frango sem pele, peixe magro, os cortes mais magros de carne vermelha e claras de ovo sem as gemas.

Como afirmei, no entanto, não há nenhuma razão convincente para pensar que a gordura ou a gordura saturada são nocivas, ao passo que há boas razões para questionar os benefícios de dietas que elevam o conteúdo proteico a níveis atípicos. As populações que comiam principalmente ou exclusivamente carne, conforme discuti antes, tentavam maximizar a gordura que ingeriam, e uma razão para isso parece ser que as dietas ricas em proteínas – sem quantidade significativa de gorduras ou carboidratos – podem ser tóxicas. Essa questão foi abordada por especialistas em metabolismo de proteína em um recente relatório do Instituto de Medicina dos Estados Unidos, chamado *Dietary Reference Intakes* [Ingestão dietética de referência].

"Afirmou-se, com base em evidências das práticas alimentares de populações de caçadores-coletores, tanto históricas quanto atuais, que os humanos evitam dietas que contenham excesso de proteínas", explicam os especialistas do Instituto de Medicina, citando as mesmas pesquisas sobre populações de caçadores-coletores às quais me referi. Os sintomas imediatos dessas dietas pobres em carboidratos e gorduras e ricas em proteínas, segundo esses especialistas, são fraqueza, náusea e diarreia. Esses sintomas desaparecem quando o conteúdo de proteína é reduzido a um nível mais moderado, de 20 a 25% das calorias, e o conteúdo de gordura é aumentado para compensar.

Quando os médicos e nutricionistas testaram a restrição de carboidratos antes do início do movimento antigordura nos anos 1960, eles o fizeram com carnes gordurosas e dietas que tinham de 75 a 80% de gordura, mas apenas 20 a 25% de proteína. Essa combinação não tinha nenhum efeito colateral, era bem-tolerada, e é mais consistente com as dietas ingeridas por populações como os inuítes, que se alimentavam quase que exclusivamente, se não totalmente, de produtos de origem animal.

Se uma dieta com 75% de gordura e 25% de proteína é ou não mais saudável do que uma com 65% de gordura e 35% de proteína é objeto de debate. Igualmente importante é saber se é mais fácil de seguir e se proporciona mais prazer. Se você se sente satisfeito comendo peito de frango sem pele, cortes magros de carne e de peixe e omeletes de clara de ovo, que seja. Contudo, comer a gordura da carne junto com a parte magra, a gema junto com a clara e alimentos preparados com manteiga e banha de porco pode ser uma receita mais fácil de seguir e, portanto, melhor para a saúde.

Sobre médicos e efeitos colaterais

Quando você substitui os carboidratos que come por gordura, está fazendo uma mudança radical no combustível que suas células queimarão para obter energia. Elas deixam de funcionar primordialmente à base de carboidratos (glicose) e passam a funcionar à base de gordura – a sua gordura corporal e a gordura em sua dieta. Essa mudança, no entanto, pode ser acompanhada de efeitos colaterais. Estes podem incluir fraqueza, fadiga, náusea, desidratação, diarreia, constipação, uma condição conhecida como hipotensão postural ou ortostática – se você se levanta muito depressa, sua pressão sanguínea cai de uma hora para outra, e você pode sentir tontura ou mesmo desmaiar – e a exacerbação de gota preexistente. Nos anos 1970, as autoridades insistiam que esses "possíveis efeitos colaterais" eram motivos pelos quais as dietas não podiam, "em geral, ser usadas com segurança", e a implicação é que não deveriam ser usadas.

Todavia, isso era confundir os efeitos imediatos daquela que pode ser vista como abstinência de carboidratos com os benefícios duradouros de superar essa abstinência e viver uma vida mais longa, mais leve e mais saudável. O termo mais técnico para a abstinência de carboidratos é "cetoadaptação", porque o corpo está se adaptando ao estado de cetose que resulta de comer menos de sessenta gramas de carboidratos por dia. É por causa dessa reação que alguns dos que experimentam restringir carboidratos logo desistem.* ("A abstinência de carboidrato é muitas vezes interpretada como 'necessidade de carboidrato'", diz Westman. "É como dizer aos fumantes que estão tentando parar de fumar que seus sintomas de abstinência são causados por uma 'necessidade de cigarros' e então propor que eles voltem a fumar para resolver o problema.")

A razão para os efeitos colaterais hoje parece estar clara, e os médicos que prescrevem dietas com restrição de carboidratos afirmam que é possível tratá-los e preveni-los. Esses sintomas não têm nada a ver com o

---

* O mesmo é válido para a elevação ocasional do colesterol que ocorrerá com a perda de gordura – "hipercolesterolemia transitória" –, uma consequência do fato de que armazenamos colesterol junto com a gordura em nossas células adiposas. Quando os ácidos graxos são mobilizados, o colesterol também é liberado, e por isso os níveis de colesterol podem aumentar. As evidências existentes indicam que os níveis de colesterol voltarão ao normal, ou diminuirão ainda mais, uma vez que o excesso de gordura seja eliminado – independentemente da gordura saturada na dieta.

alto teor de gordura da dieta. Ao contrário, parecem ser consequência de uma alimentação com excesso de proteína e pouca gordura, da prática de exercícios físicos vigorosos sem aguardar o tempo necessário para se adaptar à dieta ou, na maioria dos casos, da incapacidade do corpo de compensar totalmente a restrição de carboidratos e a queda drástica dos níveis de insulina que isso acarreta.

Como mencionei anteriormente, a insulina avisa nossos rins para reabsorver sódio, o que, por sua vez, causa retenção de água e eleva a pressão sanguínea. Quando os níveis de insulina caem, o que acontece quando restringimos carboidratos, nossos rins excretarão o sódio que vinham retendo e, com ele, a água. Para a maioria das pessoas, isso é benéfico, e é a razão pela qual a pressão sanguínea diminui com a restrição de carboidratos. (Essa perda de água, que pode ser de três quilos ou mais em uma pessoa que pesa noventa quilos, pode constituir a maior parte da perda de peso inicial.) Para alguns indivíduos, porém, o corpo percebe a perda de água como algo a ser evitado. E faz isso por meio de uma rede de reações compensatórias que podem levar à retenção de água e ao chamado desequilíbrio eletrolítico (os rins excretam potássio para preservar o sódio), e o resultado são os efeitos colaterais que acabamos de citar. A reação pode ser contrabalançada, como Phinney observou, acrescentando-se sódio à dieta: ingerindo um ou dois gramas de sódio por dia (de meia a uma colher de chá de sal) ou tomando duas xícaras de caldo de frango ou de carne por dia, que é o que Westman, Vernon e outros médicos prescrevem atualmente.

Esses efeitos colaterais denotam a importância de receber orientação de um médico bem preparado ao tomar a decisão de evitar carboidratos engordantes. Se você for diabético ou hipertenso, a orientação médica é essencial. Uma vez que a restrição de carboidratos diminuirá o açúcar no sangue e a pressão sanguínea, se você já estiver tomando medicamentos para esse fim, a combinação pode ser perigosa. O nível de açúcar atipicamente baixo no sangue (conhecido como hipoglicemia) pode causar convulsões, inconsciência e até mesmo morte. Pressão sanguínea atipicamente baixa (hipotensão) pode induzir a tontura, desmaio e convulsões.

Os médicos que entendem por que engordamos e o que fazer a respeito são, obviamente, difíceis de encontrar; do contrário, este livro não seria necessário. O fato realmente lamentável é que mesmo esses médicos que compreendem a realidade da regulação de peso muitas vezes hesitam em prescrever a restrição de carboidratos a seus pacientes – ainda que seja dessa forma que eles mantêm o próprio peso. Os médicos que dizem a seus pacientes gordos para comer menos e praticar mais exercícios, e particularmente para seguir o tipo de dieta pobre em gorduras e rica em carboidratos que as autoridades recomendam, não serão processados por negligência médica se algum desses pacientes tiver um ataque cardíaco duas semanas ou mesmo dois meses depois. Os médicos que contrariam a convenção médica estabelecida e prescrevem restrição de carboidratos não têm tal respaldo.*

Há hoje um sem-número de livros de dieta que pregam a restrição de carboidratos, sem falar de sites e

---

* Conforme Blake Donaldson afirmou em suas memórias de 1962, não importa o quanto alguém se dê bem com a dieta que Donaldson prescreveu, "qualquer desastre que possa acometê-lo, até mesmo toupeiras se metendo em seu jardim, será culpa de sua dieta".

livros de culinária dedicados a uma alimentação com baixo teor de carboidratos, e até mesmo aplicativos para smartphone que oferecem orientação. Contudo, é vital que os médicos compreendam o que discuti neste livro, que abram a mente para essas ideias e, o que é mais importante, para a ciência dura que com tanta frequência tem sido ignorada. Isso é válido também para as autoridades em saúde pública, sem mencionar os próprios pesquisadores de obesidade. Enquanto essas autoridades comprarem a lógica do balanço calórico e desprezarem a restrição de carboidratos considerando-a uma dieta excêntrica, nós sofreremos por isso. Precisamos da ajuda deles, e é por isso que este livro foi escrito tanto para você quanto para seus médicos. Enquanto nossos médicos não entenderem verdadeiramente por que engordamos, e enquanto nossas autoridades em saúde pública não o fizerem, a tarefa de perder essa gordura e permanecer saudáveis sempre será muito mais difícil do que precisa ser.

Posfácio à edição americana

Por que engordamos?

Respostas a perguntas frequentes

1. **Existe alguma utilidade em contar calorias na regulação do peso? Você está dizendo que elas não importam nem um pouco?**

As calorias são meramente uma medida do conteúdo energético do alimento que ingerimos. Elas podem ser úteis para calcular o conteúdo energético de uma refeição ou de seus nutrientes – os carboidratos, as gorduras e as proteínas. Porém, quando se trata de regular nosso peso, o que precisa nos preocupar é o efeito que esses nutrientes têm sobre a regulação hormonal do tecido adiposo. É simplesmente outra questão. Estamos interessados, em particular, no efeito dos carboidratos que consumimos sobre a secreção de insulina. E, portanto, as calorias dos carboidratos consumidos e a forma em que esses carboidratos são ingeridos é importante. Restrinja os carboidratos, e a gordura será liberada do tecido adiposo e queimada como combustível; em consequência, o apetite é reduzido e mais energia é gasta.

2. Qual é a diferença entre o que você está dizendo agora e a dieta Atkins dos anos 1970, que foi repopularizada recentemente?

Comecemos com as similitudes: o Dr. Atkins baseou sua dieta em grande parte na mesma literatura que eu li quarenta anos depois. Essas pesquisas indicavam que a insulina e os carboidratos são os fatores que controlam a acumulação de gordura, e então ele concebeu uma dieta que restringisse os carboidratos e mantivesse elevado o consumo de calorias – uma dieta pobre em carboidratos e rica em gorduras. O que estou tentando explicar em meus livros – *Por que engordamos* e *Good Calories, Bad Calories* – é que os carboidratos refinados, os vegetais ricos em amido e os açúcares são realmente engordantes, e também são a causa provável de doenças crônicas associadas à adiposidade excessiva. Em última instância, estou argumentando o mesmo que Atkins argumentou, mas estou mais preocupado em fazer as pessoas entenderem que são a qualidade e a quantidade dos carboidratos em sua dieta o que as faz engordar e adoecer, em vez de defender um plano de dieta específico para remediar o problema. Qualquer dieta pode vir a ser saudável ou, no mínimo, mais saudável – de uma dieta vegana a uma essencialmente à base de carne – se os carboidratos e açúcares de índice glicêmico elevado forem eliminados ou reduzidos significativamente.

3. Não é verdade que a restrição de carboidratos só faz perder gordura porque, com isso, as pessoas comem menos?

Essa ideia inverte a relação entre causa e efeito. A restrição de carboidratos reduz a acumulação de gordura e aumenta a queima de gordura alterando o ambiente hormonal do tecido adiposo. Se você perder um quilo de gordura por semana, o que é comum quando os carboidratos são restringidos, isso é o equivalente a cerca de 7 mil calorias de gordura que você está queimando como combustível toda semana e que não está queimando quando seu peso é estável. São mil calorias por dia da sua própria gordura que você está queimando como combustível que, do contrário, manteria armazenadas em seu tecido adiposo. Então, você pode comer menos na dieta, mas está comendo menos porque está mobilizando sua gordura e usando-a como combustível. Você não está mobilizando sua gordura e usando-a como combustível porque está comendo menos.

4. Qual é a diferença entre o que você está dizendo e a chamada dieta paleolítica?

A dieta paleolítica é baseada no pressuposto de que existe uma dieta humana mais ou menos ideal, que consiste dos nutrientes e alimentos que nossos ancestrais consumiram durante os 2,5 milhões de anos que viveram como caçadores-coletores. Em poucas palavras, a ideia é que a dieta mais saudável é a que evoluímos para comer. Essa filosofia implica que uma dieta com tubérculos – por exemplo, batata-doce – é mais saudável do que uma dieta sem tubérculos, porque nossos ancestrais consumiam tubérculos regularmente; que só deveríamos comer ovos de vez em quando porque nossos ancestrais paleolíticos só teriam encontrado ovos de vez em quando e certamente não toda manhã. Presume uma proporção ideal entre ácidos graxos ômega-3 e ômega-6 com base na proporção encontrada em animais de caça do tipo que nossos ancestrais teriam caçado e consumido. E tudo isso pode ser verdade, mas não foi testado em experimentos, e portanto continua sendo uma hipótese.

O argumento que estou defendendo é o inverso desse: as doenças crônicas que nos afetam – incluindo obesidade, diabetes, doenças cardiovasculares e câncer – são provavelmente causadas por novos acréscimos à dieta humana, alimentos que nossos ancestrais não comeram durante os milênios em que viveram como caçadores-coletores e que, por isso, nós não evoluímos para comer. Estes incluem, em particular, os açúcares e grãos refinados que compõem grande parte das dietas humanas modernas. Com base em um século e meio de evidências observacionais e meio século de estudos clínicos, posso afirmar com segurança que esses alimentos nos fazem mal – eles nos fazem engordar e, em última instância, nos fazem adoecer – e provavelmente nos fazem mal porque são novos em nossa dieta e não tivemos tempo de nos adaptar a eles.

5. **Como a restrição de carboidratos pode ser saudável se reduz drasticamente os vegetais verdes e as fibras na alimentação?**

Em primeiro lugar, os carboidratos restringidos são açúcar, farinha refinada e vegetais ricos em amido, não os vegetais de folhas verdes, e portanto ainda haveria uma quantidade considerável de fibras na dieta, embora estas não sejam realmente necessárias. De fato, um cenário provável é que você coma mais vegetais verdes ao restringir carboidratos do que o contrário, porque tenderá a comer mais saladas e vegetais de folhas verdes no lugar dos vegetais ricos em amido, as massas e os pães que não está comendo. Uma refeição em um restaurante pode ser um prato de carne, peixe ou ave com vegetais verdes ou salada no lugar das batatas (ou do arroz, ou da massa, ou do pão de hambúrguer).

A questão mais importante, no entanto, é se as fibras e os vegetais são necessários em uma dieta saudável. O único valor comprovado das fibras, segundo confirmou Sir Richard Doll, da Universidade de Oxford, quando o entrevistei para *Good Calories, Bad Calories*, é que elas ajudam a combater a constipação. Todavia, é um conceito equivocado que uma dieta com restrição de carboidratos *cause* constipação. Este pode ser um efeito colateral da transição de uma dieta com muitos carboidratos para uma dieta com poucos carboidratos, mas é facilmente contornado se incluirmos sódio (sim, sal!) na alimentação, ou se tomarmos uma xícara ou duas de caldo todos os dias.

Quanto aos vegetais verdes, as evidências de que eles são necessários para uma dieta saudável são surpreendentemente fracas. De fato, as populações mais saudáveis e vigorosas no mundo durante o século XIX eram as que praticamente não comiam vegetais, e, portanto, também não comiam fibras – entre elas os inuítes, os índios das Grandes Planícies da América do Norte, e populações pastorais como os pastores de ovelhas na Sibéria ou os pastores de gado maasais na África Oriental. Para algumas dessas populações, a palavra para "fome" em seus dialetos nativos significava "quando precisamos comer plantas". Em 1928, motivados em grande parte por essas evidências – a experiência dos inuítes, em particular –, importantes nutricionistas e antropólogos, trabalhando em colaboração, colocaram dois veteranos exploradores do Ártico em uma dieta exclusivamente à base de carne por um ano inteiro, medindo e testando tudo o que podiam conceber na época. "Ambos os homens estavam em boa forma física no fim da observação", escreveu Eugene Du Bois, então a autoridade mais respeitada em nutrição e metabolismo, em um dos nove artigos publicados sobre o estudo. "Não havia nenhuma evidência subjetiva ou objetiva de perda de vigor físico ou mental." Entre as questões secundárias de saúde discutidas por Du Bois e seus colegas estava a de que um dos exploradores começou a apresentar gengivite (inflamação das gengivas) moderada, mas mesmo isso "se resolveu por completo, depois da dieta à base de carne".

6. É possível que açúcares e carboidratos simples façam mal e gorduras saturadas façam mal?

Sim. Tudo é possível. Contudo, as análises sistemáticas mais recentes – a da Organização Mundial da Saúde e a de uma colaboração entre pesquisadores do Instituto de Pesquisa do Hospital Infantil de Oakland e da Faculdade de Saúde Pública da Universidade de Harvard –, observando as evidências sobre gordura saturada, concluíram que simplesmente não são suficientes para afirmar que a gordura saturada é nociva à nossa saúde. Além disso, os estudos clínicos que comparam dietas similares à de Atkins, com alto teor de gordura e gordura saturada, e dietas com restrição de calorias e de gorduras do tipo que a Associação Americana do Coração recomenda foram claros ao concluir que essas dietas com alto teor de gordura têm melhor resultado no que concerne a diminuir os fatores de risco para doenças cardiovasculares e diabetes.

7. Ser "magro" é garantia de "saúde" ideal?

Não. Hoje é bem aceito que muitos indivíduos magros padecem uma condição conhecida como síndrome metabólica, que é um passo para doenças cardiovasculares, diabetes, câncer e possivelmente também para doença de Alzheimer. O cenário provável é que esses indivíduos, apesar de serem magros, têm a chamada gordura visceral – gordura ao redor dos órgãos, em particular o fígado – e isso está exacerbando ou causando a síndrome metabólica. O que estou afirmando é que a gordura visceral também é causada pela qualidade e pela quantidade dos carboidratos na dieta.

8. **É razoável extrapolar os dados da dieta paleolítica para os hábitos alimentares atuais? Por exemplo, os animais que comemos atualmente "se parecem" com os animais que comíamos há 10 mil anos, considerando que os animais de hoje têm dietas muito diferentes?**

A prática de engordar animais com milho, comum em nossos dias, leva a uma composição de gordura diferente e, como é seu propósito, a muito mais gordura do que o tipo de pasto que os animais herbívoros comem na natureza e que os animais do Paleolítico provavelmente comiam. A questão é quão relevante isso é para a saúde humana. Nos Estados Unidos, os criadores de gado vêm engordando seus animais com milho pelo menos desde o século XIX, e ainda assim os aumentos explosivos na incidência de diabetes e obesidade ocorreram durante as últimas décadas do século XX. Seria relativamente simples testar a hipótese de que somos mais saudáveis comendo animais alimentados com pasto do que animais alimentados com milho, mas até o momento nenhum estudo desse tipo foi realizado.

9. Por que duas pessoas podem comer basicamente os mesmos alimentos, e uma ser gorda e a outra magra?

Desde que os médicos começaram a estudar a obesidade, eles sabem que tende a ser de família e, portanto, tem um importante componente genético. Algumas famílias tendem a ser magras, outras, gordas. Contudo, os genes responsáveis não determinam o quanto comemos e nos exercitamos. Eles determinam como alocamos o combustível que consumimos – quanto queimamos para obter energia e quanto armazenamos como gordura (ou para construir músculos). Os genes responsáveis pela obesidade ou por uma predisposição para ganhar peso parecem ser também os genes que determinam o modo como reagimos aos carboidratos em nossa dieta – quanta insulina secretamos em resposta, quão sensíveis são nosso tecido magro e nosso tecido adiposo à insulina e outras variáveis além dessas. Então, alguns de nós podem comer uma refeição rica em carboidratos e queimar facilmente todas as calorias contidas nela. Essas pessoas são as que se mantêm magras sem esforço e têm energia de sobra para atividade física. Outras respondem a uma refeição rica em carboidratos (ou a uma vida inteira de tais refeições) acumulando parte das calorias em seu tecido adiposo. Essas são as pessoas que ganham peso facilmente e tendem a carecer da energia necessária para praticar atividade física. Elas serão motivadas a comer outra vez – por causa dos níveis elevados de insulina – antes que possam acessar a gordura armazenada e usá-la como combustível.

10. De que modo alimentos aparentemente não processados, como frutas, podem não ser adequados para a nossa saúde?

Embora nossos ancestrais do Paleolítico possam ter comido frutas em abundância, é bem provável que isso fosse parte esporádica de sua dieta e quase certo que não as frutas doces e suculentas que encontramos hoje nos supermercados. Na natureza, as frutas são sazonais e relativamente difíceis de encontrar, e não algo a ser consumido diariamente em grande quantidade. Como explico no livro, os seres humanos só vêm cultivando árvores frutíferas há alguns milhares de anos, e as frutas que comemos hoje foram produzidas para serem muito mais doces e suculentas do que as variedades silvestres, sendo realmente muito mais engordantes.

11. Quais são os indicadores mais importantes de "saúde"? Por exemplo, níveis de colesterol sérico baixos, tal como LDL padrão A, ApoB100 ou triglicerídios? Percentual de gordura corporal ou peso? Outros?

Esse é um debate interminável na comunidade médica, mas algo com o que a maioria dos pesquisadores concorda é o conjunto de fatores de risco na síndrome metabólica. O mais importante e mais facilmente mensurável seria a circunferência da cintura. Outros fatores incluem partículas de LDL pequenas e densas (ou um número elevado de partículas de LDL ou ApoB), triglicerídios elevados, colesterol HDL baixo, pressão sanguínea elevada e glicose em jejum elevada. Se seus triglicerídios são elevados e seu HDL é baixo, é um bom indício de que você tem síndrome metabólica e deve lidar com isso restringindo os carboidratos e particularmente os açúcares na dieta.

12. Os principais indicadores de saúde estão correlacionados? Por exemplo, reduzir o risco de doenças cardiovasculares também reduz o risco de câncer?

Sim, tanto nas populações quanto nos indivíduos, as doenças crônicas caminham de mãos dadas. A obesidade está associada a um maior risco de diabetes, doenças cardiovasculares, câncer e Alzheimer. O mesmo é válido para diabetes. As evidências atuais indicam que todas elas se devem à resistência à insulina e a níveis elevados de insulina (conhecida como hiperinsulinemia) e do açúcar no sangue que os acompanha. Restringindo a ingestão de carboidratos, e evitando particularmente os açúcares e os carboidratos refinados e de fácil digestão, você tem boas chances de reduzir o risco de todas essas doenças.

13. Como os carboidratos podem ser a causa de obesidade, doenças cardiovasculares, diabetes e muitos tipos de câncer comuns, se algumas pessoas se alimentam de dietas ricas em carboidratos – em particular os sul-asiáticos – e tendem a ser magras e a ter índices baixos de todas essas doenças?

As populações que se alimentam de dietas ricas em carboidratos, mas são magras e têm índices baixos de diabetes, são, invariavelmente, aquelas que comem relativamente pouco açúcar (sacarose e xaropes ricos em frutose) e farinha refinada. Os japoneses, por exemplo, comem cerca de um quarto do açúcar e dos xaropes ricos em frutose que comemos nos Estados Unidos. Os franceses comem mais ou menos metade do açúcar que comemos, o que, por si só, poderia explicar o paradoxo francês. Um cenário provável é que os açúcares são a principal causa de resistência à insulina e, uma vez que nos tornamos resistentes à insulina, todos os alimentos ricos em carboidratos, ou ao menos carboidratos refinados e de fácil digestão, passam a ser problemáticos e podem exacerbar a síndrome metabólica, a acumulação de gordura, a diabetes e as doenças crônicas, como doenças cardiovasculares e câncer, que estão associadas a esses distúrbios.

14. **A restrição de carboidratos é uma proposição do tipo "tudo ou nada"? Se meramente reduzirmos os carboidratos que consumimos, e então acrescentarmos gordura e gordura saturada para compensar, haverá uma sinergia negativa entre as gorduras saturadas e os carboidratos? Em outras palavras, estaremos piores de saúde do que se não fizermos nada?**

Não. Após analisar as evidências de maneira imparcial (e não da forma como têm feito os órgãos do governo e as associações de saúde), a mensagem é simplesmente que açúcares e carboidratos refinados e de fácil digestão fazem mal à saúde e que gordura e gordura saturada não. Então, reduzir o consumo desses carboidratos, não importa quanto, é benéfico. No entanto, se alguém diminuir o consumo de açúcar, por exemplo, de seiscentas calorias por dia para quinhentas, e incluir também uma barra inteira de manteiga – oitocentas calorias –, tudo muda de figura.

15. **Quanto de atividade física e sono é importante no controle do peso e na saúde de modo geral?**

Atividade física e uma boa noite de sono são ambos componentes essenciais de um estilo de vida saudável. Mas isso não significa que possamos perder peso, e especificamente gordura, e nos mantermos assim aumentando a quantidade de energia que gastamos na atividade física ou aumentando nossas horas de sono. Um cenário muito mais provável é que, se diminuirmos a quantidade e melhorarmos a qualidade dos carboidratos em nossa dieta, reduziremos os níveis de insulina, e isso não só reduzirá nossas reservas de energia, como aumentará a energia que temos para praticar atividade física e, portanto, nosso desejo de praticá-la, e também melhorará a qualidade do nosso sono. O fisiologista francês Jacques Le Magnen demonstrou este último aspecto em ratos de laboratório – injetando insulina nesses animais, ele podia diminuir a quantidade de tempo que eles dormiam e aumentar o tempo que passavam acordados e comendo.

16. Quão reversíveis são os impactos nocivos de uma dieta rica em carboidratos quando passamos para uma dieta com restrição de carboidratos?

Para alguns poucos indivíduos, nem mesmo uma restrição extrema de carboidratos induzirá a uma perda de peso significativa, pois foram tantos os danos causados à regulação hormonal de seu tecido adiposo durante as décadas de alimentação à base de dietas ricas em açúcares e carboidratos que o excesso de gordura simplesmente não pode ser revertido. Apesar disso, mesmo estes devem notar uma melhora significativa nos fatores de risco para doenças cardiovasculares, diabetes e câncer. Em outras palavras, o conjunto de anormalidades hormonais e metabólicas denominado síndrome metabólica deve ser resolvido. Quanto a isso, a melhor maneira de pensar na restrição de carboidratos é a proposta por meu amigo Bob Kaplan, que hoje tem uma rede de academias de ginástica na cidade de Boston e arredores. É assim que Bob coloca (e, por mais que eu quisesse levar os créditos pela ideia, é dele):

> Não há nada de mágico na restrição de carboidratos; na verdade, está mais próxima do tipo de dieta que vínhamos comendo e, ao que tudo indica, estamos geneticamente adaptados para comer, e toda perda de peso e de água, todo efeito benéfico sobre os lipídios séricos, são uma mera correção, e não uma melhoria na saúde.

Benefícios versus Correção

- Uma dieta com restrição de carboidratos não faz você perder peso; corrige seu peso.
- Uma dieta com restrição de carboidratos não faz você eliminar água do corpo; corrige a água em seu corpo.
- Uma dieta com restrição de carboidratos não melhora os lipídios séricos; corrige os lipídios séricos.
- Uma dieta com restrição de carboidratos não melhora a saúde; corrige a falta de saúde.

Apêndice

A DIETA SEM AÇÚCARES NEM AMIDOS

Fonte: Clínica de Medicina e Estilo de Vida
Centro Médico da Universidade de Duke

Introdução

A dieta é focada em fornecer ao seu corpo a nutrição de que necessita, ao mesmo tempo que elimina alimentos que seu corpo não requer, a saber, carboidratos sem valor nutritivo. Para um emagrecimento mais eficaz, você precisará manter a ingestão total de carboidratos em *menos de vinte gramas por dia*. Sua dieta deve ser composta exclusivamente dos alimentos e bebidas que constam neste apêndice. Se o alimento for industrializado, verifique o rótulo da embalagem e certifique-se de que o total de carboidratos seja um ou dois gramas (ou menos) para carne e laticínios e cinco gramas (ou menos) para vegetais. Todos os alimentos devem ser preparados em forno de microondas, assados, cozidos, refogados, salteados, fritos (sem farinha de trigo, de rosca ou de milho) ou grelhados.

QUANDO SENTIR FOME, COMA ALGUM DOS SEGUINTES ALIMENTOS À SUA ESCOLHA:

Carnes: carne bovina (incluindo hambúrguer e filé), porco, presunto, bacon, cordeiro, vitela ou outras carnes. Para carnes processadas (linguiça, pepperoni, salsicha), verifique o rótulo da embalagem –

o total de carboidratos deve ser de cerca de um grama por porção.

Aves: frango, peru, pato ou outra ave.

Peixes e frutos do mar: qualquer peixe, incluindo atum, salmão, bagre, robalo, truta, camarão, vieira, caranguejo e lagosta.

Ovos: ovos inteiros são permitidos sem restrições.

Você não precisa evitar a gordura que acompanha os alimentos acima.

Você não precisa limitar as quantidades deliberadamente, mas deve parar de comer quando se sentir satisfeito.

ALIMENTOS QUE DEVEM SER INGERIDOS DIARIAMENTE:

Salada de folhas verdes: *2 xícaras por dia*. Inclui rúcula, couve-chinesa, repolho (todas as variedades), acelga, cebolinha-francesa, endívia, folhas verdes (todas as variedades, incluindo folha de beterraba, de mostarda e de nabo), couve, alface (todas as variedades), salsa, espinafre, radicchio, rabanete, cebolinha e agrião. (Se é folha, você pode comer.)

Hortaliças: *1 xícara (medir cruas) por dia*. Inclui alcachofra, aspargo, brócolis, couve-de-bruxelas, couve-flor, aipo, pepino, berinjela, vagem, jicama (jacatupé), alho-poró, cogumelo, quiabo, cebola, pimentão, abóbora, alho, ervilha torta, brotos (de feijão, soja e alfafa), abobrinha, tomate, ruibarbo.

Caldos: *2 xícaras por dia – necessário para reposição de sódio*. O caldo puro (*consommé*), de carne ou de galinha, é fortemente recomendado, a não ser que você esteja em uma dieta com restrição de sódio por hipertensão ou insuficiência cardíaca.

ALIMENTOS PERMITIDOS EM QUANTIDADE LIMITADA:

Queijo: *até 110 gramas por dia*. Inclui queijos duros e envelhecidos como queijo suíço e cheddar inglês, bem como brie, camembert, gorgonzola, mozzarella, gruyère, cream cheese, queijos de cabra. Evite queijos processados, como requeijão e cheddar americano. Verifique o rótulo da embalagem; o total de carboidratos deve ser menos de um grama por porção.

Creme de leite: *até 4 colheres de sopa por dia*. Inclui nata, creme de leite fresco ou tradicional e sour cream (creme azedo). Não inclui creme de leite light.

Maionese: *até 4 colheres de sopa por dia*. Algumas marcas têm pouco carboidrato. Verifique os rótulos das embalagens.

Azeitonas (pretas ou verdes): *até 6 por dia*.

Abacate: *até meia fruta por dia*.

Suco de limão: *até 4 colheres de sopa por dia*.

Molho de soja: *até 4 colheres de sopa por dia*. Algumas marcas têm pouco carboidrato. Verifique os rótulos das embalagens.

Pepinos em conserva: *até 2 porções por dia*. Há marcas que fabricam pepinos em salmoura (sem açúcar). Verifique os rótulos das embalagens para informações sobre quantidade de carboidratos e tamanho da porção.

Petiscos: torresmo; fatias de pepperoni; rolinhos de presunto, rosbife, peito de peru e similares; ovos recheados.

A PRINCIPAL RESTRIÇÃO: CARBOIDRATOS

Nesta dieta, não se consomem açúcares (carboidratos simples) nem amidos (carboidratos complexos).

Os únicos carboidratos encorajados são os vegetais listados, ricos em fibras e com alto valor nutricional.

Os açúcares são carboidratos simples. *Evite estes tipos de alimentos:* açúcar branco, açúcar mascavo, mel, xarope de bordo, melado, xarope de milho, cerveja (contém malte de cevada), leite (contém lactose), iogurtes com sabor, frutas e sucos de frutas.

Os amidos são carboidratos complexos. *Evite estes tipos de alimentos:* grãos (mesmo grãos integrais), arroz, cereais, farinha, amido de milho, pães, massas, bolos, roscas, biscoitos e vegetais ricos em amido, tais como feijões de cocção lenta (feijão-carioca, feijão-preto, favas), cenoura, pastinaca, milho, ervilha, batata, batata frita, chips de batata.

GORDURAS E ÓLEOS

Todas as gorduras e óleos, até mesmo a manteiga, são permitidos. O azeite de oliva e o óleo de amendoim são especialmente saudáveis e recomenda-se usá-los para cozinhar. Evite margarina e outros óleos hidrogenados que contenham gorduras trans.

Para temperar saladas, o ideal é um molho caseiro à base de azeite e vinagre, com suco de limão e condimentos, conforme necessário. Os molhos para salada de gorgonzola, caseiro, césar e italiano também são aceitáveis se o rótulo da embalagem informar de um a dois gramas de carboidrato por porção ou menos. Evite molhos light, pois eles normalmente têm mais carboidratos. Ovos picados, bacon e/ou queijo ralado também podem ser incluídos nas saladas.

Em geral, é importante incluir gorduras, porque elas são saborosas e dão sensação de saciedade. Portanto, é permitido comer a gordura ou pele que é servida com a carne ou ave que você comer, desde que não seja empanada. *Não tente seguir uma dieta com baixo teor de gordura!*

ADOÇANTES E SOBREMESAS

Se você sentir necessidade de comer ou beber algo doce, deve escolher entre as opções mais razoáveis de adoçantes alternativos. Algumas opções de adoçantes alternativos são: sucralose, aspartame, estévia e sacarina. Evite alimentos com álcoois de açúcar (como sorbitol e maltitol) por enquanto, pois eles podem fazer mal ao estômago, embora possam ser permitidos em quantidades limitadas no futuro.

BEBIDAS

Beba o quanto quiser das bebidas permitidas, mas não force a ingestão de líquidos além de sua capacidade. A melhor bebida é água. Água com gás aromatizada (zero carboidratos) e água mineral e engarrafada na fonte também são boas escolhas.

Bebidas cafeinadas: alguns pacientes consideram que a ingestão de cafeína interfere em sua perda de peso e no controle de açúcar no sangue. Com isso em mente, você pode tomar *até 3 xícaras de café* (preto, ou com adoçante artificial e/ou creme), chá (sem adoçar ou adoçado artificialmente) ou refrigerante diet cafeinado por dia.

ÁLCOOL

No início, evite o consumo de álcool nesta dieta. Depois de algum tempo, quando a perda de peso e os padrões alimentares estiverem bem-estabelecidos, o álcool em quantidades moderadas, se tiver poucos carboidratos, pode ser incluído novamente na dieta.

QUANTIDADES

Coma quando sentir fome; pare quando se sentir satisfeito. A dieta funciona melhor com base em uma "alimentação sob demanda" – isto é, coma sempre que estiver com fome; tente não comer mais do que a quantidade necessária para saciá-la. Aprenda a escutar seu corpo. Uma dieta com poucos carboidratos tem um efeito natural de redução do apetite para levá-lo ao consumo de quantidades cada vez menores confortavelmente. Portanto, não coma tudo em seu prato só porque está lá. Por outro lado, não passe fome! Você não está contando calorias. Aprecie perder peso confortavelmente, sem fome nem desejos incontrolados.

É recomendável que você comece o dia com uma refeição pobre em carboidratos e nutritiva. Observe que muitos medicamentos e suplementos nutricionais precisam ser tomados junto com os alimentos em cada refeição ou três vezes por dia.

DICAS E LEMBRETES IMPORTANTES

Os itens a seguir NÃO são parte da dieta: açúcar, pão, cereal, itens contendo farinha, frutas, sucos, mel, leite integral ou desnatado, iogurte, sopas enlatadas, substitutos de laticínios, ketchup, condimentos doces e *relishes* (hortaliças em conserva agridoce).

Evite estes erros comuns: preste atenção a produtos diet ou light ou "livres de gorduras" e a alimentos contendo açúcares e amidos "ocultos" (tais como conserva de repolho ou cookies e bolos sem açúcar). Verifique os rótulos de medicamentos líquidos, xaropes e pastilhas para tosse e outros medicamentos de venda livre que possam conter açúcar. Evite produtos em que conste no rótulo "Excelente para dietas com restrição de carboidratos!".

PLANEJAMENTO DE CARDÁPIO COM RESTRIÇÃO DE CARBOIDRATOS

Como seria um cardápio com restrição de carboidratos? Você pode planejar suas refeições diárias usando o seguinte cardápio como guia:

Café da manhã

Carne ou outra fonte de proteína (normalmente ovos)

Fonte de gordura – *Isso pode já estar em sua proteína; por exemplo, bacon e ovos têm gordura. Porém, se sua fonte de proteína for magra, acrescente alguma gordura na forma de manteiga, creme (no café) ou queijo.*

Vegetal com baixo teor de carboidrato (se desejado) – *Pode ser em uma omelete ou em uma quiche matinal.*

Almoço

Carne ou outra fonte de proteína

Fonte de gordura – *Se sua proteína for magra, acrescente alguma gordura, na forma de manteiga, molho para salada, queijo, creme ou abacate.*

1 a 1 ½ xícara de folhas verdes cozidas ou em salada

½ a 1 xícara de hortaliças

Lanche da tarde
Petisco com pouco carboidrato que tenha proteína e/ou gordura

Jantar
Carne ou outra fonte de proteína
Fonte de gordura – *Se sua proteína for magra, acrescente alguma gordura na forma de manteiga, molho para salada, queijo, creme ou abacate.*
1 a 1 ½ xícara de folhas verdes cozidas ou em salada
½ a 1 xícara de vegetais

Um dia típico poderia ser assim:

Café da manhã
Ovos com bacon ou linguiça

Almoço
Frango grelhado sobre salada de folhas verdes e outros vegetais, com bacon, ovos picados e molho para salada

Lanche da tarde
Fatias de pepperoni e um pedaço de queijo

Jantar
Bife ou hambúrguer (no prato)
Salada verde ou outros vegetais permitidos e molho para salada
Vagens na manteiga

LENDO UM RÓTULO DE EMBALAGEM

Comece verificando as informações nutricionais

- Observe tamanho da porção, total de carboidratos e fibras.
- Use apenas o conteúdo total de carboidratos.
- Você pode subtrair as fibras do total de carboidratos para obter o "total líquido ou efetivo de carboidratos". Por exemplo, *se há sete gramas de carboidratos e três gramas de fibra, a diferença dá quatro gramas de carboidratos efetivos.* Isso significa que o total efetivo de carboidratos é quatro gramas por porção.
- Não há necessidade de se preocupar – nesse momento – com calorias ou gorduras.
- O total efetivo de carboidratos dos vegetais deve ser cinco gramas ou menos.
- O total efetivo de carboidratos da carne ou dos condimentos deve ser um grama ou menos.
- Verifique também a lista de ingredientes. Evite alimentos que contenham qualquer forma de açúcar ou amido listados nos cinco primeiros ingredientes.

Açúcar por qualquer outro nome ainda é açúcar!
Todas estas são formas de açúcar: sacarose, dextrose, frutose, maltose, lactose, glicose, mel, xarope de agave, xarope de milho rico em frutose, xarope de bordo, xarope de arroz integral, melado, caldo de cana evaporado, caldo de cana, suco de frutas concentrado, adoçante de milho.

AGRADECIMENTOS

Todo projeto jornalístico que tenha sido tão longo como este certamente dependeu de ajuda, fé, talento e paciência de tão grande número de fontes, editores, pesquisadores e amigos que citar todos eles é tarefa impossível. A todos sou imensamente grato.

Por este livro em especial, eu gostaria de agradecer a Dave Dixon, Petro Dobromylskyj (vulgo "hiperlipídio"), Mike Eades, Stephan Guyenet, Kevin Hall, Larry Istrail, Robert Kaplan, Adam Kosloff, Rick Lindquist, Ellen Rogers, Gary Sides, Frank Spence, Nassim Taleb, Clifford Taubes, Sonya Treyo, Mary Vernon e Eric Westman, todos que se dedicaram a ler uma primeira versão deste livro e contribuíram com críticas ponderadas e ideias de como melhorá-lo. Ellen Rogers também teve a gentileza de fazer as ilustrações e me ajudar a trazer um pouco de clareza ao assunto do metabolismo das gorduras; Bob Kaplan foi generoso com seu tempo e suas habilidades impressionantes como pesquisador. Sou grato a Mary Dan e Mike Eades, Stephen Phinney, Mary Vernon, Eric Westman e Jay Wortman por sua disposição em discutir o que aprenderam tratando pacientes por meio de dietas com restrição de carboidratos. Gostaria de agradecer a Duane Storey por sua amável ajuda com meu site, e a Ulrike Gonder por sua pesquisa na Alemanha.

Quero agradecer também a Jimmy Moore por *ser* Jimmy Moore. Obrigado, mais uma vez, a Hugo Lindgren e Adam Moss; a Adam Fisher, por editar meu artigo "The Scientist and the Stairmaster" na revista *New York*; e a Rebecca Milzoff, por checar os fatos.

Na Knopf, meu editor inigualável, Jon Segal, primeiro fez este livro acontecer, e depois o fez funcionar. Obrigado a Kyle McCarthy e a Joey McGarvey por sua assistência exímia e infinitamente prestimosa. Minha agente, Kris Dahl, na ICM, continua a inspirar minha gratidão por sua amizade e seu apoio.

Minha esposa, Sloane Tanen, torna isso possível (e, com sua criatividade e imaginação, deixa tudo mais divertido). Nossos filhos, Harry e Nick, fazem todo o esforço valer a pena.

Referências

A lista a seguir inclui referências relevantes para cada capítulo e, em alguns casos, livros ou artigos de publicações acadêmicas que fornecem análises razoavelmente equilibradas da ciência. Conforme sugeri na Nota do Autor, aqueles que realmente queiram desconstruir minhas conclusões neste livro (ou desafiá-las) e a história dos problemas nutricionais relevantes deve consultar *Good Calories, Bad Calories* para conhecer a lógica, as evidências e as anotações mais detalhadas.

Introdução: O pecado original

Bruch, H. *The Importance of Overweight*. Nova York: W. W. Norton, 1957.

Gladwell, M. "The Pima Paradox." *The New Yorker*. 2 fev. 1998.

Pollan, M. *Em defesa da comida: um manifesto*. Trad. Adalgisa Campos da Silva. Rio de Janeiro: Intrínseca, 2008.

Renold, A. E.; Cahill, G. F., Jr. (orgs.). *Handbook of Physiology, Section 5, Adipose Tissue*. Washington, D.C.: American Physiological Society, 1965.

Capítulo 1: Por que eles eram gordos?

Arteaga, A. "The Nutritional Status of Latin American Adults." In: Scrimshaw, N. S.; Moises, B. (orgs.). *Nutrition and Agricultural Development*, p. 67-76. Nova York: Plenum Press, 1974.

Brownell, K. D.; Horgen, G. B. *Food Fight: The Inside Story of the Food Industry, America's Obesity Crisis, and What We Can Do About It*. Nova York: McGraw-Hill, 2004.

CABALLERO, B. "A Nutrition Paradox – Underweight and Obesity in Developing Countries." *New England Journal of Medicine,* v. 352, n. 15, p. 1514-1516, 14 abr. 2005.

DOBYNS, H. F. *The Pima-Maricopa.* Nova York: Chelsea House, 1989.

GOLDBLATT, P. B.; MOORE, M. E.; STUNKARD, A. J. "Social Factors in Obesity." *Journal of the American Medical Association,* v. 192, n. 12, p. 1039-1044, 21 jun. 1965.

GRANT, F. W.; GROOM, D. "A Dietary Study Among a Group of Southern Negroes." *Journal of the American Dietetics Association,* v. 35, p. 910-918, set. 1959.

HADDOCK, D. R. "Obesity in Medical Out-Patients in Accra." *Ghana Medical Journal,* p. 251-254, dez. 1969.

HELSTOSKY, C. F. *Garlic and Oil: Food and Politics in Italy.* Oxford, Reino Unido: Berg Publishers, 2004.

HRDLIČKA, A. *Physiological and Medical Observations Among the Indians of Southwestern United States and Northern Mexico.* Washington, D.C.: U.S. Government Printing Office, 1908.

———. "Notes on the Pima of Arizona." *American Anthropologist,* v. 8, n. 1, p. 39-46, jan./mar. 1906.

Interdepartmental Commission on Nutrition for National Defense. *Nutrition Survey in the West Indies.* Washington, D.C.: U.S. Government Printing Office, 1962.

JOHNSON, T. O. "Prevalence of Overweight and Obesity Among Adult Subjects of an Urban African Population Sample." *British Journal of Preventive & Social Medicine,* v. 24, n. 2, p. 105-109, 1970.

KEYS, A. "From Naples to Seven Countries – A Sentimental Journey." *Progress in Biochemical Pharmacology,* v. 19, p. 1-30, 1983.

KRAUS, B. R. *Indian Health in Arizona: A Study of Health Conditions Among Central and Southern Arizona Indians.* Tucson: University of Arizona Press, 1954.

LEWIS, N. *Naples '44.* Nova York: Pantheon, 1978.

MCCARTHY, C. "Dietary and Activity Patterns of Obese Women in Trinidad." *Journal of the American Dietetics Association,* v. 48, n. 1, p. 33-37, jan. 1966.

NESTLE, M. "The Ironic Politics of Obesity." *Science*, v. 299, n. 5608, p. 781, 7 fev. 2003.

OSANCOVA, K. "Trends of Dietary Intake and Prevalence of Obesity in Czechoslovakia." In: HOWARD, A. N. (org.). *Recent Advances in Obesity Research: I*, p. 42-50. Westport, Conn.: Technomic Publishing, 1975.

PRIOR, I. A. "The Price of Civilization." *Nutrition Today*, p. 2-11, jul./ago. 1971.

REICHLEY, K. B.; MUELLER, W. H.; HANIS, C. L. et al. "Centralized Obesity and Cardiovascular Disease Risk in Mexican Americans." *American Journal of Epidemiology*, v. 125, n. 3, p. 373-386, mar. 1987.

RICHARDS, R.; DE CASSERES, M. "The Problem of Obesity in Developing Countries: Its Prevalence and Morbidity." In: Burland, W. L.; Samuel, P. D.; Yudkin, J. (orgs.). *Obesity*, p. 74-84. Nova York: Churchill Livingstone, 1974.

RUSSELL, F. *The Pima Indians*. Tuscon: University of Arizona Press, 1975. [Publicado originalmente em 1908.]

SEFTEL, H. C.; KEELEY, K. J.; WALKER, A. R.; THERON, J. J.; DELANGE, D. "Coronary Heart Disease in Aged South African Bantu." *Geriatrics*, v. 20, p. 194-205, mar. 1965.

SLOME, C.; GAMPEL, B.; ABRAMSON, J. H.; SCOTCH, N. "Weight, Height and Skinfold Thickness of Zulu Adults in Durban." *South African Medical Journal*, v. 34, n. 6, p. 505-509, 11 jun. 1960.

STEIN, J. H.; WEST, K. M.; ROBEY, J. M.; TIRADOR, D. F.; MCDONALD, G. W. "The High Prevalence of Abnormal Glucose Tolerance in the Cherokee Indians of North Carolina." *Archives of Internal Medicine*, v. 116, n. 6, p. 842-845, dec. 1965.

STENE, J. A.; ROBERTS, I. L. "A Nutrition Study on an Indian Reservation." *Journal of the American Dietetics Association*, v. 3, n. 4, p. 215-222, mar. 1928.

TULLOCH, J. A. *Diabetes Mellitus in the Tropics*. Londres: Livingstone, 1962.

VALENTE, S.; ARTEAGA, A.; SANTA MARIA, J. "Obesity in a Developing Country." In: MILLS, C. F.; PASSMORE, R. (orgs.).

Proceedings of the Sixth International Congress of Nutrition, p. 555. Edimburgo: Livingstone, 1964.

WALKER, A. R. "Overweight and Hypertension in Emerging Populations." *American Heart Journal*, v. 68, n. 5, p. 581-585, nov. 1964.

WEST, K. M. "North American Indians." In: TROWELL, H. C.; BURKITT, D. P. (orgs.). *Western Diseases*, p. 129-37. Londres: Edward Arnold, 1981.

CAPÍTULO 2: OS BENEFÍCIOS ILUSÓRIOS DE COMER POUCO

DANSINGER, M. L.; TATSIONI, A.; WONG, W. B.; CHUNG, M.; BALK, E. M. "Meta-Analysis: The Effect of Dietary Counseling for Weight Loss." *The Archives of Internal Medicine*, v. 147, n. 1, p. 41-50, 3 jul. 2007.

HOWARD, B. V.; MANSON, J. E.; STEFANICK, M. L. et al. "Low-Fat Dietary Pattern and Weight Change over 7 Years: The Women's Health Initiative Dietary Modification Trial." *Journal of the American Medical Association*, v. 295, n. 1, p. 39-49, 4 jan. 2006.

MARATOS-FLIER, E.; FLIER, J. S. "Obesidade." In: KAHN, C. R.; WEIR, G. C.; KING, G. L.; MOSES, A. C.; SMITH, R. J.; JACOBSON, A. M. (orgs.). *Joslin: Diabetes Melito*. 14. ed., p. 533-545. São Paulo: Artmed, 2009.

PALGI, A.; READ, J. L.; GREENBERG, I.; HOEFER, M. A.; BISTRIAN, R. R.; BLACKBURN, G. L. "Multidisciplinary Treatment of Obesity with a Protein-Sparing Modified Fast: Results in 668 Outpatients." *American Journal of Public Health*, v. 75, n. 10, p. 1190-1194, out. 1985.

POLLAN, M. "Unhappy Meals." *New York Times*, 28 jan. 2007.

SACKS, G. A.; BRAY, G. A.; CAREY, V. J. et al. "Comparison of Weight-Loss Diets with Different Compositions of Fat, Protein, and Carbohydrates." *New England Journal of Medicine*, v. 360, n. 9, p. 859-873, 26 fev. 2009.

STUNKARD, A.; McCLAREN-HUME, M. "The Results of Treatment for Obesity: A Review of the Literature and a Report of a Series." *Archives of Internal Medicine*, v. 103, n. 1, p. 79-85, jan. 1959.

Van Gaal, L. F. "Dietary Treatment of Obesity." In: Bray, G. A.; Bouchard, C.; James, W.P.T. (orgs.). *Handbook of Obesity*, p. 875-90. Nova York: Marcel Dekker, 1998.

Capítulo 3: Os benefícios ilusórios de praticar exercícios

Bennett, W.; Gurin, J. *The Dieter's Dilemma: Eating Less and Weighing More*. Nova York: Basic Books, 1982.

Bray, G. A. *Obesity in America*. Public Health Service, National Institutes of Health, NIH Publication No. 79-359, 1979.

Cohn, V. "A Passion to Keep Fit: 100 Million Americans Exercising." *Washington Post*, A1, 31 ago. 1980.

Elia, M. "Organ and Tissue Contribution to Metabolic Rate." In: Kinney, J. M.; Tucker, H. N. (orgs.). *Energy Metabolism*, p. 61-79. Nova York: Raven Press, 1992.

Fogelholm, M.; Kukkonen-Harjula, K. "Does Physical Activity Prevent Weight Gain – a Systematic Review." *Obesity Reviews*, v. 1, n. 2, p. 95-111, out. 2000.

Gilmore, C. P. "Taking Exercise to Heart." *New York Times*, p. 211, 27 mar. 1977.

Haskell, W. L.; Lee, I. M.; Pate, R. R. et al. "Physical Activity and Public Health: Updated Recommendation for Adults from the American College of Sports Medicine and the American Heart Association." *Circulation*, v. 116, n. 9, p. 1081-1093, 28 ago. 2007.

Janssen, G. M.; Graef, C. J.; Saris, W. H. "Food Intake and Body Composition in Novice Athletes During a Training Period to Run a Marathon." *International Journal of Sports Medicine*, v. 10, Suplemento 1, p. S17-S21, mai. 1989.

Kolata, G. *Ultimate Fitness*. Nova York: Picador, 2004.

Mayer J. *Overweight: Causes, Cost, and Control*. Englewood Cliffs, N.J.: Prentice-Hall, 1968.

Mayer, J.; Stare, F. J. "Exercise and Weight Control." *Journal of the American Dietetic Association*, v. 29, n. 4, p. 340-343, abr. 1953.

Mayer, J.; Marshall, N. B.; Vitale, J. J.; Christensen, J. H.; Mashayekhi, M. B.; Stare, F. J. "Exercise, Food Intake and Body Weight in Normal Rats and Genetically Obese Adult Mice." *American Journal of Physiology*, v. 177, n. 3, p. 544-548, jun. 1954.

MAYER, J.; ROY, P.; MITRA, K. P. "Relation Between Caloric Intake, Body Weight, and Physical Work: Studies in an Industrial Male Population in West Bengal." *American Journal of Clinical Nutrition*, v. 4, n. 2, p. 169-175, mar./abr. 1956.

NEWBURGH, L. H. "Obesity." *Archives of Internal Medicine*, v. 70, p. 1033-1096, dez. 1942.

RONY, H. R. *Obesity and Leanness*. Philadelphia: Lea & Febiger, 1940.

SEGAL, K. R.; PI-SUNYER, F. X. "Exercise and Obesity." *Medical Clinics of North America*, v. 73, n. 1, p. 217-236, jan. 1989.

STERN, J. S.; LOWNEY, P. "Obesity: The Role of Physical Activity." In: BROWNELL, K. D.; FOREYT, J. P. (orgs.). *Handbook of Eating Disorders*, p. 145-58. Nova York: Basic Books, 1986.

WILDER, R. M. "The Treatment of Obesity." *International Clinics*, v. 4, p. 1-21, 1933.

WILLIAMS, P. T.; WOOD, P. D. "The Effects of Changing Exercise Levels on Weight and Age-Related Weight Gain." *International Journal of Obesity*, v. 30, n. 3, p. 543-551, mar. 2006.

CAPÍTULO 4: O SIGNIFICADO DE VINTE CALORIAS POR DIA

DU BOIS, E. F. *Basal Metabolism in Health and Disease*. 2. ed. Filadélfia: Lea & Febiger, 1936.

CAPÍTULO 5: POR QUE EU? POR QUE AQUI? POR QUE AGORA?

BAUER, J. "Obesity: Its Pathogenesis, Etiology and Treatment." *Archives of Internal Medicine*, v. 67, n. 5, p. 968-994, mai. 1941.

―――. "Observations on Obese Children." *Archives of Pediatrics*, v. 57, p. 631-640, 1940.

BERGMANN, G. von; STROEBE, F. "Die Fettsucht." In: OPPENHEIMER, C. (org.). *Handbuch der Biochemie des Menschen und der Tiere*, p. 562-98. Jena, Alemanha: Verlag von Gustav Fischer, 1927.

GRAFE, E. *Metabolic Diseases and Their Treatment*. Trad. M. G. Boise. Filadélfia: Lea & Febiger, 1933.

JONES, E. "Progressive Lipodystrophy." *British Medical Journal*, v. 4962, n. 1, p. 313-319, 11 fev. 1956.

MORENO, S.; MIRALLES, C.; NEGREDO, E. et al. "Disorders of Body Fat Distribution in HIV-1-Infected Patients." *AIDS Review*, v. 11, n. 3, p. 126-134, jul./set. 2009.

SILVER, S.; BAUER, J. "Obesity, Constitutional or Endocrine?" *American Journal of Medical Science*, v. 181, p. 769-777, 1931.

CAPÍTULO 6: TERMODINÂMICA PARA LEIGOS, PARTE 1

MAYER, J. 1954. "Multiple Causative Factors in Obesity." In: NAJJAR, V. A. (org.). *Fat Metabolism*, p. 22-43. Baltimore: Johns Hopkins University Press.

National Institutes of Health. 1998. *Clinical Guidelines on the Identification, Evaluation, and Treatment of Overweight and Obesity in Adults: The Evidence Report*. NIH Publication No. 98-4083.

NOORDEN, C. von. 1907. "Obesity." Trad. D. Spence. In: VON NOORDEN, C.; HALL, I. W. (orgs.). *The Pathology of Metabolism*, vol. 3 of *Metabolism and Practical Medicine*, p. 693-715. Chicago: W. Keener.

CAPÍTULO 7: TERMODINÂMICA PARA LEIGOS, PARTE 2

FLIER, J. S.; MARATOS-FLIER, E. "What Fuels Fat." *Scientific American*, v. 297, n. 3, p. 72-81, set. 2007.

CAPÍTULO 8: CASO MENTAL

ASTWOOD, E. B. "The Heritage of Corpulence." *Endocrinology*, v. 71, p. 337-341, ago. 1962.

BAUER, J. *Constitution and Disease: Applied Constitutional Pathology*. Nova York: Grune & Stratton, 1947.

LUSTIG, R. "Childhood Obesity: Behavioral Aberration or Biochemical Drive? Reinterpreting the First Law of Thermodynamics." *Nature Clinical Practice. Endocrinology & Metabolism*, v. 2, n. 8, p. 447-458, ago. 2006.

NEWBURGH, L. H. "The Cause of Obesity." *Journal of the American Medical Association*, v. 97, n. 23, p. 1659-1663, 5 dez. 1931.

RONY, H. R. *Obesity and Leanness*. Filadélfia: Lea & Febiger, 1940.

SONTAG, S. *A doença como metáfora. AIDS e suas metáforas*. São Paulo: Companhia de Bolso, 2007.

CAPÍTULO 9: AS LEIS DA ADIPOSIDADE

BERGMANN, G. von; STROEBE, F. "Die Fettsucht." In: OPPENHEIMER, C. (org.). *Handbuch der Biochemie des Menschen und der Tiere*, p. 562-598. Jena, Alemanha: Verlag von Gustav Fischer, 1927.

BJÖRNTORP, P. "Hormonal Control of Regional Fat Distribution." *Human Reproduction*, v. 12, Suplemento 1, p. 21-25, out. 1997.

BROOKS, C. M. "The Relative Importance of Changes in Activity in the Development of Experimentally Produced Obesity in the Rat." *American Journal of Physiology*, v. 147, p. 708-716, dez. 1946.

GREENWOOD, M. R.; CLEARY, M.; STEINGRIMSDOTTIR, L.; VASELLI, J. R. "Adipose Tissue Metabolism and Genetic Obesity." In: BJÖRNTORP, P.; CAIRELLA, M.; HOWARD, A. N. (orgs.). *Recent Advances in Obesity Research: III*, p. 75-79. Londres: John Libbey, 1981.

HETHERINGTON, A. W.; RANSON, S. W. "The Spontaneous Activity and Food Intake of Rats with Hypothalamic Lesions." *American Journal of Physiology*, v. 136, n. 4, p. 609-617, jun. 1942.

KRONENBERG, H. M.; MELMED, S.; POLONSKY, K. S.; LARSEN, P. R. *Williams Textbook of Endocrinology*. Filadélfia: Saunders, 2008.

MAYER, J. *Overweight: Causes, Cost, and Control*. Englewood Cliffs, N.J.: Prentice-Hall, 1968.

MROSOVSKY, N. "Lipid Programmes and Life Strategies in Hibernators." *American Zoologist*, v. 16, p. 685-697, 1976.

Rebuffé-Scrive, M. "Regional Adipose Tissue Metabolism in Women During and After Reproductive Life and in Men." In: Berry, E. M.; Blondheim, S. H.; Eliahou, H. E.; Shafrir, E. (orgs.). *Recent Advances in Obesity Research: V*, p. 82-91. Londres: John Libbey, 1987.

Wade, G. N.; Schneider, J. E. "Metabolic Fuels and Reproduction in Female Mammals." *Neuroscience and Behavioral Reviews*, v. 16, n. 2, p. 235-272, verão 1992.

Capítulo 10: Uma digressão histórica sobre a "lipofilia"

Astwood, E. B. "The Heritage of Corpulence." *Endocrinology*, v. 71, p. 337-341, ago. 1962.

Bergmann, G. von; Stroebe, F. "Die Fettsucht." In: Oppenheimer, C. (Org.). *Handbuch der Biochemie des Menschen und der Tiere*, p. 562-598. Jena, Alemanha: Verlag von Gustav Fischer, 1927.

Bruch, H. *Eating Disorders: Obesity, Anorexia Nervosa, and the Person Within*. Nova York: Basic Books, 1973.

Mayer, J. *Overweight: Causes, Cost, and Control*. Englewood Cliffs, N.J.: Prentice-Hall, 1968.

Rony, H. R. *Obesity and Leanness*. Filadélfia: Lea & Febiger, 1940.

Silver, S.; Bauer, J. "Obesity, Constitutional or Endocrine?" *American Journal of Medical Science*, v. 181, p. 769-777, 1931.

Wilder, R. M.; Wilbur, W. L. "Diseases of Metabolism and Nutrition." *Archives of Internal Medicine*, v. 61, p. 297-365, fev. 1938.

Capítulo 11: Uma cartilha sobre a regulação de gordura

Action to Control Cardiovascular Risk in Diabetes Study Group. "Effects of Intensive Glucose Lowering in Type 2 Diabetes." *New England Journal of Medicine*, v. 358, n. 24, p. 2545-2559, 12 jun. 2008.

Berson, S. A.; Yalow, R. S. "Insulin 'Antagonists' and Insulin Resistance." In: Ellenberg, M.; Rifkin, H. (orgs.). *Diabetes Mellitus: Theory and Practice*, p. 388-423. Nova York: McGraw-Hill, 1970.

———. "Some Current Controversies in Diabetes Research." *Diabetes*, v. 14, p. 549-572, set. 1965.

FIELDING, B. A.; FRAYN, K. N. "Lipoprotein Lipase and the Disposition of Dietary Fatty Acids." *British Journal of Nutrition*, v. 80, n. 6, p. 495-502, dez. 1998.

FRAYN, K. N.; KARPE, F.; FIELDING, B. A.; MACDONALD, I. A.; COPPACK, S. W. "Integrative Physiology of Human Adipose Tissue." *International Journal of Obesity*, v. 27, n. 8, p. 875-888, ago. 2003.

FRIEDMAN, M. I.; STRICKER, E. M. "The Physiological Psychology of Hunger: A Physiological Perspective." *Psychological Review*, v. 83, n. 6, p. 409-431, nov. 1976.

LE MAGNEN, J. "Is Regulation of Body Weight Elucidated?" *Neuroscience & Biobehavioral Review*, v. 8, n. 4, p. 515-522, inverno 1984.

NEWSHOLME, E. A.; START, C. *Regulation in Metabolism*. Nova York: John Wiley, 1973.

NUSSEY, S. S.; WHITEHEAD, S. A. *Endocrinology: An Integrated Approach*. Londres: Taylor & Francis, 2001.

RENOLD, A. E.; CROFFORD, O. B.; STAUFFACHER, W.; JEANREAUD, B. "Hormonal Control of Adipose Tissue Metabolism: With Special Reference to the Effects of Insulin." *Diabetologia*, v. 1, n. 1, p. 4-12, ago. 1965.

ROSENZWEIG, J. L. "Princípios da insulinoterapia." In: KAHN, C. R.; WEIR, G. C. (orgs.). *Joslin: Diabetes Melito*, 14. ed., p. 460-488. São Paulo: Artmed, 2009.

WERTHEIMER, E.; SHAPIRO, R. "The Physiology of Adipose Tissue." *Physiological Reviews*, v. 28, p. 451-464, out. 1948.

WOOD, P. A. *How Fat Works*. Cambridge, Mass.: Harvard University Press, 2006.

CAPÍTULO 12: POR QUE EU ENGORDO E VOCÊ NÃO (OU VICE-VERSA)

BLUHER, M.; KAHN, B. B.; KAHN, C. R. "Extended Longevity in Mice Lacking the Insulin Receptor in Adipose Tissue." *Science*, v. 299, n. 5606, p. 572-574, 24 jan. 2003.

DABALEA, D. "The Predisposition to Obesity and Diabetes

in Offspring of Diabetic Mothers." *Diabetes Care*, v. 30, Suplemento 2, p. S169–S174, jul. 2007.

Dabelea, D.; Knowler, W. C.; Pettitt, D. J. "Effect of Diabetes in Pregnancy on Offspring: Follow-Up Research in the Pima Indians." *Journal of Maternal-Fetal Medicine*, v. 9, n. 1, p. 83-88, jan./fev. 2000.

DeFronzo, R. A. "Insulin Resistance: A Multifaceted Syndrome Responsible for NIDDM, Obesity, Hypertension, Dyslipidaemia and Atherosclerosis." *Netherlands Journal of Medicine*, v. 50, n. 5, p. 191-197, mai. 1997.

Kim, J.; Peterson, K. E.; Scanlon, K. S. et al. "Trends in Overweight from 1980 through 2001 Among Preschool-Aged Children Enrolled in a Health Maintenance Organization." *Obesity*, v. 14, n. 7, p. 1107-1112, jul. 2006.

McGarry, D. J. "What If Minkowski Had Been Ageusic? An Alternative Angle on Diabetes." *Science*, v. 258, n. 5083, p. 766-770, 30 out. 1992.

McGowan, C. A.; McAuliffe, F. M. "The Influence of Maternal Glycaemia and Dietary Glycaemic Index on Pregnancy Outcome in Healthy Mothers." *British Journal of Nutrition*, p. 1-7, 23 mar. 2010.

Metzger, B. E. "Long-Term Outcomes in Mothers Diagnosed with Gestational Diabetes Mellitus and Their Offspring." *Clinical Obstetrics and Gynecology*, v. 50, n. 4, p. 972-979, dez. 2007.

Neel, J. V. "The Thrifty Genotype Revisited." In: Köbberling, J.; Tattersall, R. (orgs.). *The Genetics of Diabetes Mellitus*, p. 283-93. Nova York: Academic Press, 1982.

Capítulo 13: O que podemos fazer

Jenkins, D. J.; Kendall, C. W.; Augustin, L. S. et al. "Glycemic Index: Overview of Implications in Health and Disease." *American Journal of Clinical Nutrition*, v. 76, n. 1, p. 266S––273S, jul. 2002.

Johnson, R. K.; Appel, L. J.; Brands, M. et al. "Dietary Sugars Intake and Cardiovascular Health: A Scientific Statement from the American Heart Association." *Circulation*, v. 120, n. 11, p. 1011-1020, 15 set. 2009.

MAYES, P. A. "Intermediary Metabolism of Fructose." *American Journal of Clinical Nutrition*, v. 58, Suplemento 5, p. 754S-765S, nov. 1993.

STANHOPE, K. L.; HAVEL, P. J. "Endocrine and Metabolic Effects of Consuming Beverages Sweetened with Fructose, Glucose, Sucrose, or High-Fructose Corn Syrup." *American Journal of Clinical Nutrition*, v. 88, n. 6, p. 1733S-1737S, dez. 2008.

STANHOPE, K. L.; SCHWARZ, J. M.; KEIM, N. L. et al. "Consuming Fructose-Sweetened, Not Glucose-Sweetened, Beverages Increases Visceral Adiposity and Lipids and Decreases Insulin Sensitivity in Overweight/Obese Humans." *Journal of Clinical Investigation*, v. 119, n. 5, p. 1322-1334, 1 mai. 2009.

Capítulo 14: Colhendo injustiças

AVENA, N. M.; RAVA, P.; HOEBEL, B. G. "Evidence for Sugar Addiction: Behavioral and Neurochemical Effects of Intermittent, Excessive Sugar Intake." *Neuroscience & Biobehavioral Reviews*, v. 32, n. 1, p. 20-39, 2008.

LE MAGNEN, J. *Hunger*. Cambridge: Cambridge University Press, 1985.

Capítulo 15: Por que as dietas funcionam ou não

GARDNER, C. D.; KIAZAND, A.; ALHASSAN, S. et al. "Comparison of the Atkins, Zone, Ornish, and LEARN Diets for Change in Weight and Related Risk Factors Among Overweight Premenopausal Women: The A TO Z Weight Loss Study, a Randomized Trial." *Journal of the American Medical Association*, v. 297, n. 9, p. 969-977, 7 mar. 2007.

ORNISH, D. "Very Low-Fat Diets for Coronary Heart Disease: Perhaps, but Which One? – Reply." *Journal of the American Medical Association*, v. 275, n. 18, p. 1403, 8 mai. 1996.

SHAI, I.; SCHWARZFUCHS, D.; HENKIN, Y. et al. "Weight Loss with a Low- Carbohydrate, Mediterranean, or Low-Fat Diet." *New England Journal of Medicine*, v. 359, n. 3, p. 229-241, 17 jul. 2008.

Capítulo 16: Uma digressão histórica sobre o carboidrato engordante

Anon. "A Critique of Low-Carbohydrate Ketogenic Weight Reduction Regimens: A Review of 'Dr. Atkins' Diet Revolution.'" *Journal of the American Medical Association*, v. 224, n. 10, p. 1415-1419, 4 jun. 1973.

Anon. *An Eating Plan for Healthy Americans: The American Heart Association Diet*. Dallas: American Heart Association, 1995.

Apfelbaum, M. (org.). *Regulation de l'équilibre énergetique chez l'homme*. [*Energy Balance in Man.*] Paris: Masson et Cie, 1973.

Banting, W. *Letter on Corpulence, Addressed to the Public*. 4. ed. Londres: Harrison. Republicado, Nova York: Cosimo Publishing, 2005. [Publicado originalmente em 1864.]

Borders, W. "New Diet Decried by Nutritionists; Dangers Are Seen in Low Carbohydrate Intake." *New York Times*, p. 16, 7 jul. 1965.

Bray, G. A. (org.). *Obesity in Perspective*. DHEW Pub No. (NIH) 76-852. Washington, D.C.: U.S. Government Printing Office, 1976.

Brillat-Savarin, J. A. *A filosofia do gosto*. Trad. Paulo Neves. São Paulo: Companhia das Letras, 1995. [Publicado originalmente em 1825.]

Bruch, H. *The Importance of Overweight*. Nova York: W. W. Norton, 1957.

Burland, W. L.; Samuel, P. D.; Yudkin, J. (orgs.). *Obesity*. Nova York: Churchill Livingstone, 1974.

Cutting, W. C. "The Treatment of Obesity." *Journal of Clinical Endocrinology*, v. 3, n. 2, p. 85-88, fev. 1943.

Dancel, J. F. *Obesity, or Excessive Corpulence: The Various Causes and the Rational Means of Cure*. Trad. M. Barrett. Toronto: W. C. Chewett, 1864.

Davidson, S.; Passmore, R. *Human Nutrition and Dietetics*. 2. ed. Edimburgo: E.&S. Livingstone, 1963.

French, J. M. *A Text-Book of the Practice of Medicine, for Students and Practitioners*. 3. ed. rev. Nova York: William Wood, 1907.

GARDINER-HILL, H. "The Treatment of Obesity." *Lancet*, v. 206, n. 5333, p. 1034-1035, 14 nov. 1925.

GORDON, E. S.; GOLDBERG, M.; CHOSY, G. J. "A New Concept in the Treatment of Obesity." *Journal of the American Medical Association*, v. 186, p. 50-60, 5 out. 1963.

GREENE, R. (org.). *The Practice of Endocrinology*. Filadélfia: J. B. Lippincott, 1951.

HANSSEN, P. "Treatment of Obesity by a Diet Relatively Poor in Carbohydrates." *Acta Medica Scandinavica*, v. 88, p. 97-106, 1936.

HARVEY, W. *On Corpulence in Relation to Disease: With Some Remarks on Diet*. Londres: Henry Renshaw, 1872.

HASTINGS, M. *Retribution: The Battle for Japan, 1944-45*. Nova York: Alfred A. Knopf, 2008.

KREHL, W. A.; LOPEZ, A.; GOOD, E. I.; HODGES, R. E. "Some Metabolic Changes Induced by Low Carbohydrate Diets." *American Journal of Clinical Nutrition*, v. 20, n, 2, p. 139-148, fev. 1967.

LAROSA, J. C.; GORDON, A.; MUESING, R.; ROSING, D. R. "Effects of High-Protein, Low-Carbohydrate Dieting on Plasma Lipoproteins and Body Weight." *Journal of the American Dietetics Association*, v. 77, n. 3, p. 264-270, set. 1980.

LEITH, W. "Experiences with the Pennington Diet in the Management of Obesity." *Canadian Medical Association Journal*, v. 84, p. 1411-1414, 24 jun. 1961.

MCLEAN BAIRD, I.; HOWARD, A. N. (orgs.). *Obesity: Medical and Scientific Aspects*. Londres: Livingstone, 1969.

MILCH, L. J.; WALKER, W. J.; WEINER, N. "Differential Effect of Dietary Fat and Weight Reduction on Serum Levels of Beta-Lipoproteins." *Circulation*, v. 15, n. 1, p. 31-34, jan. 1957.

OHLSON, M. A.; BREWER, W. D., KERELUK, D., WAGONER, A.; CEDERQUIST, D. C. "Weight Control Through Nutritionally Adequate Diets." In: EPPRIGHT, E. S.; SWANSON, P.; IVERSON, C. A. (orgs.). *Weight Control: A Collection of Papers Presented at the Weight Control Colloquium*, p. 170-187. Ames: Iowa State College Press, 1955.

OSLER, W. *The Principles and Practice of Medicine.* Nova York: D. Appleton, 1901.

PALMGREN, B.; SJÖVALL, B. "Studier Rörande Fetma: IV, Forsook Med Pennington-Diet." *Nordisk Medicin*, v. 28, n. 3, p. 457-458, 1957.

PASSMORE, R.; SWINDELLS, Y. E. "Observations on the Respiratory Quotients and Weight Gain of Man After Eating Large Quantities of Carbohydrate." *British Journal of Nutrition*, v. 17, p. 331-339, 1963.

PENA, L.; PENA, M.; GONZALEZ, J.; CLARO, A. "A Comparative Study of Two Diets in the Treatment of Primary Exogenous Obesity in Children." *Acta Paediatrica Academiae Scientiarum Hungaricae*, v. 20, n. 1, p. 99-103, 1979.

PENNINGTON, A. W. "Treatment of Obesity: Developments of the Past 150 Years." *American Journal of Digestive Diseases*, v. 21, n. 3, p. 65-69, mar. 1954.

———. "A Reorientation on Obesity." *New England Journal of Medicine*, v. 248, n. 23, p. 959-964, 4 jun. 1953.

———. "Caloric Requirements of the Obese." *Industrial Medicine & Surgery*, v. 20, n, 6, p. 267-271, jun. 1951.

———. "The Use of Fat in a Weight Reducing Diet." *Delaware State Medical Journal*, v. 23, n. 4, p. 79-86, abr. 1951.

———. "Obesity in Industry – The Problem and Its Solution." *Industrial Medicine*, p. 259-260, jun. 1949.

READER, G.; MELCHIONNA, R.; HINKLE, L. E. et al. "Treatment of Obesity." *American Journal of Medicine*, v. 13, n. 4, p. 478-486, 1952.

RILLIET, B. "Treatment of Obesity by a Low-calorie Diet: Hanssen-Boller- Pennington Diet." *Praxis*, v. 43, n. 36, p. 761-763, 9 set. 1954.

SILVERSTONE, J. T.; LOCKHEAD, F. "The Value of a 'Low Carbohydrate' Diet in Obese Diabetics." *Metabolism*, v. 12, n. 8, p. 710-713, ago. 1963.

SPOCK, B. *Baby and Child Care.* 5. ed. Nova York: Pocket Books, 1985.

———. *Baby and Child Care.* 4. ed. Nova York: Hawthorne Books, 1976.

———. *Baby and Child Care.* 3. ed. Nova York: Meredith Press, 1968.

———. *The Common Sense Book of Baby and Child Care.* 2. ed. Nova York: Duell, Sloan and Pearce, 1957.

———. *The Common Sense Book of Baby and Child Care.* Nova York: Duell, Sloan and Pearce, 1946.

Spock, B.; Rothenberg, M. B. *Dr. Spock's Baby and Child Care.* 6. ed. Nova York: E. P. Dutton, 1992.

Steiner, M. M. "The Management of Obesity in Childhood." *Medical Clinics of North America*, v. 34, n. 1, p. 223-234, jan. 1950.

Tanner, T. H. *The Practice of Medicine.* 6. ed. Londres: Henry Renshaw, 1869.

Williams, R. H.; Daughaday, W. H.; Rogers, W. F.; Asper, S. P.; Towery, B. T. "Obesity and Its Treatment, with Particular Reference to the Use of Anorexigenic Compounds." *Annals of Internal Medicine*, v. 29, n. 3, p. 510-532, 1948.

Wilson, N. L. (org.). *Obesity.* Filadélfia: F. A. Davis, 1969.

Young, C. M. "Dietary Treatment of Obesity." In: Bray, G. A. (org.). *Obesity in Perspective*, p. 361-66. DHEW Pub No. (NIH) 76-852, 1976.

Capítulo 17: Carne ou vegetais?

Anon. "The Month." *Practitioner*, v. 62, p. 369. Citado em Proctor, R. N. *Cancer Wars.* Nova York: Basic Books: 1995, 1899.

Burkitt, D. P.; Trowell, H. C. (orgs.). *Refined Carbohydrate Foods and Disease: Some Implications of Dietary Fibre.* Nova York: Academic Press, 1975.

Cleave, T. L.; Campbell, G. D. *Diabetes, Coronary Thrombosis and the Saccharine Disease.* Bristol, Reino Unido: John Wright & Sons, 1966.

Cordain, L.; Miller, J. B.; Eaton, S. B.; Mann, N.; Holt, S. H.; Speth, J. D. "Plant-Animal Subsistence Ratios and Macronutrient Energy Estimations in Worldwide Hunter-Gatherer Diets." *American Journal of Clinical Nutrition*, v. 71, n. 3, p. 682-692, mar. 2000.

DOLL, R.; PETO, R. "The Causes of Cancer: Quantitative Estimates of Avoidable Risks of Cancer in the United States Today." *Journal of the National Cancer Institute*, v. 66, n. 6, p. 1191-1308, jun. 1981.

DONALDSON, B. F. *Strong Medicine*. Garden City, N.Y.: Doubleday, 1962.

HIGGINSON, J. "From Geographical Pathology to Environmental Carcinogenesis: A Historical Reminiscence." *Cancer Letters*, v. 117, p. 133-142, 1997.

LEVIN, I. "Cancer Among the North American Indians and Its Bearing Upon the Ethnological Distribution of Disease." *Zeitschrift für Krebfoschung*, v. 9, n. 3, p. 422-435, out. 1910.

POLLAN, M. *Em defesa da comida: um manifesto*. Trad. Adalgisa Campos da Silva. Rio de Janeiro: Intrínseca, 2008.

ROSE, G. "Sick Individuals and Sick Populations." *International Journal of Epidemiology*, v. 14, n. 1, p. 32-38, mar. 1985.

———. "Strategy of Prevention: Lessons from Cardiovascular Disease." *British Medical Journal*, v. 282, n. 6279, p. 1847-1851, 6 jun. 1981.

TROWELL, H. C.; BURKITT, D. P. (orgs.). *Western Diseases: Their Emergence and Prevention*. Londres: Edward Arnold, 1981.

Capítulo 18: A natureza de uma dieta saudável

BASU, T. K.; SCHLORAH, C. J. *Vitamin C in Health and Disease*. Westport, Conn.: Avi Publishing, 1982.

BODE, A. M. "Metabolism of Vitamin C in Health and Disease." *Advanced Pharmacology*, v. 38, p. 21-47, 1997.

BRAVATA, D. M.; SANDERS, L.; HUANG, J. et al. "Efficacy and Safety of Low- Carbohydrate Diets: A Systematic Review." *Journal of the American Medical Association*, v. 289, n. 14, p. 1837-1850, 9 abr. 2003.

BREHM, B. J.; SEELEY, R. J.; DANIELS, S. R.; D'ALESSIO, D. A. "A Randomized Trial Comparing a Very Low Carbohydrate Diet and a Calorie-Restricted Low Fat Diet on Body Weight and Cardiovascular Risk Factors in Healthy Women." *Journal of Clinical Endocrinology and Metabolism*, v. 88, n. 4, p. 1617-1623, abr. 2003.

CALLE, E. E.; KAAKS, R. "Overweight, Obesity and Cancer: Epidemiological Evidence and Proposed Mechanisms." *Nature Reviews Cancer*, v. 4, n. 8, p. 579-591, ago. 2004.

Cholesterol Education Program (NCEP) Expert Panel on Detection, Evaluation, and Treatment of High Blood Cholesterol in Adults. "(Adult Treatment Panel III) Final report." *Circulation*, v. 106, n. 25, p. 3143-3421, 17 dez. 2002.

COX, B. D.; WHICHELOW, M. J.; BUTTERFIELD, W. J.; NICHOLAS, P. "Peripheral Vitamin C Metabolism in Diabetics and Non-Diabetics: Effect of Intra-Arterial Insulin." *Clinical Sciences & Molecular Medicine*, v. 47, n. 1, p. 63-72, jul. 1974.

CUNNINGHAM, J. J. "The Glucose/Insulin System and Vitamin C: Implications in Insulin-Dependent Diabetes Mellitus." *Journal of the American College of Nutrition*, v. 17, n. 20, p. 105-108, abr. 1998.

———. "Altered Vitamin C Transport in Diabetes Mellitus." *Medical Hypotheses*, v. 26, n. 4, p. 263-265, ago. 1988.

ERNST, N. D.; LEVY, R. I. "Diet and Cardiovascular Disease." In: OLSON, R. E.; BROQUIST, H. P.; CHICHESTER, C. O. et al. (orgs.). *Present Knowledge in Nutrition*, 5. ed., p. 724-39. Washington, D.C.: Nutrition Foundation, 1984.

FORD, E. S.; MOKDAD, A. H.; GILES, W. H.; BROWN, D. W. "The Metabolic Syndrome and Antioxidant Concentrations: Findings from the Third National Health and Nutrition Examination Survey." *Diabetes*, v. 52, n. 9, p. 2346-2352, set. 2003.

FOSTER, G. D.; WYATT, H. R.; HILL, J. O. et al. "Weight and Metabolic Out- comes After 2 Years on a Low-Carbohydrate Versus Low-Fat Diet. A Randomized Trial." *Annals of Internal Medicine*, v. 153, n. 3, p. 147-157, 3 ago. 2010.

———. "A Randomized Trial of a Low-Carbohydrate Diet for Obesity." *New England Journal of Medicine*, v. 348, n. 21, p. 2082-2090, 22 mai. 2003.

FREEMAN, J. M.; KOSSOFF, E. H.; HARTMAN, A. L. "The Ketogenic Diet: One Decade Later." *Pediatrics*, v. 119, n. 3, p. 535-543, mar. 2007.

GARDNER, C. D.; KIAZAND, A.; ALHASSAN, S. et al. "Comparison of the Atkins, Zone, Ornish, and LEARN Diets for Change in Weight and Related Risk Factors Among Overweight Premenopausal Women: The A TO Z Weight Loss Study, a Randomized Trial." *Journal of the American Medical Association*, v. 297, n. 9, p. 969-977, 7 mar. 2007.

GODSLAND, I. F. "Insulin Resistance and Hyperinsulinaemia in the Development and Progression of Cancer." *Clinical Science*, v. 118, n. 5, p. 315-332, 23 nov. 2009.

HARRIS, M. *Good to Eat: Riddles of Food and Culture*. Nova York: Simon and Schuster, 1985.

HESSION, M.; ROLLAND, C.; KULKARNI, U.; WISE, A.; BROOM, J. "Systematic Review of Randomized Controlled Trials of Low-Carbohydrate vs. Low-Fat/Low-Calorie Diets in the Management of Obesity and Its Comorbidities." *Obesity Reviews*, v. 10, n. 1, p. 36-50, jan. 2009.

HOOPER, L.; SUMMERBELL, C. D.; HIGGINS, J. P. et al. "Reduced or Modified Dietary Fat for Preventing Cardiovascular Disease." *Cochrane Database of Systematic Reviews*, n. 3, CD002137, 2001.

HOWARD, B. V.; VAN HORN, L.; HSIA, J. et al. "Low-Fat Dietary Pattern and Risk of Cardiovascular Disease: The Women's Health Initiative Randomized Controlled Dietary Modification Trial." *Journal of the American Medical Association*, v. 295, n. 6, p. 655-666, 8 fev. 2006.

KATAN, M. B. "Weight-Loss Diets for the Prevention and Treatment of Obesity." *New England Journal of Medicine*, v. 360, n. 9, p. 923-925, 26 fev. 2009.

KUKLINA, E. V.; YOON, P. W.; KEENAN, N. L. "Trends in High Levels of Low-Density Lipoprotein Cholesterol in the United States, 1999-2006." *Journal of the American Medical Association*, v. 302, n. 19, p. 2104-2110, 18 nov. 2009.

LUCHSINGER, J. A.; GUSTAFSON, D. R. "Adiposity, Type 2 Diabetes, and Alzheimer's Disease." *Journal of Alzheimer's Disease*, v. 16, n. 4, p. 693-704, abr. 2009.

MAHER, P. A.; SCHUBERT, D. R. "Metabolic Links Between Diabetes and Alzheimer's Disease." *Expert Reviews of Neurotherapeutics*, v. 111, n. 2, p. 332-343, out. 2009.

MAVROPOULOS, J. C.; ISAACS, W. B.; PIZZO, S. V.; FREEDLAND, S. J. "Is There a Role for a Low-Carbohydrate Ketogenic Diet in the Management of Prostate Cancer?" *Urology*, v. 68, n. 1, p. 15-18, jul. 2006.

NEAL, E. G.; CROSS, J. H. "Efficacy of Dietary Treatments for Epilepsy." *Journal of Human Nutrition and Dietetics*, v. 23, n. 2, p. 113-119, abr. 2010.

PACKARD, C. J. "Small Dense Low-Density Lipoprotein and Its Role as an Independent Predictor of Cardiovascular Disease." *Current Opinions in Lipidology*, v. 17, n. 4, p. 412-417, ago. 2006.

SACKS, G. A.; BRAY, G. A.; CAREY, V. J. et al. "Comparison of Weight-Loss Diets with Different Compositions of Fat, Protein, and Carbohydrates." *New England Journal of Medicine*, v. 360, n. 9, p. 859-873, 26 fev. 2009.

SAMAHA, F. F.; IQUBAL, N.; SESHADRI, P. et al. "A Low-Carbohydrate as Compared with a Low-Fat Diet in Severe Obesity." *New England Journal of Medicine*, v. 348, n. 21, p. 2074-2081, 22 mai. 2003.

SEYFRIED, B. T.; KLEBISH, M.; MARSH, J.; MUKHERJEE, P. "Targeting Energy Metabolism in Brain Cancer Through Calorie Restriction and the Ketogenic Diet." *Journal of Cancer Research Therapy*, v. 5, Suplemento 1, p. S7–S15, set. 2009.

SHAI, I.; SCHWARZFUCHS, D.; HENKIN, Y. et al. "Weight Loss with a Low- Carbohydrate, Mediterranean, or Low-Fat Diet." *New England Journal of Medicine*, v. 359, n. 3, p. 229-241, 17 jul. 2008.

SIRI, P. M.; KRAUSS, R. M. "Influence of Dietary Carbohydrate and Fat on LDL and HDL Particle Distributions." *Current Atherosclerosis Reports*, v. 7, n. 6, p. 455-459, nov. 2005.

SKEAFF, C. M.; MILLER, J. "Dietary Fat and Coronary Heart Disease: Summary of Evidence from Prospective Cohort and Randomised Controlled Trials." *Annals of Nutrition & Metabolism*, v. 55, n. 1-3, p. 173-201, 2009.

SONDIKE, S. B.; COPPERMAN, N.; JACOBSON, M. S. "Effects of a Low-Carbohydrate Diet on Weight Loss and Cardiovascular Risk Factor in Overweight Adolescents." *Journal of*

Pediatrics, v. 142, n. 3, p. 253-258, mar. 2003.

WILL, J. C.; BYERS, T. "Does Diabetes Mellitus Increase the Requirement for Vitamin C?" *Nutrition Reviews*, v. 54, n. 7, p. 193-202, jul. 1996.

WILSON, P. W.; MEIGS, J. B. "Cardiometabolic Risk: a Framingham Perspective." *International Journal of Obesity*, v. 32, Suplemento 2, p. S17–S20, mai. 2008.

World Cancer Research Fund and American Institute for Cancer Research. *Food, Nutrition, Physical Activity and the Prevention of Cancer: a Global Perspective*. Washington, D.C.: American Institute for Cancer Research, 2007.

YANCY, W. S., Jr.; OLSEN, M. K.; GUYTON, J. R.; BAKST, R. P.; WESTMAN, E. C. "A Low-Carbohydrate, Ketogenic Diet Versus a Low-Fat Diet to Treat Obesity and Hyperlipidemia: A Randomized, Controlled Trial." *Annals of Internal Medicine*, v. 140, n. 10, p.769-777, 18 mai. 2004.

CAPÍTULO 19: SEGUINDO EM FRENTE

ALLAN, C. B.; LUTZ, W. *Life Without Bread: How a Low-Carbohydrate Diet Can Save Your Life*. Nova York: McGraw-Hill, 2000.

KEMP, R. "The Over-All Picture of Obesity." *Practitioner*, v. 209, p. 654-660, nov. 1972.

———. "Obesity as a Disease." *Practitioner*, v. 196, p. 404-409, mar. 1966.

———. "Carbohydrate Addiction." *Practitioner*, v. 190, p. 358-364, mar. 1963.

LECHEMINANT, J. D.; GIBSON, C. A.; SULLIVAN, D. K. et al. "Comparison of a Low Carbohydrate and Low Fat Diet for Weight Maintenance in Overweight or Obese Adults Enrolled in a Clinical Weight Management Program." *Nutrition Journal*, v. 6, p. 36, 1 nov. 2007.

National Academy of Sciences, Institute of Medicine, Food and Nutrition Board. *Dietary Reference Intakes for Energy, Carbohydrate, Fiber, Fat, Fatty Acids, Cholesterol, Protein, and Amino Acids (Macronutrients)*. Washington, D.C.: National Academies Press, 2005.

PHINNEY, S. D. "Ketogenic Diets and Physical Performance." *Nutrition & Metabolism*, v. 1, n. 1, p. 2, 18 ago. 2005.

SIDBURY, J. B., Jr.; SCHWARTZ, R. P. A Program for Weight Reduction in Children. In: COLLIP, P. (org.). *Childhood Obesity*, p. 65-74: Acton, Mass.: Publishing Sciences Group, 1975.

WESTMAN, E. C.; YANCY, W. S.; MAVROPOULOS, J. C.; MARQUART, M.; MCDUFFIE, J. R. "The Effect of a Low-Carbohydrate, Ketogenic Diet versus a Low-Glycemic Index Diet on Glycemic Control in Type 2 Diabetes Mellitus." *Nutrition and Metabolism*, v. 5, p. 36, 19 dez. 2008.

WESTMAN, E. C.; YANCY, W. S.; OLSEN, M. K.; DUDLEY, T.; GUYTON, J. R. "Effect of a Low-Carbohydrate, Ketogenic Diet Program Compared to a Low-Fat Diet on Fasting Lipoprotein Subclasses." *International Journal of Cardiology*, v. 110, n. 2, p. 212-216, 16 jun. 2006.

YANCY, W. S.; OLSEN, M. K.; GUYTON, J. R.; BAKST, R. P.; WESTMAN, E. C. "A Low-Carbohydrate, Ketogenic Diet versus a Low-Fat Diet to Treat Obesity and Hyperlipidemia: A Randomized, Controlled Trial. *Archives of Internal Medicine*, v. 140, n. 10, p. 769-777, 18 mai. 2004.

YANCY, W. S.; VERNON, M. C.; WESTMAN, E. C. "A Pilot Trial of a Low-Carbohydrate, Ketogenic Diet in Patients with Type 2 Diabetes." *Metabolic Syndrome and Related Disorders*, v. 1, n. 3, p. 239-243, set. 2003.

YANCY, W. S.; WESTMAN, E. C.; MCDUFFIE, J. R. et al. "A Randomized Trial of a Low-Carbohydrate Diet versus Orlistat Plus a Low-Fat Diet for Weight Loss." *Archives of Internal Medicine*, v. 170, n. 2, p. 136-145, 25 jan. 2010.

CRÉDITOS DAS ILUSTRAÇÕES

38 Fotografia "Fat Louisa". Reproduzida de *The Pima Indians*, Frank Russell, página 67. Copyright 1908.

92 Fotografia de esteatopigia. Reproduzida de *The Races of Man*, J. Deniker, página 94. Copyright 1900.

94-95 Fotografia de gêmeas idênticas magras e obesas. Reproduzida de *Obesity and Leanness*, Hugo R. Rony, páginas 184 e 185. Copyright 1940.

96 Fotografia de Aberdeen Angus. Cortesia de Agricultural Extension Records, Special Collections, Universidade de Auburn. Fotografia de vaca Jersey. De Maggie Murphy, cortesia de Agri-Graphics Ltd.

99 Fotografia de mulher com lipodistrofia progressiva. Reproduzida de *Obesity and Leanness*, Hugo R. Rony, página 171. Copyright 1940.

100 Fotografias de lipodistrofia progressiva associada com HIV. Mauss, S. "Lipodystrophy, Metabolic Disorders and Cardiovascular Risk-Complications of Antiretroviral Therapy." *European Pharmacotherapy* 2003, Touch Briefings. © Touch Briefings. Reimpressas com permissão.

125 Ilustração dos efeitos do estrogênio na LPL. De Ellen Rogers.

135 Filho do autor, fotografias de agosto de 2007 e agosto de 2010. De Larry Lederman.

140 Fotografia de rato Zucker. Cortesia de Charles River Laboratories.

155 Tirinha de Calvin e Haroldo. Calvin and Hobbes © 1986 Watterson. Reimpressa com permissão de Universal Uclick. Todos os direitos reservados.

160 Ilustração de triglicerídios/ácido graxos. De Ellen Rogers.

166 Fotografia dos efeitos da insulina sobre o tecido adiposo. Cortesia de Informa Healthcare Communications. Reproduzida de *Endocrinology: An Integrated Approach*, Stephen Nussey e Saffron Whitehead, página 31. Copyright 2001.

ÍNDICE REMISSIVO

A

abacate 312-313
abundância, como culpada pela epidemia de obesidade 33
ácido oleico 256
ácidos graxos 159-162, 164-166, 168-169, 172, 189, 192, 219, 238-239, 289, 295
  liberação de 168, 172
ácido úrico 267
açúcares 25, 186, 188-189, 203, 206-207, 209, 216, 219-220, 227, 230, 235-237, 243, 265, 268, 271-272, 274-276, 278, 282, 294, 296, 298, 301-304, 306, 308-309, 311
açúcar no sangue 156, 161, 168-169, 172, 176-177, 181-182, 184-185, 187-189, 193, 225, 238, 266-267, 269, 291, 302, 310
adoçantes artificiais 186, 283
A doença como metáfora (Sontag) 120
adrenalina 169
afro-americanos 45, 229
álcool 106, 189-190, 194, 207, 254, 310-311
alimentação excessiva 18, 23, 33-34, 54, 76, 86, 92-93, 98, 100, 102-103, 106-107, 114-115, 118-119, 123-124, 136-137, 150, 152, 154, 267-268, 271
Alzheimer, doença de 228-229, 268-270, 299, 302
amidos 184-185, 187, 202-203, 206-207, 209, 220, 225-227, 235-236, 271, 274, 306, 308-309, 311
aminoácidos 236-237, 239
Anna Kariênina (Tolstói) 203
anormalidades em lipídios 265
apetite 62-63, 72, 74, 76-77, 79-81, 84, 97, 109-111, 116, 119-120, 123, 127, 135-138, 140, 145, 147-148, 151, 164, 173, 192-193, 284-285, 293, 311
asma 18, 270
Associação Americana do Coração (AHA) 20, 26, 67, 187, 219, 257, 298
Astwood, Edwin 114, 150-152, 161
aterosclerose 262, 265

Atkins, dieta de 273, 280
Atkins, Robert 257, 273, 279
AVC 18, 228, 250, 265
aves 26, 39, 61, 207, 211, 217, 227, 258, 274
azeite de oliva 44, 256, 272, 309
Azeitonas 308

B

Baby and Child Care 212
banha de porco 210, 255-257, 288
Banting, William 84, 207-208
Bauer, Julius 92, 118, 147-151
bebidas 85, 227, 232, 270, 306, 310
  ver também álcool; refrigerantes
Bennett, William 66
Bergmann, Gustav von 92, 136, 146-151
Bernard, Claude 206
Bernstein, Richard 273
Berson, Salomon 161-162, 170
Bistrian, Bruce 61-62
Blackburn, George 61
Bouchard, Claude 60
Bray, George 60
Brillat-Savarin, Jean Anthelme 201-203, 205-206
Brody, Jane 80, 219
Brownell, Kelly 34, 36
Bruch, Hilde 15-18, 27, 37, 56-57, 62, 75, 93, 113, 149, 151, 209

C

Caballero, Benjamin 51-52
cafeína 310
Cahill, George 24, 266
caldos 307
calorias 18-19, 21-23, 26, 33, 43-46, 52, 54-64, 67, 70-75, 78, 82-91, 93, 96-100, 102-103, 105, 107-109, 114, 116, 120, 123-124, 126-127, 130, 133-136, 138-139, 141, 143-145, 151-152, 154-155, 158, 163, 172, 175-179, 184, 187-191, 197-200, 213-215, 218, 224-225, 227, 230, 235-237, 242-243, 245, 254-255, 258-260, 270, 277, 278-279, 281-282, 284-285, 287, 293-295, 298, 300, 303, 311, 314
  gasto de energia dependente de 19
Campbell, George 232
câncer
  de cólon 229, 250
  de mama 229, 248, 250, 268
  de pulmão 183, 191, 195, 230, 235

carboidratos 24-26, 59,
    156-157, 161, 166-
    169, 171-173, 175,
    176-178, 183-185,
    187, 189-194, 196-
    200, 203-206, 209,
    212-220, 222, 224-
    227, 233-236, 238-
    246, 250, 252-255,
    257-263, 265-268,
    270-272, 274-315
  consumo de, por popu-
    lações pobres 198,
    218, 254, 260, 265,
    271, 276
  em dietas de caçadores-
    -coletores 223
  níveis de insulina in-
    fluenciados por 24,
    157, 164-165, 167,
    169, 170-171, 183,
    188, 191, 239, 254,
    268, 275, 290, 304
  restrição de 26, 209, 214-
    215, 218-219, 222,
    233-236, 238-241,
    244, 268, 272, 274,
    276, 278-279, 281,
    285-287, 289-292,
    294, 296-297, 303-
    305, 312, 315
carboidratos, alimentos
    ricos em 25, 173,
    192-193, 212, 216,
    226, 234, 268, 275,
    280, 286, 303
  concepções anteriores a
    1960 dos 286

carne 44, 61, 95, 205, 206-
    207, 209, 213-214,
    217, 220-221, 224-225,
    227, 230-233, 237,
    241, 255, 257, 260-
    261, 273, 287-288,
    290, 294, 296-298,
    306-307, 310, 314
Carolina do Norte 47
Carta sobre a corpulência
    (Banting) 84, 207,
    208
células adiposas 24, 125-
    127, 134, 142, 155-
    165, 168, 170, 172,
    176-180, 188, 264,
    266, 277, 284-285, 289
células musculares 157,
    161, 163-165, 173,
    177-179, 200, 264
Centro Médico da Univer-
    sidade de Duke 306
Centros de Controle e Pre-
    venção de Doenças,
    EUA (CDC) 33, 245
cérebro
  combustível para o 239
cerveja 25, 87, 97, 101,
    184, 190, 192, 197,
    200, 208, 237, 309
cetoadaptação 289
cetonas 239, 240
Checoslováquia 50
Chile 46, 48-49, 51
ciência
  da obesidade 114
  das doenças cardiovascu-
    lares 261

citocinas 266
citrato 189
Cleave, Thomas "Peter" 232
Colaboração Cochrane 248, 249
Colégio Americano de Medicina Esportiva (ACSM) 20, 67
colesterol 43, 179, 186, 198, 219, 234, 241, 244-245, 247-248, 250-258, 260-265, 267, 272, 273, 289, 301
  HDL 179, 253-256, 258, 260, 264, 301
  LDL 245, 250-254, 256-258, 262-263
  perda de gordura e 215
comportamento, como culpado pela obesidade 33, 64, 76, 102, 267
constipação 228, 288, 297
corrente sanguínea 24, 126, 156-157, 162, 164, 167, 177, 184-185, 187, 192, 261, 267
corrida 20, 39-40, 70-71, 82, 203
cortisol 170
creme 210, 276, 308, 310, 312-313
crescimento 23-24, 51, 128, 135-138, 143, 145-146, 168, 269

D

Dancel, Jean-François 205-206, 209
Davidson, Stanley 212
Departamento de Agricultura dos Estados Unidos (USDA) 68, 85, 217, 224, 245-256
dependência 26
desequilíbrios eletrolíticos 290
diabetes 10-11, 13, 18, 22, 37, 47-48, 50, 64, 73, 83, 102, 119, 138, 167, 181, 184, 204, 206-207, 228, 231, 233, 240, 246, 251, 258, 264-270, 272, 296, 298-299, 302-304
Diabetes, Coronary Thrombosis and the Saccharine Disease (Cleave e Campbell) 232
Dicionário filosófico (Voltaire) 32
dieta
  balanceada 199, 234
  mediterrânea 44, 256
  ocidental 228, 230
  saudável 13, 26, 27, 46, 220, 224, 226-227, 234, 239, 286, 297
  ver também nutrição
dieta, livros de 21, 25, 129, 221, 271, 291
dieta Ornish 259
dieta paleolítica 295, 299

Dietary Reference Intakes 287
dietas com alto teor de gordura 234, 261-262, 298
dietas com baixo teor de gordura 54, 58, 196, 198, 224, 244, 247-248, 250, 268
dietas com restrição de carboidratos 26, 214-215, 217-219, 222, 233, 235, 241, 244, 268, 272, 274, 276, 285, 289, 312, 315
dietas pouco calóricas 257
dietas ricas em proteínas 287
dieta Zone 259
Dieter's Dilemma, The (Bennett e Gurin) 67
digestão
 ver também metabolismo 25, 177, 192, 216, 226-227, 243, 282, 302-303
Dobyns, Henry 41
doces 24-25, 34, 186-187, 192, 194, 197, 200, 205, 207, 209-211, 219, 227, 232, 274, 283, 301, 311
doença hepática gordurosa 188, 270
doenças cardiovasculares 10-11, 18, 43, 54-55, 58, 64, 91, 133, 187, 216, 218-219, 228, 231, 233-235, 241-247, 249-256, 258-266, 268, 270, 272, 274, 296, 298-299, 302-304
 ciência das 261
 fatores de risco para 11, 252, 253, 258-259, 272, 298, 304
doenças crônicas 9, 75, 222, 227-228, 235, 242, 294, 296, 302-303
Doll, Richard 297
Donaldson, Blake 221-222, 291
Dr. Atkins' Diet Revolution 257, 272
Du Bois, Eugene 88-89, 298
DuPont, empresa 213, 221

E

Eades, Michael e Mary Dan 275, 315
Eco, Umberto 81
Em defesa da comida (Pollan) 18, 44
endocrinologia 147, 149, 153, 216, 274
Endocrinology: An Integrated Approach (Nussly e Whitehead) 166
energia
 conservação de 104, 134
 nas células 111
 uso de 111
envelhecimento 267

enzimas 23, 24, 114, 127-128, 130, 145, 151, 161-162, 174-175, 188, 275
epidemia de obesidade 15, 21, 33-35, 63, 66-67, 119, 180, 182, 186, 204, 246
epilepsia 240
Ernst, Nancy 155, 158, 244
establishment médico 116
esteatopigia 91-92, 130
estresse 152, 170, 267
estresse oxidativo 267
estrogênio 125-127, 130, 162, 275
estudo "A TO Z" da Universidade Stanford 196, 263
evolução 132-133, 243
exercícios físicos 20-21, 69, 72, 76, 259, 290

F

Faculdade de Saúde Pública da Universidade Harvard 298
farinha refinada 42, 184, 296, 302
fator de crescimento 269
fibras 54, 185, 198, 225, 296-297, 309, 314
fígado 166, 168, 172, 188-189, 194, 206, 239-240, 267, 299
fisiologia 69, 202, 216
fisiologia do gosto, A (Brillat-Savarin) 202

Flier, Jeffrey 60, 110-111, 115
fome 16, 40, 52, 56, 60-63, 72, 74, 81, 83, 89, 109-111, 115, 127, 132-133, 139-143, 151-152, 155, 158, 168, 172, 175, 192, 193, 200, 213-215, 236, 278, 282, 284-286, 297, 311
fome, morte provocada por, em ratos Zucker 140-141
Food, Nutrition, Physical Activity and the Prevention of Cancer 269
French, James 209
frutas 54, 185-188, 197, 206, 210, 224-227, 230-232, 238, 249-250, 274, 279, 301, 309, 311, 314
frutose 16, 25, 156, 168, 186-189, 194-195, 197, 199, 265, 302, 314
ver também xarope de milho rico em frutose

G

Gabinete de Assuntos Indígenas dos Estados Unidos 231
Gardiner-Hill, H. 209
Gardner, Christopher 261, 263

Gehrmann, George 213
gêmeos 93
genes 93-97, 130, 134, 137, 140, 143, 147, 150, 181, 223, 229, 253, 300
Gladwell, Malcolm 21
glicerol 159, 165, 239
glicogênio 157, 161, 175, 178, 194
glicose 151, 156-157, 159, 165, 168, 177-181, 184, 187-189, 192, 194, 198, 206-207, 238, 239-240, 264, 269, 288, 301, 314
  metabolismo da 165
gordura corporal 79, 82, 91, 97, 125, 129-130, 132-133, 137, 139-144, 150, 183, 215, 269, 270, 288, 301
gordura na dieta 217, 219, 243-244, 250
gorduras trans 256, 309
gordura visceral 299
gota 267, 270, 288
Grafe, Erich 97
gravidez 181
Greene, Raymond 211, 274
Griffin, John 39
Gurin, Joel 67

H

Handbook of Obesity (Bray, Bouchard, e James) 60, 82

Handbook of Physiology 218
Hanssen, Per 212, 236, 331
Harvey, William 206-208
Herzog 204
Hickey, Joseph 273
hindus 231, 233
hiperinsulinemia 302
hipertensão 11, 228, 248, 265-266, 307
HIV 100-101
Hoebel, Bartley 194
hormônios 23-24, 92, 114, 123, 126-128, 130, 136, 139, 145, 149-151, 161-162, 168-170, 174, 275
Hrdlic̆ka, Aleš 38-43
Human Nutrition and Dietetics (Davidson e Passmore) 212

I

inatividade 34, 41, 98, 128
índice de massa corporal 98
índice glicêmico 184, 225, 278, 294
índios norte-americanos 37, 42, 231
Iniciativa para a Saúde da Mulher (WHI), EUA 54, 249, 251
Instituto de Pesquisa do Hospital Infantil de Oakland 298
Instituto Nacional do Coração, do Pulmão e

do Sangue (NHLBI), EUA 244
Institutos Nacionais de Saúde, EUA 37, 54, 80, 87, 106-107, 215, 266, 283
insulina 24-25, 156-157, 161-162, 164-185, 187-189, 191-194, 198, 200, 218, 225, 238-239, 254, 260, 264-269, 275-276, 282- 283, 290, 293-294, 300, 302-304
inuítes 225, 229, 231-232, 288, 297

J

James, W. P. T. 60
jejum 215, 301
Joslin: Diabetes Melito 60, 167, 178

K

Kaplan, Bob 305, 315
Kemp, Robert 276-277
Keys, Ancel 43-44
Kolata, Gina 72, 74
Kuklina, Elena 245

L

lanches 219, 284-285
Le Magnen, Jacques 172, 193, 304
Levy, Robert 244
Liebig, Justus 206
lipase lipoproteica (LPL) 126, 162

lipase sensível a hormônio (HSL) 165
lipodistrofia associada com HIV 100
lipodistrofia progressiva 98-99
Lutz, Wolfgang 277, 279

M

maasais 231, 232, 297
magreza 53, 67, 99, 143
maionese 308
maltose 190, 314
manteiga 44, 201, 208, 210, 241, 255, 257, 287-288, 303, 309, 312-313
má nutrição 43-46, 50-51
Maratos-Flier, Terry 60, 110, 115
Mayer, Jean 75 81, 106, 140-141, 149-150, 155, 218, 241
Mayes, Peter 188
McLaren-Hume, Mavis 57
medicamentos
  antirretrovirais 100
  inibidores de apetite 62
  para redução do colesterol 248, 252
menopausa 127, 163, 269, 275
Metabolic Diseases and Their Treatment (Grafe) 97
metabolismo 88, 149, 155, 158, 161, 164-165,

176, 180, 188, 216, 218, 240, 278, 287, 298, 315
metabolismo da gordura 155, 161, 164, 216, 218, 278
milho 16, 25, 34, 36, 39, 184, 186-187, 195, 199, 210, 226, 253-254, 265, 299, 306, 309, 314
Molho de soja 308
Mueller, William 48, 49
mulheres 35-36, 38-39, 41, 43-51, 54-57, 66, 70, 79, 82, 91, 97-99, 127, 130, 155, 162, 163, 182-183, 209, 214, 229, 249-251, 253, 275, 277
mulheres pimas 49
músculos 56, 64, 74, 82, 96-97, 104, 136, 138, 140-143, 164, 172-173, 175, 178, 180, 193, 225, 300

N

Nestle, Marion 33
Newburgh, Louis 73, 115-117, 120, 147-148
Noorden, Carl von 83-84, 102
nutrição 9, 11, 33, 43-46, 50-51, 72, 75, 78-79, 88, 149, 203-204, 213, 219, 269, 298, 306
nutrientes 59, 143-144, 174, 181, 192-194, 199-200, 234, 236-237, 243-244, 293, 295

O

obesidade
  causas da 187
  ciência da 114
Obesity, or Excessive Corpulence (Dancel) 205
Ohlson, Margaret 213, 215
Organização Mundial de Saúde 18, 34, 66, 85, 228, 250, 298
Ornish, Dean 196-198, 203, 259
Osler, William 209
ovários 123-127, 132, 138, 162
ovos 26, 201, 210, 237, 241, 253-255, 257, 274, 295, 307-308, 312-313

P

pâncreas 156-157, 177, 181, 264, 269
paradigma do balanço calórico 20, 22, 203
Passmore, Reginald 212
Pavlov, Ivan 192
peixes 26, 217, 258, 274
pêndulo de Foucault, O (Eco) 80
Pennington, Alfred 58, 213, 215, 221, 255
perda de peso 40, 55-56, 58, 61, 69, 73, 78-80,

82, 111, 128, 197, 199, 213, 215, 234-235, 254, 260, 272, 276-277, 280-281, 285, 290, 304-305, 310
Phinney, Stephen 273, 275, 283, 290, 315
pimas 37-42, 45, 49, 229
pirâmide alimentar 217, 224
Pi-Sunyer, Xavier 79-80
poder da proteína, O (Eades e Eades) 272, 275
Pollan, Michael 12, 18, 44, 56, 228, 232
Practice of Endocrinology, The (Greene et al.) 211, 274
Practice of Medicine, The (Tanner) 204, 209
pressão sanguínea 179, 258, 260, 264, 267-269, 288, 290-291, 301
Principles and Practice of Medicine, The (Osler) 209
produtos de origem animal *ver também* carne; proteína na dieta 26, 237-238, 257, 278, 288
"Proposals for Nutritional Guidelines for Health Education in Britain" 219
puberdade 46, 97, 136

Q

queijo 34, 36, 194, 241, 287, 308-309, 312-313

R

Ranson, Stephen 139
ratos Zucker 140-141
Reaven, Gerald 265-266, 268
refrigerantes 34, 36, 186-187, 197, 210, 274, 276
regulação da gordura 130, 216
Renold, Albert 158
resistência à insulina 170, 176-177, 179, 189, 260, 264-269, 282, 302-303
Richards, Rolf 47, 50-51, 184
Rifkind, Basil 247
rins 141, 269, 290
Rony, Hugo 74-75, 148, 151
Rosedale, Ron 273
Rose, Geoffrey 222, 223
Russell, Frank 38, 40, 42

S

sacarose 25, 186, 265, 302, 314
saúde pública 9, 11-13, 21, 33, 52-53, 55, 80, 85, 111, 186, 203, 216, 220, 222, 227, 229-230, 243, 251, 254, 262, 269, 292
secreção de insulina 25, 161, 181, 183, 185, 188, 192, 293

"Sick Individuals and Sick
   Populations" (Rose)
   222
Sidbury, James, Jr. 283
síndrome metabólica 264-
   270, 274, 298-299,
   301, 303-304
sioux 42-43, 49, 51
sobremesas 197, 279
sódio 267, 290, 297, 307
sono 303-304
Sontag, Susan 120
Spock, Benjamin 212
Stern, Judith 81
"Strategy of Prevention"
   (Rose) 222
Stunkard, Albert 57-58
suco de limão 308

T

Taggard, John 103
Tanchou, Stanislas 228
Tanner, Thomas 204-205
termodinâmica 102-106,
   108-109, 129, 134, 234
   primeira lei da 103-105,
      134
testosterona 163, 275
tubérculos 211, 221, 225-
   226, 295

U

Ultimate Fitness (Kolata) 72

V

vegetais 25, 44, 185-186,
   198, 200, 205-206,
   211-212, 214, 221, 225,
   227, 230, 232, 236-238,
   256, 272-274, 278, 280,
   294, 296-297, 306, 309,
   313-314
Vernon, Mary 273, 275,
   290, 315
Vigilantes do Peso 196
vitamina C 186, 237-238
vitaminas 43, 75, 186-187,
   236-238
vitaminas do complexo B
   237-238
Volek, Jeff 273
Voltaire 32

W

Wade, George 123-124,
   128, 130, 132, 134, 138
Wertheimer, Ernst 155, 158
West, Kelly 48
Westman, Eric 273-274,
   289, 290, 315
Wilder, Russel 73, 75, 119-
   120, 148
Williams, Paul 69
Wood, Peter 70
Wortman, Jay 275, 315

X

xarope de milho rico em
   frutose 15, 25, 186-
   187, 195, 199, 265, 314

Y

Yalow, Rosalyn 161-162,
   170
Young, Charlotte 213, 215
Yudkin, John 237

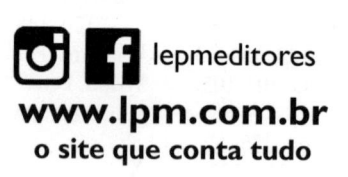

lepmeditores
www.lpm.com.br
o site que conta tudo

IMPRESSÃO:

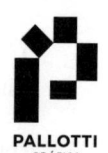

PALLOTTI
GRÁFICA

Santa Maria - RS | Fone: (55) 3220.4500
www.graficapallotti.com.br